U0254866

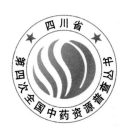

四川矿物药图鉴

SICHUAN
KUANGWUYAO TUJIAN

主编 马云桐 赵军宁 彭 成

四川科学技术出版社

图书在版编目（CIP）数据

四川矿物药图鉴 / 马云桐, 赵军宁, 彭成主编. --
成都 : 四川科学技术出版社, 2023.12
ISBN 978-7-5727-1241-8

Ⅰ. ①四… Ⅱ. ①马… ②赵… ③彭… Ⅲ. ①矿物药
—中药资源—四川—图集 Ⅳ. ①R282.76-64

中国国家版本馆CIP数据核字(2023)第255028号

四川矿物药图鉴

主　编　马云桐　赵军宁　彭　成

出 品 人　程佳月
组　　稿　戴　玲
责任编辑　吴　文
封面设计　韩建勇
责任出版　欧晓春
出版发行　**四川科学技术出版社**
　　　　　成都市锦江区三色路238号　邮政编码 610023
　　　　　官方微博 http://weibo.com/sckjcbs
　　　　　官方微信公众号　sckjcbs
　　　　　传真 028-86361756
成品尺寸　**210 mm × 285 mm**
印　　张　16
字　　数　320千
插　　页　2
印　　刷　成都蜀通印务有限责任公司
版　　次　2023年12月第1版
印　　次　2023年12月第1次印刷
定　　价　98.00元

ISBN 978-7-5727-1241-8

邮　　购：成都市锦江区三色路238号新华之星A座25层　邮政编码：610023
电　　话：028-86361770

项目资助说明

本书由国家中医药管理局全国中药资源普查项目（GZY-KJS-2018-004）、以及2017年中医药公共卫生服务补助资金"全国中药资源普查项目"（财社【2017】66号）或2018年公共卫生服务补助资金"全国中药资源普查项目"（财社【2018】43号）或2019年医疗服务与保障能力提升补助资金（中医药事业传承与发展部分）"全国中药资源普查项目"（财社【2019】39号）资助。

《四川矿物药图鉴》
编写委员会

　　中药资源是中医药事业传承和发展的物质基础，是关系国计民生的战略性资源。中华人民共和国成立以来，相继组织实施过三次全国性中药资源普查。为履行国家中医药管理局关于组织开展全国中药资源普查，促进中药资源保护、开发和合理利用的职能，国家中医药管理局以项目支撑工作方式组织开展了第四次全国中药资源普查工作。

　　四川省素有"中医之乡，中药之库"的美誉，中共四川省委、四川省人民政府高度重视中医药事业的发展，把中医药列为推动全省经济发展重点产业之一。2011年11月11日，四川省在全国率先启动实施了第四次全国中药资源普查（试点）工作。整合全省政、产、学、研等方面的资源，开展各县域中药资源调查、与中药资源相关传统知识调查、中药资源动态监测信息和技术服务体系建设、中药材种子种苗繁育基地和种质资源库建设，服务四川省中药资源可持续利用、中医药事业和社会经济发展。

　　由《四川省中药资源志要》《四川省道地药材生产区划》《四川省药用植物原色图谱》《广义中药学导论——中药材大品种与大健康产业发展思路与路径》《四川中药材信息服务与购销指南》《四川省中医药民间知识》等组成的丛书，以第四次全国（四川省）中药资源普查取得的第一手资料为主，参考吸收了全省历次普查成果和相关研究资料，通过系统的研究整理，全面反映了四川省本次普查的最新成果。既有普查工作的实践，又有基础资料的汇集，既有鲜明的专业特点，也有明显的科普特色，极大地丰富了四川省中医药学文献宝库。这套丛书的出版发行，必将对四川及全国的中药资源保护与利用、科研、教学、生产等工作发挥重要的指导作用。

　　丛书即将付梓，乐为之序！

博士

中国工程院院士

中国中医科学院院长

第四次全国中药资源普查试点工作专家指导组组长

2020年4月

序 二

　　四川位于中国大陆地势三大阶梯中的第一级和第二级，即处于第一级青藏高原和第三级长江中下游平原的过渡带，横跨青藏高原、云贵高原、秦巴山地与横断山脉四大地貌区。四川得天独厚的地理气候孕育了丰富的中药资源，形成了优质的道地药材，为中医临床用药和中药工业化生产提供了丰富的优质药源。四川中药工业占全省医药工业半壁河山，不仅是四川省的传统特色产业，更是优势产业。根据国家中医药管理局总体部署，在第四次全国中药资源普查试点工作专家组组长黄璐琦院士指导下，四川省于2011年在全国率先启动第四次中药资源普查试点工作。这是进入新世纪后的第一次全国性中药资源"家底勘察"，对于做好中药资源管理、确保中药质量、维护人民健康和发展中医药事业具有十分重要的意义。

　　四川省第四次中药资源普查已经历时七年，全部工作预计在2020年结束。四川省中医药管理局专门成立了"四川省中药资源普查办公室和专家委员会"，由四川省中医药科学院赵军宁研究员作为技术负责人，组织全省力量，全面开展全省183个县（市、区）中药资源普查工作。通过普查工作进一步准确、全面摸清了四川省中药资源的家底。迄今为止，四川省有据可查的中药资源数量达7290种，品质优良、历史悠久的道地药材86种，堪称中国各省（自治区、直辖市）之最。同时，还依托四川省中医药科学院建设中药材种子种苗繁育基地、省级中药资源动态监测中心，依托成都中医药大学建设国家中药种质资源库，为四川省作为我国著名"中医之乡，中药之库"的中药产业发展提供了更为强劲的发展动力。

　　根据最新资源普查成果编辑的《四川省中药资源志要》《四川省道地药材生产区划》《四川药用植物原色图谱》《四川中药材信息服务与购销指南》《四川省中医药民间知识》《广义中药学导论——中药材大品种与大健康产业发展思路与路径》等，不仅可为中医药事业发展提供坚实的科学支撑，也必将对全省乃至全国的中药资源的可持续发展发挥积极的推进作用。

　　中药资源普查需要跋山涉水，身临其境，是异常艰辛的工作。我曾在1960年参加全国首次中药资源普查，赴四川省甘孜藏族自治州普查，是有亲身体会的。这次四川省在全国统一部署下开展的第四次中药资源普查，在人员的选拔、现代技术方法的运用、资源实况的精细调查分析等方面，都已经达到新时代的先进水平，取得的成果是令人鼓舞的，这正应验了朱熹《观书有感》中的那句名言："问渠那得清如许？为有源头活水来。"中药资源普查，正是"源头活水"，任重道远。在本丛书即将付梓之际，作为四川省第四次中药资源普查顾问、中药资源战线的老同志，我非常高兴为之作序。

万德光

成都中医药大学教授、博士生导师

首届国家级教学名师

全国名老中医药专家

2018年12月

前 言

中药资源是中医药产业的物质基础，中药资源的数量制约着中药产业的规模和中医药事业的可持续发展，中药资源的质量决定着中药材的质量进而影响到中药的质量和中医的临床疗效。矿物类中药资源是中华民族传统医药中不可缺少的组成部分，在我国有着悠久的用药历史。药用矿物资源的研究与利用已有数千年的记载，从现存最早的医学著作《五十二病方》，现存最早的本草专著《神农本草经》至唐代《新修本草》，明代《本草纲目》及后代《本草纲目拾遗》中均有关于药用品种、用法等的记载。在传统医药理论指导下，基于不同的配伍原则及应用方法，该类药物可以发挥去腐生肌、镇静安神、燥湿杀虫、消炎舒筋、生肌敛疮、愈伤接骨、清热止咳等多种功效，是各民族传统医药体系中不可或缺的部分。其数量虽少，但在临床广泛应用于内、外、妇、儿、五官各科，历经千年实践，迄今仍极具特色，临床疗效显著。

四川省属于典型的多民族医药文化聚集地，药用矿物资源丰富，其配伍原则、应用方法也因各民族传统医药理论的差异而有所不同。目前，关于四川省药用矿物的资源情况、功效应用等方面的研究资料较为缺乏，加之各民族医药特征的差异性，导致其相关研究更是错综复杂，难以形成有效的质量评价体系。2011 年 11 月 11 日，四川省在全国率先启动实施了全国第四次中药资源普查（试点）工作，工作开展以来，为进一步丰富中药资源调查的种类构成和数量，2020 年初，四川省开展了区域矿物药资源调查的工作。同年，由成都中医药大学牵头组织实施了"四川省矿物药资源专项调查项目"。

《四川矿物药图谱》是一部简要介绍矿物药药材各品种的名称、来源、采收加工、鉴定及其应用等现代研究成果的著作。全书充分体现了以药材鉴别、质量评价等内容为重点，集"科学性、先进性、实用性和可读性"为一体，重点突出、特色鲜明、图文并茂的编写思想要求。全书分为十章，内容涵盖矿物药的基础理论知识及具体品种。

该书第 1 ～ 9 章介绍了矿物药的分类、矿物药的药效物质基础、矿物药的采集与加工炮制、矿物药的临床功效与应用、矿物药的鉴别、矿物药的保管储藏、矿物药的可持续发展、四川省矿物药资源调查等内容。

该书第 10 章收载了第四次全国中药资源普查四川省矿物药调查获得的 42 种矿物药，附有矿物药原色照片 52 幅。书中有名贵的矿物药材及龙骨、龙齿等受保护的珍贵矿物药资源品种，及多基原且又复杂的品种。对收载的每种矿物药均有简明扼要的文字描述、附有原色照片及光谱特征图谱，内容

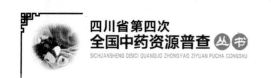

包括正名、别名、藏药方名、使用历史、原矿物、来源、采收加工、成因及产地、性状、鉴别要点、品质评价、药理、毒理、炮制、性味归经、功能主治、用法用量、用药警戒或禁忌、收载标准、贮藏、民族医药使用。正名一般采用国家和地方标准以及常见通用名称，增加英文名是为了满足日益频繁的国际交流的需要；别名介绍药材主产区或地方标准收载的常见别名；民族药名主要介绍矿物药材在民族药中的药物名称；使用历史主要介绍其药用历史及变化情况；来源介绍其药材的原矿物基原；采收加工是介绍其采收及产地加工方法；成因及产地介绍其形成的原因、国内主要分布区域及产地；性状描述了其药材的主要性状特征；鉴别要点主要介绍其理化及光谱鉴别特征或含量测定；品质评价主要介绍其传统经验判别对质量的要求；药理主要介绍其矿物药现代药理作用；毒理主要介绍其毒性大小等；炮制主要介绍其炮制加工方法及加工品；性味归经、功能主治、用法用量主要介绍其临床应用；用药警戒或禁忌主要介绍其安全性及使用注意事项，以有利于合理用药；收载标准主要介绍其不同标准的收载情况；贮藏主要介绍其保管贮存条件及方法。对于多来源品种，首先详细介绍主流品种的形态特征，再对非主流品种逐一简述其与主流品种的区别特征。同时，配有多个品种或某一品种的原矿物彩色照片或多部位组图。

品种收载基于全国第四次中药资源普查——四川省矿物药调查中收集的矿物药材品种，大多为具有区域特色或有开发应用前景的品种。与其他同类图书相比，本书的特点在于：①首先基于全国第四次中药资源普查——四川省矿物药专项调查的实际情况，利用调查的第一手数据资料编撰，数据更新，图片更丰富；②本书致力于综合收录各民族用药的情况，包括藏药、蒙药等矿物药的名称及炮制方法和用法等情况，比以往的图谱收载内容更全面；③在原矿物来源与矿物中药名之间建立直观联系，结合四川省地质工程勘察院集团有限公司方面的资料，致力于给读者建立原矿物和矿物药两者更直接的对应关系。

本书所用计量单位，以国务院 1984 年 2 月 27 日颁布的《中华人民共和国法定计量单位》为准，以国际通用单位符号表示。长度单位以千米（km）、米（m）、厘米（cm）、毫米（mm）表示；质量单位以吨（t）、千克（kg）、克（g）、毫克（mg）表示；液体体积单位以升（L）、毫升（mL）表示；时间单位以小时（h）、分钟（min）、秒（s）表示；面积单位以平方千米（km²）、公顷（hm²）表示。

《四川矿物药图鉴》一书受到四川省中医药管理局有关领导的充分肯定和高度评价，并作为第四次全国中药资源普查系列丛书之一出版发行。在编辑过程中得到四川省各市、区、县有关领导和普查机构、四川省地质工程勘察院集团有限公司及西藏农牧学院的大力支持，在此，谨向有关领导、专家、学者一并致以诚挚的谢意！本书的出版，得到四川科学技术出版社的大力支持，谨致以衷心感谢！

由于作者水平有限，本书涉及的内容十分广泛，时间仓促，拍摄和编写中难免存在疏漏、不妥或失误，希望广大读者提出宝贵意见，以便勘误更正，再版时修正，使其更加完善。

编者

2019 年 2 月 8 日

目 录

第一章 绪 论

第一节 矿物与矿物药概述 ………………………………………………… 3

    一、矿物概述 …………………………………………………………… 3

    二、矿物药概述 ………………………………………………………… 3

第二节 古代本草对矿物药的记载 ………………………………………… 4

第三节 矿物药开发与利用 ………………………………………………… 5

第四节 四川矿物药的种类 ………………………………………………… 6

第二章 矿物药的分类

第一节 矿物药的分类沿革 ………………………………………………… 9

    一、历代医著分类情况 ………………………………………………… 9

    二、现代分类情况 ……………………………………………………… 9

第二节 矿物药分类标准 …………………………………………………… 11

    一、按矿物组成情况分类 ……………………………………………… 11

    二、按化学成分分类 …………………………………………………… 12

    三、按药效性能分类 …………………………………………………… 13

第三章 矿物药的药效物质基础

第一节 矿物药成因及成分特征 …………………………………………… 17

    一、矿物成因概述 ……………………………………………………… 17

    二、内生作用型矿物药及其成分特征 ………………………………… 18

    三、外生作用型矿物药及其成分特征 ………………………………… 18

    四、变质作用型矿物药及其成分特征 ………………………………… 19

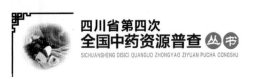

　　五、其他人工产品及其成分特征···19

第二节　矿物药化学成分与内部结构··19

　　一、矿物药晶体结构概念··19

　　二、晶体结构对矿物的影响··22

　　三、同质多象··27

　　四、类质同象··28

第三节　矿物药成分与药效关系··29

　　一、宏量元素··29

　　二、微量元素··30

　　三、重金属元素··31

第四节　矿物药的物质基础··31

　　一、不同矿物药元素的种类及含量··31

　　二、不同矿物药疗效的元素及元素价态物质··34

第四章　矿物药的采集、加工与炮制

第一节　矿物药的采集··41

第二节　矿物药的产地加工··42

第三节　矿物药的炮制··42

　　一、矿物药的加工炮制历史··42

　　二、矿物药的炮制方法··43

　　三、加工炮制对矿物药的影响··44

第五章　矿物药的临床功效与应用

第一节　矿物药的性味归经··47

　　一、矿物药的四气五味··47

　　二、矿物药的升降沉浮··47

　　三、矿物药的归经··47

第二节　矿物药的功能主治··48

　　一、矿物药的功能主治特点··48

　　二、矿物药在现代临床中的应用··49

第三节　矿物药的临床配伍··51

一、矿物药的方剂组成 ………………………………………………………………………… 51

二、矿物药方剂的配伍 ………………………………………………………………………… 51

三、矿物药的剂量 ……………………………………………………………………………… 52

第四节　矿物药的毒性 …………………………………………………………………………… 52

一、矿物药毒性概述 …………………………………………………………………………… 52

二、有毒矿物药使用注意事项 ………………………………………………………………… 53

三、矿物药重金属元素与放射性元素 ………………………………………………………… 53

四、简易毒物检知法 …………………………………………………………………………… 53

第六章　矿物药的鉴别

第一节　基原鉴定 ………………………………………………………………………………… 57

一、观察形态 …………………………………………………………………………………… 57

二、核对文献 …………………………………………………………………………………… 57

三、核对标本 …………………………………………………………………………………… 57

第二节　性状鉴定 ………………………………………………………………………………… 58

一、形状 ………………………………………………………………………………………… 58

二、颜色 ………………………………………………………………………………………… 58

三、光泽 ………………………………………………………………………………………… 59

四、质地 ………………………………………………………………………………………… 59

五、断面 ………………………………………………………………………………………… 60

六、气味 ………………………………………………………………………………………… 60

七、水试 ………………………………………………………………………………………… 60

八、火试 ………………………………………………………………………………………… 61

第三节　显微鉴定 ………………………………………………………………………………… 61

一、显微制片 …………………………………………………………………………………… 61

二、扫描电镜与偏光镜的应用 ………………………………………………………………… 62

第四节　理化鉴定 ………………………………………………………………………………… 62

一、化学鉴定 …………………………………………………………………………………… 63

二、光谱法 ……………………………………………………………………………………… 63

三、X射线衍射法 ……………………………………………………………………………… 64

四、成分鉴定 …………………………………………………………………………………… 64

五、热分析法 …………………………………………………………………………………… 64

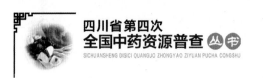

六、原子发射光谱分析法·······································64

第五节 其他鉴定···64

第七章 矿物药的保管储藏

第一节 矿物药储藏过程中产生的变化·······················67

一、潮解···67

二、风化···67

三、氧化和分解···67

第二节 矿物药的储藏与管理·································68

一、易潮解和分化的矿物药材的管理·························68

二、易燃、易爆矿物药材的管理······························68

三、剧毒矿物药材的管理······································68

第八章 矿物药的可持续利用

第一节 矿物药资源的战略储备·······························71

一、战略性资源的定义及分类································71

二、储备的定义及分类··71

第二节 矿物药资源的可持续利用····························72

一、增强保护意识，保障矿物药资源可持续利用和发展·······73

二、保护、修复中药资源及其生存环境，奠定资源可持续利用的物质基础·······73

三、挖掘新的矿物药替代品，促进中药资源可持续利用·······73

四、加强资源循环利用，提高资源利用效率·················74

第九章 四川矿物药资源调查

第一节 文献所载四川药用矿物资源信息·····················77

一、历代本草中记载的四川矿物药的种类及特征··············77

二、近代专著中有关四川矿物药的记载情况··················78

三、四川矿物药品种··79

四、第三次与第四次中药资源普查四川矿物药的变化情况······80

第二节 走访调研药用矿产资源分布及生产现状···············80

第三节　矿物药资源野外调查···82

　一、采集前调查评估···82

　二、矿物药调查的取样方法···83

　三、调查方法···84

　四、调查内容···84

　五、野外调查的成效···84

第四节　矿物药的内业整理···85

第十章　矿物药品种

第一节　含砷的矿物药···89

　雄黄 Realgar···89

　雌黄 Orpiment··93

第二节　含铅的矿物药···96

　铅粉 Hydrocerussitum···97

第三节　含汞的矿物药··· 100

　朱砂 Cinnabar·· 101

　水银 Hydragyrum·· 105

　银朱 Vermilion··· 107

第四节　含铜的矿物药··· 110

　铜绿 Malachitum·· 110

　胆矾 Chalcanthitum·· 114

　铜 Cuprum·· 118

第五节　含铁的矿物药··· 121

　磁石 Magnetitum·· 121

　赭石 Haematitum·· 125

　自然铜 Pyritum·· 129

　禹余粮 Limonitum·· 133

　皂矾 Melanteritum·· 137

　针砂 Pulvis Aci·· 140

第六节　含钙的矿物药··· 143

　石膏 Gypsum·· 143

　钟乳石 Stalactitum·· 148

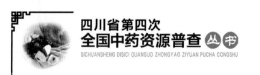

寒水石 Calcitum ……………………………………………………… 152

玄精石 Selenitum ……………………………………………………… 156

方解石 Calcite ………………………………………………………… 159

花蕊石 Ophicalcitum ………………………………………………… 162

紫石英 Fluoritum ……………………………………………………… 165

第七节　含硅的矿物药 …………………………………………… 169

阳起石 Actinolitum …………………………………………………… 169

滑石 Talcum …………………………………………………………… 173

白石英 Quartz ………………………………………………………… 177

金精石 Halloysitum Rubrum ………………………………………… 180

东壁土 Dongbi Soil …………………………………………………… 184

软滑石 Kaolinum ……………………………………………………… 186

第八节　含钾的矿物药 …………………………………………… 189

银精石 Muscovite ……………………………………………………… 190

第九节　含钠的矿物药 …………………………………………… 192

芒硝 Natrll Sulfas …………………………………………………… 193

风化硝 Natrii Sulfas Praeparatum ………………………………… 197

玄明粉 Natrii Sulfas Exsiccatus …………………………………… 199

第十节　含硫的矿物药 …………………………………………… 202

硫黄 Sulfur …………………………………………………………… 203

第十一节　含锰的矿物药 ………………………………………… 207

无名异 Pyrolusitum …………………………………………………… 208

第十二节　含镁的矿物药 ………………………………………… 211

青礞石 Chloriti Lapis ………………………………………………… 212

第十三节　含铝的矿物药 ………………………………………… 215

蒙脱石 Montmorillonite ……………………………………………… 215

灶心土 Furnace Soil ………………………………………………… 218

赤石脂 Halloysitum Rubrum ………………………………………… 221

第十四节　化石类矿物药 ………………………………………… 224

龙骨 Fossilizid ………………………………………………………… 224

龙齿 Densdracoins …………………………………………………… 229

石燕 Cyrtiospirifer Sinensis Graban ……………………………… 232

第十五节　其他矿物药 …………………………………………… 236

渣驯 Faeces Ochotonae Erythrotis ………………………………… 236

【第一章】

绪　论

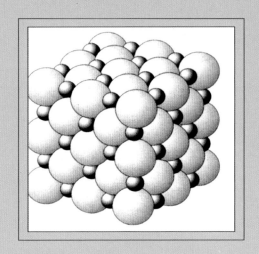

第一节　矿物与矿物药概述

一、矿物概述

矿物是具有一定化学组成的天然化合物，它具有稳定的相界面和结晶习性。矿物的性质由多种因素决定：内部结晶习性决定了矿物的晶型和对称性；化学键的性质决定了矿物的硬度、光泽和导电性质；矿物的化学成分、结合的紧密度决定了矿物的颜色和密度等。在识别矿物时，矿物的形态和物理性质由于其易于鉴定而成为鉴定矿物最常用的标志。

迄今发现的矿物种数已达 3 000 余种，但常见的造岩矿物只有十余种，如石英、正长石、斜长石、黑云母、白云母、角闪石、辉石、橄榄石等，其余称非造岩矿物。按矿物中化学组分的复杂程度可将矿物分成单质矿物和化合物。化合物按与阴离子的结合类型（化学键）再进一步划分出矿物大类，包括硫化物（包括砷、锑、铋、碲、硒的化合物）、氧化物和卤化物。

矿物形成的地质作用可以分为内生作用、外生作用和变质作用。内生作用一般指与岩浆活动有关、形成各种矿物的全部作用过程，形成矿物的物质和能量主要是来源于地球内部。外生作用又称表生作用，是指发生在地表或近地表较低的温度和压力条件下，在太阳能的作用影响下，在岩石圈、水圈、大气圈和生物圈的相互作用过程中导致矿物形成的各种地质作用。变质作用是指引起地壳中已生成的岩石在地壳运动、岩浆活动的影响下，引起矿物成分、结构和构造上变化的作用。经过变质作用生成的岩石叫作变质岩，引起岩石发生变质的因素主要是温度、压力变化，以及性质活泼的气体和溶液等。

矿物的化学成分是组成矿物的物质基础，是决定各种矿物的本质因素。不同的化学组成可以形成不同的晶体构造，而相同的化学组成亦可以形成不同的晶体构造，即同质异象。同质异象是指几种化学元素按固定比例结合，能在结构上呈两种或两种以上的形态（异形体）存在的现象。每种异形体都在特定的温度和压力范围内稳定。同种物质的各同质异形体之间，在一定热力学条件下会发生转变，并遵守吉布斯相律。转变包括简单的、瞬息发生的密度不连续和晶体结构的轻微改组，以及化学键的断裂和形成，即需要较长时间的结构的重新排列。此外，矿物存在类质同象现象，类质同象是指矿物晶体结构中的某些离子、原子或分子的位置，一部分被性质相近的其他离子、原子或分子所占据，但晶体结构形式、化学键类型及离子正负电荷的平衡保持不变或基本不变，仅晶胞参数和折射率、密度等物理性质有随置换数量的改变而作线性变化的现象。由此形成的晶体称为类质同象混晶。影响元素间类质同象置换能力的因素有离子类型及键性的异同、离子或原子半径差值的大小，原子价的相等与否及其差值的大小，置换时的能量效应，结晶时的温度高低等。

二、矿物药概述

矿物药是指在传统医药学中以矿物组分为主的药材，包括大量无机矿物（如石膏、芒硝）和少

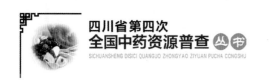

四川矿物药图鉴

数自然产出的有机矿物或有机岩（如琥珀、地沥青）以及人工制品。在传统中医药学中，矿物药单味药品种数少于植物药和动物药，但就医疗价值而言，同样十分重要，如靶向治疗白血病的砒霜，中医伤科要药之一的自然铜，外用解毒杀虫的雄黄和硫黄，安神的朱砂等。矿物药药源丰富，功能确切，疗效肯定，譬如石膏，清热泻火，除烦止渴。此外，矿物药加工炮制较为简单，如矿物药的炮制经过净选、煅、淬、水飞或提净即可药用，简单易行。但在矿物药应用过程中需注意其毒性和副作用，例如含铅、汞、砷的矿物药临床有效剂量与中毒剂量比较接近，安全范围较小，因此，此类矿物药多为外用，内服宜慎。

1980 年我国正式加入《濒危野生动植物国际贸易公约》，1987 年国务院发布了"国家重点保护野生药材物种名单"。矿物药虽不是活的生物体，但却不可再生，存在储藏量的问题。贾敏如老师建议增加常用的保护矿物中药种类，如龙骨、龙齿、信石、雄黄、朱砂、滑石。随着现代科学的发展，边缘科学的相互渗透，对矿物药的研究有了新的发展，包括矿物药成分分析与含量测定、药效物质基础、鉴别、毒理与临床等。

第二节　古代本草对矿物药的记载

在中医药源远流长的历史中，对矿物药的应用可以追溯到两千年以前，在长沙马王堆汉墓出土的《五十二病方》中记载与日常生活接触到的 21 种矿物药，包括丹砂、雄黄、戎盐、久溺中泥等；我国现存最早的药学专著《神农本草经》（简称《本经》），约成书于秦汉时期，载药 365 种，分为三大类（称三品），其中载矿物药上品 18 种，中品 16 种，下品 12 种，共 46 种，并列为各品中的首位，可见当时对矿物药已很重视。至南北朝时期，陶弘景看到当时流传的中草药存在着"三品混糅，草石不分，虫兽无辨"的情况，对《神农本草经》进行了修订，增入名医常用中药 365 种，称《名医别录》。该书较《神农本草经》增加矿物药 32 种，并将"玉石类"药单独立卷，放在首位，同时也为后世以药物性质分类打下了基础。唐代由于经济、文化的繁荣，促进了医药事业的发展。在药学方面有苏敬等撰于公元 659 年的《新修本草》（亦称《唐本草》），是世界上最早由国家制定颁行的药典，共收药物 850 种，分为 9 类，该书矿物药比《名医别录》增加了 14 种，如梁上尘、乌古瓦、石燕、白瓷屑等。陈藏器的《本草拾遗》在《新修本草》的基础上增矿物药 17 种，如石髓、石黄（雄黄）、磁石毛（磁铁矿）、马脑（玛瑙）等，使矿物药达 104 种之多，另外，《日华子本草》新增浮石、信石等 8 种。宋代由于冶金术的进步，印刷术的发明，有力地推动了医药学资料的收集、整理和传播。在矿物药方面，刘翰、马志等编著的《开宝本草》增加矿物药 9 种，如无名异、自然铜、砒石等；宋代医官编撰的《嘉祐本草》新增 8 种，如花蕊石、青礞石等；苏颂的《图经本草》新增金星石、黑羊石、南恩洲石蛇 3 种。唐慎微的《证类本草》再增朱石槌、硫黄香、神丹等 7 种，使矿物药数量达 139 种。到明代，矿物药则有更大的发展，其中李时珍《本草纲目》的问世具有重要意义。李时珍实地查访不少矿物药的产地，详细评价同一矿物药不同产地的道地性，并对同类矿物的不同名称一一做了校正，而且深入研究矿物药的炮制过程及方法。《本草纲目》首次开创了以水、火、土、金石的矿物药分类方法，其中水部 43 种，火部 11 种，土部 61 种，金石部 161 种。

从历代本草的记载中，可以了解到随着冶炼技术的发展，矿物药使用范围日趋扩大，明代几乎是矿物药品种使用最多的朝代。随着道教炼丹术的发展，统治阶级因求炼仙丹，妄想长生不老，特别是明代后期以来，上层统治阶级的头面人物因服食仙丹死于非命者较多，矿物类药因此被冷落。

古典矿物药体系的形成凝聚了我国各民族人民的智慧，现代藏药体系、蒙药体系、维药体系及西南地区少数民族的药物体系中，都有矿物药材，且相互间有着历史联系。如藏药体系中有确切记录的有 8 世纪的《月王药珍》、9 世纪的《四部医典》和 18 世纪的《晶珠本草》。盛唐时期，文成公主入藏将盛唐文化带入西藏，对西藏文化的发展有重要意义。蒙药始于 12 世纪成吉思汗征兵西藏带回藏族文化，也带回了西藏医药，而后发展成为蒙药体系。同一矿物药被西藏、青海、内蒙古等不同的民族引入，沿用至今。如光明盐，既产于青海，亦产于内蒙古，其结晶粗大、透明无色，或因含稀有元素进入晶格而呈天蓝色，在藏药、蒙药体系中均有使用，同时也是中医使用的矿物药。因此，矿物药的应用是多元的，它体现了中华各民族的医药体系与特点，集成了整个中华民族的医药体系。

与此同时，中国矿物药形成的历史中，我们的祖先十分注意中外文化交流，极重视吸收外国文化，"洋为中用"。据史料记载，公元前 138 至前 115 年，西汉张骞两次出使西域，公元 87 年班超再次出使西域，广泛开展了东西文化交流，形成举世闻名的"丝绸之路"；盛唐时期，著名僧人法显、玄奘等先后对印度及其以西地区、南亚地区访问，开辟了中外文化交流的新途径。在这些交往中吸收了印度文化、阿拉伯文化、土耳其文化、希腊文化以及美洲文化，并对吸收的外来药物加以改造，形成具有中国特色的矿物药系列，成为中药宝库中的重要组成部分。

第三节　矿物药开发与利用

资源开发是对资源进行探索，以达到利用目的的研究过程；资源利用是对已开发资源进行有目的的使用，加工制成新产品，满足生活所需。中药资源的开发与利用是为了不断满足人类健康的需求、推动社会不断发展进步。矿物药是中药资源中不可或缺的一部分。我国对矿物药的开发利用具有悠久的历史。公元前 475 年的《山海经》就有矿物药的记载，至《神农本草经》记载药物 365 种，其中矿物药就有 46 种。可见，自古以来矿物药就是中药的组成部分。中药学是中华民族文化的瑰宝，其最可贵之处就是其中凝结着几千年的临床实践经验；而且中药学以中医理论为指导，追求药材的藏象归经、判别性味，着眼于从总体上调节人体的平衡及其与环境的协调，自成一个奥妙的科学体系；还有在历史长河中形成的道地药材概念，既是一种独特的质量标准，又能沟通药材的供需，具有资源学的内涵。其中道地矿物药材与现代矿产地质规律可以相互参照。如炉甘石道地药材的产地为广西、四川、云南等铅锌矿矿床氧化带；朱砂道地药材产于湘西、黔东汞矿带；赭石产于河北宣化之宣龙式铁矿；矾石产于浙江、安徽、福建火山岩区；石膏产于湖北应城市等。明清以后，受西医化学合成药物的冲击，包括矿物药在内的中药材利用种类骤减。据 1951 年普查，常用中药约 520 种，其中矿物药仅 44 种。中华人民共和国成立以后，贯彻中西医结合方针，广泛开展了全国性的药源普查，建立了药检机构，出版了多种中药典籍。特别是 20 世纪 70 年代以来地质工作者

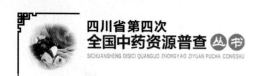

的参与，与医药工作者相结合，运用现代矿物学的理论和测试方法研究矿物药，彻底更新了矿物药的鉴定方法，为常用矿物药的品种供应与稳定做了大量工作。矿物学与药材学相互渗透，逐渐形成一门新兴的边缘学科——药用矿物学。

第四节　四川矿物药的种类

四川共有矿物药 42 种，分别为赤石脂、赭石、磁铁石、寒水石、滑石、龙骨、龙齿、青礞石、花蕊石、石膏、白石英、阳起石、银精石、紫石英、钟乳石、自然铜、风化硝、禹余粮、软滑石、东壁土、金精石、铅粉、灶心土、针砂、无名异、石燕、铜绿、雄黄、雌黄、朱砂、水银、芒硝、铜、胆矾、青矾、玄明粉、玄精石、蒙脱石、硫黄、银朱、方解石、渣驯。其中属于原矿物药的是赤石脂、赭石、磁铁石、寒水石、玄精石、方解石、朱砂、雄黄、雌黄、石燕、硫黄、无名异、金精石、软滑石、禹余粮、风化硝、自然铜、钟乳石、紫石英、银精石、阳起石、白石英、石膏、花蕊石、青礞石、龙齿、龙骨、滑石、蒙脱石、渣驯、玄明粉 31 种；属于矿物药制品的是胆矾、青矾、银朱、铜、芒硝、水银、铜绿、针砂、灶心土、铅粉、东壁土 11 种。

【第二章】

矿物药的分类

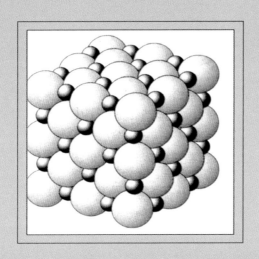

第一节 矿物药的分类沿革

一、历代医著分类情况

中国最早的本草著作，是《神农本草经》。《神农本草经》载药 365 种，分上、中、下三品。上品药 120 种，无毒，多服久服不伤人，并能轻身益气，延年不老；中品药 120 种，毒性不大，或无毒，既能治病，又能补虚羸；下品药 125 种，有毒，除寒热，破积聚，专用于治病，中病即止，不可多服久服。

《神农本草经》中的矿物药也是按上、中、下三品来分类。上品药有 18 种，即玉泉、丹砂、水银、空青、曾青、白青、扁青、石胆、云母、朴消、消石、矾石、滑石、紫石英、白石英、五色石脂、太一禹余粮、禹余粮。中品药有 16 种，即雄黄、雌黄、石钟乳、殷孽、孔公孽、石硫黄、磁石、凝水石、石膏、阳起石、理石、长石、铁、铁精、铁落、铅丹。下品药 12 种，即青琅玕、肤青、礜石、代赭、卤咸、大盐、戎盐、白垩、粉锡、锡铜镜鼻、石灰、冬灰。

南北朝《本草经集注》《名医别录》及唐《新修本草》，对矿物药仍按上、中、下三品分类。到唐代中期开元年间（713—741），陈藏器作《本草拾遗》，将唐代民间用的矿物药，全部收入书中，分为金石、土、水三类。计金石药 35 种，即金浆、古镜、劳铁、神丹、铁锈、布针、铜盆、钉棺斧、枷上铁及钉、黄银、石黄、石脾（与《名医别录》石脾同名异物）、生金、水中石子、石漆、烧石、石药、研朱石槌、晕石、流黄香、白师子石、玄黄石、石栏干、玻璃、石髓、霹雳针、大石镇宅、金石、玉膏、温石、印纸、烟药、特蓬杀、阿婆赵荣二药、六月河中热砂。土类药物 40 种，即犁下土、社坛四角土、土地、市门土、自然灰、铸钟黄土、户垠下土、铸铧锄孔中土、瓷瓯里白灰、弹丸土、执日天星土、甑中蒸土、蚡鼠壤土、豕上土及砖石、桑根下土、春牛角上土、土蜂窠上土、盐车牛角上土、驴溺泥土、故鞋底下土、鼠壤土、屋内墉下虫尘土、鬼屎、床头尘土、床四脚下土、瓦甑、甘土、二月取土、柱下土、胡燕窠内土、道中热尘土、正月半灯盏、仰天皮、蚁穴中出土、古砖、人家中庭土、百舌鸟窠中土、猪槽上土、故茅屋上尘、诸土有毒。水类药物 35 种，即玉井水、碧海水、千里水、秋露水、甘露水、繁露水、六天气、梅雨水、醴泉、甘露蜜、冬霜、雹、温汤、夏冰、方诸水、乳穴中水、水花、赤龙浴水、粮罂中水、甑气水、好井水、正月雨水、生熟汤、屋漏水、三家洗碗水、蟹膏投漆中化为水、猪槽中水、众人溺坑中水、盐胆水、水气、琢井中水、阴地流泉、铜器盖食器上汗、炊汤、诸水有毒。

到明代万历年间（1573—1619），李时珍著《本草纲目》对药物按自然属性分类，将矿物药按水、火、土、金石分四部，其中金石部又分为金、玉、石、卤四类。

二、现代分类情况

现代中医药学者，多从药理作用、临床疗效研究其分类，最终目的是为应用服务，不同派别（对临床疗效的药理解析观点依据不同）又有不同的分类体系。《药材学》（光明中医函授学院教材）认为阳离子通常对药效起着重要的作用，于是将单味药按所含主要的或含量最多的某种化合物

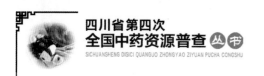
四川矿物药图鉴

来分类（见表 2-1），《矿物药与丹药》等也是采用类似分类原则，《常用中药学》（中医临床参考丛书）等采用按功能主治分类（见表 2-2），以更适合广大中医药从业人员使用。

此外，随着科学测试手段的进步，偏光显微鉴别、红外光谱分析、热分析等现代鉴别手段愈来愈普遍，学者们对矿物药晶体化学知识愈来愈熟悉，因而产生了矿物药晶体化学分类方法。如《陕西省药用矿物》就采用了这类晶体化学分类体系，便于系统研讨矿物药组成、化学成分与晶体结构、主要化学成分相关的一些性状。这不但对药理研究有利，而且对资源研究、找矿标志和品质评价也有利。

表2-1　常用矿物药按成分分类

分　类	药　物
汞的化合物类	朱砂、轻粉
铁的化合物类	自然铜、赭石、禹余粮、磁石
铅的化合物类	密陀僧、铅丹
铜的化合物类	石胆
铝的化合物类	白矾、赤石脂
硅的化合物类	白石英、玛瑙
镁的化合物类	滑石、阳起石（钙）、阴起石
砷的化合物类	雄黄、砒石
钙的化合物类	石膏、寒水石、龙骨、钟乳石、紫石英、花蕊石、海浮石、石燕
其他	白硇砂、炉甘石、硫黄、琥珀

表2-2　常用矿物药按功能主治分类

功能主治	药　物
涌吐药类	胆矾、扁青、绿青、食盐
泻下药类	朴硝、芒硝、玄明粉
清热药类	石膏、寒水石、方解石
利水药类	滑石
安神药类	朱砂、磁石、琥珀、龙骨、龙齿
平肝药类	赭石
止血药类	花蕊石、灶心土、墨
活血药类	自然铜

续表

功能主治	药物
补益药类	阳起石、磁石
化痰药类	青礞石、金礞石、海浮石
收涩药类	赤石脂、禹余粮、明矾
外用药类	硫黄、雄黄、砒石、水银、轻粉、铅丹、硼砂、炉甘石、石灰
助阳药类	钟乳石、阳起石、石硫黄
消积药	硇砂
补血药	降矾、针砂
止血止带药	赤石脂、禹余粮

第二节　矿物药分类标准

中医所用药物包括植物药、动物药和矿物药。对于矿物药，历代称谓有：玉石、石药、矿石、丹药等。目前我国出版的多数《中药鉴定学》对矿物药的定义为，"矿物类中药包括多数可供药用的天然矿物、少数矿物加工品及动物的化石和骨骼化石"。中医所用矿物药可分为六大类：天然矿物包括白垩、甘土、自然铜、水晶、雄黄、石膏、无名异、食盐、芒硝等；矿石和岩石类包括铜矿石、青玉、井泉石、礞石、麦饭石等；可燃性矿产品包括石脑油、石炭；土壤及其烧结物包括赤土、蛇黄、伏龙肝、石灰等；炼制品及丹药包括金、银、铁、玄明粉、白矾、密陀僧、银珠、粉霜等；化石类包括石燕、石蟹、龙骨、琥珀等。

中医药学者从药理作用、临床疗效研究其分类，最终目的是为应用服务。不同派（对临床疗效的药理解析观点依据不同）又有不同的分类体系。

上述分类系统各有优缺点，亦可相互补充。矿物药有生产、经营、检验、使用等环节，从不同侧重点都可作为从业人员进一步系统掌握矿物药属性的依据。本书对目前常用矿物药分类进行总结，主要有以下三种。

一、按矿物组成情况分类

（一）金石类

本类以矿物药所含主要金属元素划分。

（1）含金的矿物药：金屑、金箔、金顶。

（2）含银的矿物药：银屑、银箔、银膏。

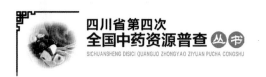

（3）含铜的矿物药：赤铜屑、紫铜矿、古文钱、古镜、曾青、扁青、绿青、铜绿、石胆。

（4）含铁的矿物药：铁锈、铁粉、铁落、磁石、赭石。

（5）含锡的矿物药：锡、锡铜镜鼻。

（6）含铅的矿物药：铅、铅丹、铅粉、铅霜、密陀僧。

（7）含汞的矿物药：水银、丹砂、银朱、轻粉、红升丹、三仙丹、白降丹。

（8）含砷的矿物药：砒石、砒霜、雄黄、雌黄、舁石。

（9）含硫的矿物药：石硫黄、石亭脂、倭硫黄。

（10）含碳的矿物药：墨、斧脐墨、百草霜、金刚石。

（二）玉石类

本类包含各种玉和各种石，它们由各种化合物组成，如二氧化硅及其化合物。

（1）各种玉：青玉、白玉髓、璧玉、水晶、白石英、紫石英、玛瑙。

（2）各种石：砾石（磨刀石）、金星石、银晶石、石髓。

（三）盐类

由各种酸的阴离子与金属阳离子结合成的化合物统称之为盐类。

（1）含氯离子（Cl^-）的盐类：食盐、戎盐、光明盐、硇砂（NH_4Cl）、卤咸（氯化镁 $MgCl_2$）。

（2）含硝酸根（NO_3^-）的盐类：火硝（KNO_3）。

（3）含硫酸根（SO_4^{2-}）的盐类：朴硝、芒硝、石膏、胆矾、明矾。

（4）含碳酸根（CO_3^{2-}）的盐类：大理石、方解石、石蚕、石燕、炉甘石、钟乳石、盐精石、凝水石、龙骨、牡蛎、珍珠、石决明、瓦楞子。

（5）含硅酸根（SiO_3^{2-}）的盐类：阳起石、礞石、云母、滑石、不灰木、海浮石、白石脂、赤石脂。

（6）含硼酸根的盐类：硼砂。

（7）含磷酸根的盐类：龙骨、龙齿。

（四）土类

本类包括各种泥土、灰、砂，如东壁土、甘土、红土、黄土、蚯蚓泥、井底泥砂。

（五）水类

本类包括各种水，如雨水、井水、泉水。

二、按化学成分分类

（一）单质类

（1）金属元素类：如金、银、铜、铁、铅、汞等。

（2）非金属元素类：如砷、硫、碳等。

（二）化合物类

由两种元素组成的化合物，如：

（1）氧化物：氧化铁、氧化铜、氧化汞。

（2）硫化物：硫化铁、硫化汞、硫化砷。

（3）氯化物：氯化钠（食盐）、氯化铜、氯化铁。

由两种以上元素组成的化合物，如各种盐类。

（1）硝酸盐：硝酸钾、硝酸钠。

（2）硫酸盐：硫酸钠（芒硝）、硫酸钙（石膏）、硫酸钾铝（明矾）、硫酸铜（胆矾）、硫酸铁。

（3）磷酸盐：磷酸钙。

（4）碳酸盐：碳酸钙（石灰石）、碳酸锌（炉甘石）。

（5）硼酸盐：硼砂。

（6）硅酸盐：硅酸镁（滑石）、硅酸钙镁（阳起石）、硅酸铝（白石脂、白陶土）。

各种盐类矿物药，并非纯粹是盐类，往往杂有少量其他元素、少量其他化合物，或杂有黏土、泥、砂等。

三、按药效性能分类

（1）涌吐药：胆矾、扁青、绿青、食盐。

（2）清热泻火药：石膏、寒水石、方解石。

（3）止呃止吐药：伏龙肝、赭石。

（4）安神定志药：琥珀、珍珠、龙齿、丹砂、海浮石。

（5）平肝息风药：铁落。

（6）泻下药：朴硝、芒硝、玄明粉。

（7）利水药：滑石。

（8）活血药：自然铜。

（9）消积药：硇砂。

（10）化痰药：青礞石、金礞石、海浮石。

（11）助阳药：钟乳石、阳起石、石硫黄。

（12）补血药：降矾、针砂。

（13）止泻止带药：赤石脂、禹余粮。

（14）止血药：花蕊石、灶心土、墨。

（15）外用腐蚀药：砒石、砒霜、红升丹、三仙丹、白降丹、硇砂、铜绿。

（16）外用收疮药：煅石膏、炉甘石、煅龙骨、煅牡蛎。

【第三章】

矿物药的药效物质基础

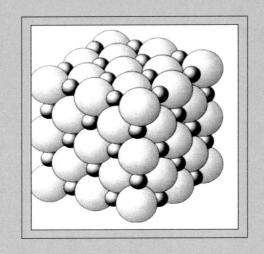

第一节 矿物药成因及成分特征

一、矿物成因概述

矿物是在地质作用过程中形成的自然元素和化合物。它们是化学元素通过地质作用等过程发生运移、聚集而形成。根据形成过程的作用性质和能量来源，可划分为内生作用、外生作用和变质作用（见图 3-1）。

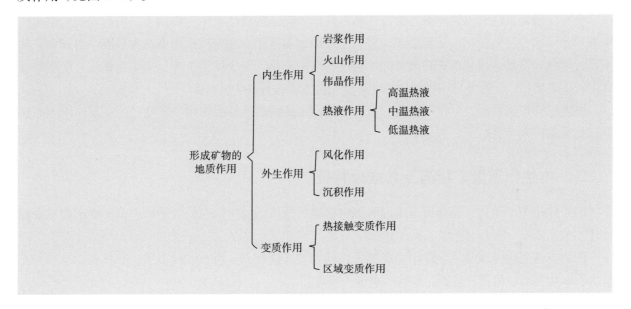

图3-1 形成矿物的地质作用分类

内生作用是指地球内部热能所导致矿物形成的各种地质作用，包括岩浆作用、火山作用、伟晶作用、热液作用等。其中岩浆作用是指岩浆冷却结晶形成矿物的作用，在岩浆冷却过程中可先后形成橄榄石、辉石、角闪石、黑云母、白云母、石英等矿物。可形成铬铁矿、磁铁矿、橄榄石、石榴子石等矿床。

伟晶作用又称作伟晶岩成矿作用，是指富含挥发分的（较稀）岩浆在地下较深部的高温高压条件下结晶形成大矿物晶体的作用。伟晶作用温度一般在 400 ～ 700℃，深度于地下 3 ～ 8 km 处，是一种重要的宝石成因。伟晶作用主要形成的矿物包括石英、长石、白云母、电气石、黄玉、绿柱石等。同时伟晶作用可形成宝玉石矿床，常见的包括红宝石、蓝宝石、石榴石、水晶、碧玺、尖晶石、祖母绿、海蓝宝石等。

热液作用是指从气水溶液一直到热水溶液过程中形成矿物的过程。不同的地质背景下，热液成分不同，形成的矿物不同。从岩浆作用到伟晶作用再到热液作用，温度压强逐渐降低，深度逐渐变浅，流体中挥发分逐渐富集。常见的热液矿物包括黑钨矿、辉钼矿、辉铋矿、磁黄铁矿、毒砂、黄铜矿、闪锌矿、方铅矿、黄铁矿、自然金、雄黄、雌黄、辉锑矿、辰砂、自然银、石英、云母、黄玉、电气石、绿柱石、方解石、白云石、菱镁矿等。

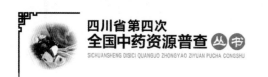

火山作用是指岩浆沿地壳脆弱带直接上侵至地面或喷出地表，迅速冷凝结晶形成矿物的作用。常见的玄武岩、金刚石矿床就是火山作用形成的。

外生作用，又称表生作用，是指发生在地表或近地表较低的温度和压力条件下，在太阳能的作用影响下，在岩石圈、水圈、大气圈和生物圈的相互作用过程中导致矿物形成的各种地质作用。风化作用是指地表或接近地表的坚硬岩石、矿物在原地与大气、水及生物接触过程中产生物理、化学变化而形成松散堆积物的全过程，又可根据因素与性质分为物理风化作用、化学风化作用和生物风化作用。常见的风化作用矿物包括赤铜矿、孔雀石、褐铁矿、蒙脱石、高岭石、蛋白石、铝土矿等，均由化学风化形成。

沉积作用是指地表或者接近地表的坚硬岩石、矿物在原地与大气、水及生物接触过程中产生物理、化学变化而形成松散堆积物的全过程。沉积作用又可根据因素与性质分为机械沉积、化学沉积、生物沉积，如石盐、石膏为化学沉积产物，硅藻土、磷灰石为生物沉积产物。

变质作用是指地下深处的固态岩石在高温高压和化学活动性流体的作用下，引起岩石的结构、构造和化学成分发生变化，从而形成新岩石的一种地质作用。在变质作用中，岩石圈中岩石和矿物不经过熔融和溶解直接发生矿物成分和结构、构造的变化。变质作用主要以重结晶作用、变质结晶作用、交代作用、变质分异作用和构造变形作用的方式进行。

根据矿物形成机制，可将矿物药分为内生作用型矿物药、外生作用型矿物药、变质作用型矿物药以及其他（人工制品）。

二、内生作用型矿物药及其成分特征

内生作用型矿物药，是指由地球内部提供热能的地质运动所形成的各种矿物药。成矿物质来源较广，包括岩浆、岩石、土壤、大气降水。

四川省地域内发现的内生作用型矿物药包括赭石、磁铁石、滑石、白石英、紫石英、自然铜、软滑石、金精石、雄黄、雌黄、朱砂、水银、硫黄。

内生作用型矿物，主要成矿物质来源于地下深部，多为硅酸盐矿物、硫化物、氧化物以及由热液作用或岩浆作用形成的一些矿物（如铂族矿物、铜镍硫化物、磁铁矿、铬铁矿等）。岩浆作用形成的矿物药包括磁铁石、紫石英，主要成分为 Fe、F、Ca。伟晶作用形成的矿物药包括白石英，其主要成分为二氧化硅，伟晶作用常可形成较完好的巨大石英晶体。热液作用形成的矿物药包括赭石（赤铁矿）、磁铁石、滑石、白石英、紫石英、自然铜、软滑石、金精石、雄黄、雌黄、朱砂、水银，主要为硅酸盐矿物、铁氧化物、硫化物，这些矿物主要成分包括 Mg、Si、K、Ca、Al、Fe、O。火山作用常见自然硫，即硫黄，常产出于温泉、喷泉、火山区域，来源较广。

三、外生作用型矿物药及其成分特征

外生作用型矿物药，是指发生在地表或近地表较低的温度和压力条件下，在太阳能的作用影响下，在岩石圈、水圈、大气圈和生物圈的相互作用过程中形成的矿物药。

四川省地域内发现的外生作用型矿物药包括赤石脂、赭石、龙骨、龙齿、石膏、自然铜、风化硝、禹余粮、软滑石、东壁土、金精石、无名异、石燕、铜绿、硼砂、琥珀、玄精石。其中由风化作用形成的矿物药包括赤石脂、赭石、自然铜、风化硝、禹余粮、软滑石、东壁土、金精石、无名异、铜绿等，主要成分包括 Al、Fe、S、Na、Mg、Si、Ca、Mn、Cu。沉积作用常见生物化石类矿物药，如龙骨、龙齿、石燕、琥珀，和硫酸钙类如石膏、玄精石，以及硼砂、赭石等矿物药，主要成分包括 La、Sr、Ti、B、Bi、Ca、Al、Si、Mg、Na、Fe 等元素。

四、变质作用型矿物药及其成分特征

变质作用型矿物药是指地下深处已形成的矿物在高温高压和化学活动性流体的作用下，矿物结构和化学成分发生变化，从而形成的新矿物。

四川省地域内发现的变质作用型矿物药包括赭石、磁铁石、寒水石、青礞石、花蕊石、阳起石、银精石、自然铜等。其中由热接触变质作用形成的矿物包括铁氧化物（赭石、磁铁石）、铁硫化物（自然铜）、硅酸盐（阳起石、银精石）、碳酸盐（寒水石）等，主要成分为 Fe、Ca、Mg、Si、Al、K 等元素。由区域变质作用形成的矿物药包括碳酸盐（青礞石、花蕊石）、硅酸盐（银精石），主要包含 K、Al、Si、Ca、C 等元素。

五、其他人工产品及其成分特征

其他人工产品主要包括辰砂、明矾、火硝等，其中辰砂是用硫黄（20%）、水银（80%）混合炒后放入盘内，置升锅中密封，微火加热，经 1～2 d 而得的精红色扁平的晶状物，主含 Hg、S。明矾由二方晶系明矾石精制而成，主含 Be、Ti、V、Zn、Ga、Sn 等元素。火硝为硝酸盐类矿物硝石或硝土块加工精制而成的结晶体，主含 K、N 元素。

第二节 矿物药化学成分与内部结构

一、矿物药晶体结构概念

从矿物的定义可知，矿物是由地质作用形成的、在正常情况下呈结晶质的元素或无机化合物（Nickel，1995），是组成岩石和矿石的基本单元。

所谓晶体（crystal）是其内部原子或离子在三维空间呈周期性平移重复排列的固态物质，其具有三维长程平移有序性（在一个物体结构中延续不间断的有序性）。与晶体相对应，原子或离子在三维空间呈周期性平移重复排列的固体称为结晶质（srysalline），简称晶质。

除个别特例以外，矿物均属于晶体。其内部原子、离子或分子呈有序排列的状态，称为晶体结构（crystal structure）。不同的晶体，因其内部原子、离子或分子的种类和排列方式的不同，故具有不同的晶体结构。

说起晶体，在大多数人的印象中，可能认为那是一种相当罕见的东西，如水晶、宝石、钻石等，它们往往代表着珍贵与稀少。但其实不然，晶体是非常常见的一类物质，如自然界中的冰、雪，人们吃的食盐、白糖、味精，青霉素、维生素 C 等固体药物，各种金属和合金、陶瓷和水泥，甚至蛋白质等大分子化合物（结晶牛胰岛素），以及组成软体动物之硬壳、珍珠和脊椎动物的牙齿、骨骼。矿物药物隶属于矿物，自然也有相同的形成方式与内部结构，它们也是一种晶体。

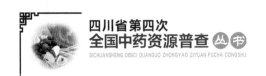
晶体最引人注目的特点是它们常呈现一定形状的规则几何多面体产出。如当我们仔细观察食盐（NaCl）颗粒时，可以发现它们都呈立方体形状，尤其是粗盐颗粒，这种现象尤为明显。又如矿物药物紫石英，它的药材基原是卤化物类矿物萤石，萤石是等轴晶系中萤石型晶体结构的代表性矿物，其化学成分为 CaF_2，钙离子呈立方最紧密堆积，分布于立方晶胞的配位数分别为 4 和 8。宏观上，其晶体形态呈现出典型的立方体或八面体（见图3-2、图3-3）。

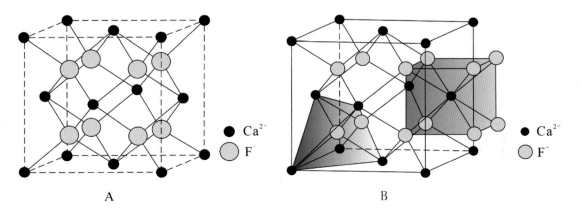

图3-2　萤石的晶体结构

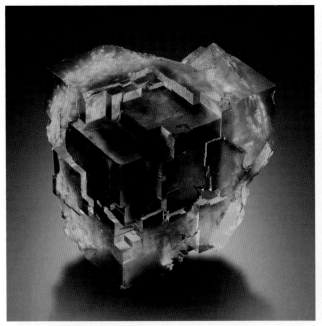

萤石立方晶形（美国伊利诺伊州的哈斯丁矿业Hastie Mining）

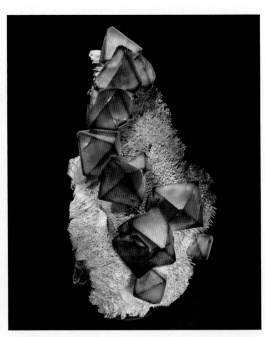

萤石八面体晶形（中国江西省巫山县德安矿）

图3-3　萤石晶形

水晶，是人们最先认识的晶体。早在古代人民的生产生活中，就已经发现了这种晶体，其无色透明且极具规则的天然外形，使得人们最初认为其是冻结时间极长而变成石头的冰块，故而古希腊人把它们称为 κρνστ α λλος，意为"冷凝的"，即"冰"；在拉丁文中相应地称为

crystallum，后转化成为 crystal。我国古代则称为"水精"，且亦有"此乃千年老冰"之说（宋孙宗鉴《东皋杂录》）。后来人们陆续发现其他不少矿物也能表现为天然长成的规则几何多面体，于是 crystal（晶体）一词便被用来泛指一切天然形成的而不是人工雕琢而成之规则几何多面体形状的固体。

生产的发展和科学技术的进步使得人们逐渐认识到单从规则外形来分辨晶体的方法是片面的。例如，以 NaCl 为主要成分的矿物药物光明盐（严格意义上来讲为混合物）以及具有立方体外形的食盐（NaCl）颗粒，除外形外，两者所有的性质都相同，而且，当把一个不具有规则外形的食盐颗粒放在 NaCl 的过饱和溶液中让它继续成长时，其长成的物质同样具有规则的立方体外形。这种特性被称为自范性（property of self-confinement），即在适宜的条件下，晶体能够自发地呈现封闭的规则和凸面体外形的性质。但这一特性实际上常因受到环境条件的限制而被湮没，因此还须从晶体中不受外因干扰的内在固有本质上来寻找识别晶体的基本判据。

人类探索晶体内部结构是从测定 NaCl 晶体的结构开始的（见图 3-4）。在此之后，其他晶体或非晶体的内部结构也逐步被测出，人们通过总结推理结合实际资料发现，一切晶体不论其化学组成如何，也不论其外形是否规则，它们内部的原子（包括丢失或获得额外电子的离子）总是在三维空间有规则地以周期性平移重复的方式排布，从而构成呈平行六面体的格子状构造。晶体的这种微观结构，目前已可借助于高分辨电子显微技术而直接观察到。作为晶体区别于其他非晶体物质的本质区别，晶体内部结构中原子排布的有序性也是决定晶体外形自范性的根源。

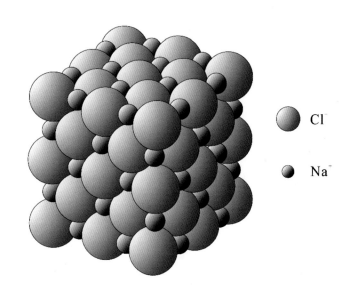

Cl⁻

Na⁺

图3-4　NaCl的晶体结构

所以，晶体（crystal）乃是其内部原子在三维空间呈周期性平移重复排布，亦即具有三维长程平移有序（translational order）的固体；或者说晶体是具有平行六面体状格子构造的固体。此处所说的长程有序（long-range order）是指在一个物体结构中绵延不断的有序性；反之则为短程有序（short-range order），或称近程有序。

在矿物学、岩石学等学科中，出于习惯，仍将晶体这一名称专门用于指具有几何多面体外形的晶体，而将不具有几何多面体外形的晶体称为晶粒（crystalline grain）。此外，还有多晶体

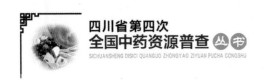

（polycrystal），其是指由许多晶粒（一般指同种晶体的晶粒）密集生长在一起而构成的聚合体，例如一般金属材料，则称为多晶体，简称多晶。与多晶对应的还有单晶体（single crystal），即单个的晶体（尤指具有几何多面体外形者），简称单晶。此外，还常根据结晶颗粒的大小，将结晶质分为显晶质和隐晶质两类。凡结晶颗粒能用一般放大镜分清者，称为显晶质（phanerocrystalline）；无法分辨者，则称为隐晶质（cryptocrystalline），例如玛瑙。

晶体具有两大特性，一是其自范性，一是其独特的空间格子构造，晶体内部的原子或离子都按三维周期性平移重复的方式做有序排布。两种性质相互之间关系紧密，显示出凸几何多面体外形的自范性是空间格子构造的外在表现，而空间格子构造则是自范性的微观本质，这两大特性在结晶学中具有重要的普遍意义，通过晶体格子的构造人们可以阐述晶体外形上的种种现象及其根源，同时也可以从晶体外形上获得关于内部格子构造的具体信息。结晶学对晶体几何多面体外形的研究，使得晶体结构的几何理论研究走在了实际测定晶体之前，为晶体结构测定的实现提供了不可或缺的技术与方法。

二、晶体结构对矿物的影响

晶体结构作为矿物产生的内因决定着矿物的根本性质，无论形成时及形成后所经历的温度、压力等外界条件如何变化，其本身的性质仍受晶体结构和化学成分的控制与制约，在宏观上反映为矿物形态、颜色、透明度等物理性质的差别。

（一）矿物的形态

一般而言，单晶体矿物具有一定的晶体习性，即单晶体的一般形态，晶体习性强调整体的外貌，主要考虑整个晶体在三维方向上伸展的情况和形态的几何类型，有时也涉及占优势的单形。

晶体形态的分类来自于其突出的对称性，结晶多面体作为一种均匀连续的各向异性的有限图形，它所表现出来的形象对称显然是一种宏观对称，但其内部由无限数的原子相互键联而构成的晶体结构，则近似地被视为无限图形，它作为呈周期性不连续的各向异性结构所表现的结构对称则属于微观对称，至于晶体物理性能的功能对称，则是由晶体的内部结构与外部宏观物理场两者相互作用时所产生的另一种宏观对称现象。

对于宏观对称现象，往往通过对称要素来表征描述。所谓对称要素是指：为实施一定的对称变换时所凭借的几何要素——点、线、面等。一定的对称要素均有一定的对称变换与之相对应，而对称变换即能使对称物体（或图形、函数）达到与自身相重合，或者说能使其中的各相同部分间发生有规律的重复所进行的变换作用（包括平移、旋转、反映、倒反）。其包含简单对称要素和复合对称要素。

简单对称要素对应于只有单一对称变换方式的对称要素，包括：对称中心（相应的对称变换是对于这个点的倒反）、对称面（相应的对称变换是对此平面的反映）、对称轴（相应的对称变换是围绕此直线的旋转变换）。

复合对称要素则是指由两种不同方式的对称变换结合在一起所构成的对称要素，其作用是在不间断地连续施行完这两种对称变换后才达到晶体的复原，包括倒转轴和映转轴。

对晶体中相互有机结合而共存的一组宏观对称要素的集合称为"对称型"或晶类，在一切晶体中总共只能有 32 种不同的对称要素集合方式，即 32 种晶类。对晶类按照对称要素的种类进行科学的分类则可将其分为三大晶族七大晶系，其对应关系以及代表矿物药物和典型形态见表 3-1。

表3-1　晶系分类表

晶族	晶系	代表矿物药物	典型晶体形态
低级晶族	三斜晶系	胆矾	板状晶体，平行双晶
	单斜晶系	雄黄、芒硝、石膏	菱方柱
	正交（斜方）晶系	朱砂、白砂	菱方柱，菱方锥
中级晶族	三方（三角）晶系	硫黄	三方锥，三方柱
	四方（正方）晶系	黄铜矿	四方锥，四方四面体
	六方（六角）晶系	白石英	六方锥，六方柱
高级晶族	等轴（立方）晶系	大青岩、紫石英	立方体，八面体，五角十二面体

应提出的是，天然晶体很少是单个的，常常连成双晶、晶簇、集合体、致密块状甚至呈粉末状，以上单晶的理想晶形较难获取，但无论晶体外在结构如何变化，其内在晶体结构始终保持不变并决定着其物理性质。

（二）矿物的颜色

矿物的颜色表现为矿物体对自然光的选择性吸收，当一束白光投射到矿物上时，一部分光将被矿物所吸收。黑色的矿物主要是由于矿物体对照射光线中所有波长的色光全部吸收；若基本上全部不吸收，则为无色或白色；如果对各种色光均匀吸收了一部分，依吸收量的多寡，矿物呈现为不同浓度的灰色；呈现出其他颜色的矿物，则是由于矿物体对自然光中的色光不均匀的吸收。根据矿物吸收呈色的机理不同，可分为性质不同的两类颜色。

1. 体色

指矿物内部所表现的颜色。当自然光入射至矿物内部一定深度时，矿物对不同色光产生了选择性吸收或均匀吸收，然后因透射或散射、反射等作用而使剩余的色光透射出表面所表现的颜色。因此，体色显示的是被吸收色光的补色。例如橄榄石主要吸收了紫光，而呈现的是黄绿色。体色仅见于透明和半透明的矿物中。

2. 表面色

即反射色，指由矿物表面的反射色光所呈现的颜色。不透明矿物因吸收非常强，入射光难以深入到矿物内部，因而显示的都是表面色。所以表面色表现为与被吸收色光一致的颜色，而不是呈被吸收色光的补色。例如黄铁矿对波长在 520 nm 以上的绿、黄、橙、红色光均有较强的吸收与再辐

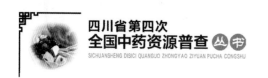

射，其混合色为浅黄铜色，即为黄铁矿呈现的表面色。如果矿物对各种色光均匀地吸收并再辐射时，则按反射能力，由大到小依次表现的表面色为：银白（如自然银、水银）、锡白（如毒砂）、亮淡黄色（黄铁矿）、金黄色（自然金）、铜黄色（黄铜矿）、钢灰（如黝铜矿）、铅灰（如方铅矿）、铁黑（如磁铁矿）等。表面色见于不透明矿物。

根据以上性质，结合矿物自生关系，在传统上可以将矿物的颜色分为自色、他色、假色三类。

自色：与矿物的晶体结构化学成分相关的颜色。大多数矿物的自色十分固定，这使得其在野外和室内手标本的鉴定上具有重要意义，例如赤铁矿的樱红色、孔雀石的翠绿色等。但也有些矿物的自色并不固定，当其含有不同组分的类质同象现象时，可以呈现不同的颜色，当颜色较为特殊时也可使得其构成该种矿物的亚种，比较典型的诸如红宝石和蓝宝石，它们都是刚玉的亚种。前者的成分中因含有 Cr^{3+}，使得刚玉呈红色；后者的成分中则含有 Fe^{2+} 和 Ti^{4+}，而使刚玉呈现蓝色。

自色的微观本质是在自然光照射条件下，矿物内部发生了电子跃迁行为。能产生电子跃迁的离子是外电子层具有不满电子的过渡型离子。当它们处于晶格中时，其 d 轨道或 f 轨道就要发生晶体场分裂，形成基态能级和激发态能级。当两能级间的能量差正好与某个波长可见光的能量相当时，这些电子即可吸收入射光中该波长的色光而从基态能级跃迁到激发态能级，从而引起透明矿物的体色。对不透明矿物来说，当受激的电子从激发态能级回到基态能级时，其释放的能量以可见光波的形式再辐射出来，从而产生表面色。电子跃迁的概率还影响呈色的深浅，概率大时，颜色较深，概率小时，颜色则较浅，故而又称这些导致矿物呈色的离子称为色素离子（chromophic ions）。它们主要是第一过渡系列元素的离子，尤以 Fe^{2+}、Fe^{3+} 最为常见。对于稀有气体型离子组成的矿物，由于稀有气体型离子在晶体场中分裂的基态能级与激发态能级间的能量差大于任何波长可见光的能量，不会发生电子跃迁行为，因此，矿物表现为无色或白色。

此外还有一种自色的特殊情况即色心。色心是一类特定类型的晶格缺陷，能导致形成正常晶格中所没有的附加能级，从而改变了基态与激发态间的能量差，以致当白光投射于晶体上时，电子得以吸收一定色光后发生跃迁行为，从而引起晶体呈色。例如紫水晶的紫色。

他色：主要是由外来物质的机械混入而造成的矿物染色，其和矿物本身的化学成分与结构没有关系。例如一些无色透明的矿物，在不同的杂质混入之后，可以染成不同的颜色，比较常见的有黑色的方解石，即是由于混入了氧化锰或石墨。他色因混入物的不同而并不固定，因此在矿物的鉴定上不具有意义。

假色：这类颜色则是由于物理原因造成，如矿物表面光的干涉、衍射等，多是由于矿物表面的氧化膜或裂隙面等造成。

（三）矿物的硬度

矿物的硬度（hardness）指矿物抵抗外力机械作用的强度。根据机械作用力性质的不同，硬度可以分为刻划硬度、压入硬度和研磨硬度。

矿物硬度的大小，主要决定于内部结构中原子或离子间联结力的强弱。联结力强，抵抗外力作用的强度就大，硬度就高（见表3-2）。

在矿物的肉眼鉴定工作中，通常都采用摩斯硬度。摩斯硬度（mohshardness）是一种刻划硬度，它是以十种具有不同硬度的矿物作为摩斯硬度等级的标准，构成了所谓的摩斯硬度计（mohs scale of hardness），由软至硬排列为：①滑石；②石膏；③方解石；④萤石；⑤磷灰石；⑥正长石；⑦石英；⑧黄玉；⑨刚玉；⑩金刚石。

表3-2 部分矿物药硬度排名

硬度	标准矿物名称	药材名称	备注
1	滑石	滑石	
2	石膏	石膏、玄晶石	
3	方解石	钟乳石	
4	萤石	紫石英	
5	磷灰石		
6	正长石	长石	
7	石英	白石英	
8	黄玉		
9	刚玉		
10	金刚石		

矿物学中一般所称的硬度都是指摩斯硬度。其他矿物的硬度，可与摩斯硬度计中的标准矿物相比较来确定。例如绿柱石，它能刻伤石英，但不能刻伤黄玉，而本身却能被黄玉所刻伤，因而绿柱石的摩斯硬度介于7～8之间。一般具滑腻感的矿物硬度都很低。

在矿物硬度实际测定时，将其他矿物与摩斯硬度计中的标准矿物相比较，若被测矿物能刻伤硬度计中的某种标准矿物，而无法刻伤比之高一等级的另一标准矿物且本身又能被该矿物刻伤，则被测矿物的硬度便介于两种标准矿物之间。

由摩斯硬度的定义标准可见其测定精度较为粗略，但在矿物肉眼鉴定中却便捷有效。通常还可利用其他一些工具作为辅助标准，例如：钢锉（6.5），窗玻璃（5.5），小钢刀（5～5.5），铜钥匙（3），指甲（2～2.5），用之更为方便。

在测定矿物硬度时，必须注意选择纯净、致密而新鲜的矿物，最好能选用单晶体。呈土状或松散粒状集合体的矿物，以及长期受风化破坏影响的矿物，它们的硬度往往偏低。此外，当以硬度较低的脆性矿物去刻划硬度较高的矿物时，前者可能被磨碎而在后者表面上留下一条粉末痕迹，就像矿物在毛瓷板上留下条痕样。此时不要误以为后者被前者所刻伤，从而得出相反的错误结论。

（四）矿物的韧性

矿物的韧性（toughness）是指矿物在外力作用下抵抗机械形变和碎裂的能力。

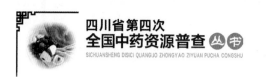

四川矿物药图鉴

矿物在受到外力的拉引时，能延伸成细丝而不断裂的性质称为延性（ductility）；矿物在受到外力的锤击或滚轧时，能形成薄片而不破裂的性质，称为展性（mallbility）。延性和展性在矿物中总是同时并存，故一般统称为延展性，它是矿物受外力作用时发生晶格滑移引起形变的现象。

晶格滑移（lttice glide）是晶体在外应力作用下，晶格中两个相邻的部分沿着一定的行列方向发生相对位移或滑移，但晶格并没有发生破裂，依然保持结构上的完整性。由于晶格中一系列相邻部分的平行滑移最终使晶体伸长或变薄，显示为延展性。

晶格滑移一般表现在金属矿物中，如自然金、自然铜等是金属键矿物具有的特性。因金属晶格中金属原子间的键联，其结合力没有方向性，同时化学组成和晶体结构都很简单，对称程度和配位数都很高，这些因素有利于晶格滑移的发生和进行。其他晶格的矿物，如某些硫化物矿物也能产生晶格滑移，表现出一定的延展性。另外，温度升高能促使矿物发生晶格滑移，如常温下表现为脆性的石英，在高温下可拉成细丝。

具有延展性的矿物，用小刀刻划时只留下光滑的刻痕而不产生粉末，可与脆性矿物相区别。对于某些不透明矿物，延展性可作为肉眼鉴定的特征之一。

矿物的弹性（elasticity）是指矿物在受到外力作用时发生弯曲而并不断裂，当外力解除后又能恢复原状的性质。矿物的挠性（flexibility）是指矿物在受力弯曲后，当作用力解除后不能够恢复原状的性质。

矿物的弹性和挠性是某些片状或纤维状的矿物的性质，其晶格具有层状或链状结构。矿物呈弹性还是挠性取决于结构层或链间键力的强弱。如果键力较强，如较强离子键，矿物将表现为脆性，例如钙云母；若键力较弱但又仍有一定强度，如弱离子键，则在受力时层间或链间可以发生相对晶格位移，并同时产生内应力，在外力去除后使之恢复原状，即表现出弹性，例如云母等矿物；如果键力很弱，如分子键，其在受力后发生弯曲变形，晶格在产生位移时基本上不产生内应力，当变形之后将无力促使晶格复原，以致表现为挠性，例如绿泥石、石墨等具分子晶格的矿物。

少数矿物具有明显的弹性或挠性，该性质可作为这些矿物的肉眼鉴定特征之一。

矿物的脆性（britleness）是指矿物受外力作用时易于碎裂的性质。表现为矿物在受力破坏的过程中，无显著形变即发生突然破裂。它与硬度之间无特定的联系。硬度所反映的是矿物抵抗外力侵入的能力，而脆性则是反映矿物受力时抵抗碎裂的能力，两者受力的作用机理不同。例如自然硫和金刚石都具有明显的脆性，但二者摩斯硬度的差别却很大，分别为2左右和10。矿物的脆性与延展性、弹性和挠性都是不相容的，彼此的晶格在力学性质上具有相反的特性。

（五）矿物的解理

解理（cleavage）是指晶体在受到应力作用而超过弹性极限时，沿着晶格中特定的面网方向发生破裂的固有特性。沿解理破裂而成的平面称为解理面（cleavageplane）。

解理的发生有着明显的内部结构制约，解理面总是平行于晶体结构中相邻原子面或结构层之间的联结力最弱的平面，故而常常表现出各向异性。在晶格当中，平行于联结力最弱的平面破裂时，所需要切断的键也是最弱最少的，这样的情况最易发生。但若是各键强均相等，解理则将平行于相邻原子面之间的间距为最大的面发生。例如金刚石平行 {111} 的面网间距较其他方向面网间距大，因而发生 {111} 解理。在离子晶格中，解理一般平行于层内由异号离子组成，并且层与层之间的间距又相当大的面网发生。例如 NaCl，{100} 上相互平行的相邻面网间联结力较弱，且面网间距亦大，故具有平行 {100} 的解理。又如雌黄，其晶体结构属层状，表现为砷、硫离子连接成层，层中每一砷离子被三个硫离子所包围，而每个硫离子与两个砷离子相连接。层平行于 {010}，各层间以微弱分子键相维系，因而平行 {010} 产生极完全解理。

在分子晶格中，情况略有不同，晶体受分子间的范德华力的制约远小于分子内的化学键力，这导致解理更易沿着分子间的界面发生。如石墨具平行 {0001} 的层状结构，层间为分子键，小于层内键力，其解理平行于 {00011}。至于金属晶格，从金属的延展性可知，由于金属原子之间是通过弥漫于整个晶格中的自由电子键联的，当晶体受力时很易于发生晶格滑移而不引起键的断裂，因此金属晶体具有良好的延展性而无解理。

解理面完全受制于晶体格子的构造，其总是平行于晶体格子中的面网，其分布必定与晶体所固有的对称性相一致，即解理必定沿着同一个单形中的所有晶面方向同时发生。因此解理面在晶体中的方向，应当用相应的单形符号或单形名称来表示。

因为解理的微观结构本质，使得解理必定是只有晶体才可能有的特性，且该特性在晶体中广泛表现，包括一些通常认为无解理的晶体，如 α – 石英、黄铁矿等，都程度不等地发育有解理。不过其发育的完好程度不同，这主要是受不同的晶体中，或是在同一晶体的不同单形的晶面方向上，其原子面之间的键力强弱有别的影响。

三、同质多象

相同化学成分的物质在不同的环境条件（温度、压力等）下可以形成不同的晶体结构，从而成为不同的矿物，这种现象称为同质多象（polymorphism）。如碳原子在中、低级变质条件下呈石墨（graphite）出现，而在超高压条件下则变为金刚石（diamond）。两者成分相同但物理性质大不相同：金刚石是无色透明的最硬矿物，石墨是黑色不透明的极软矿物。1985 年发现的单质碳——富勒烯（C_{60}），则是由 60 个碳原子构成的稳定分子，形似足球，故又名足球烯。

同质多象性只限于指结构不同的晶体而言。一种物质的同质多象变体，按变体种数的不同而称为同质二象（dimorph），同质三象（trimorph），或一般地泛称为同质多象（polymorph）。例如矿物药物黄铁矿和白铁矿是 FeS_2 的同质二象；金红石、锐钛矿和板钛矿是 TiO_2 的同质三象；而 SiO_2 的同质多象变体已知有二十余种，α – 石英是其中最常见的一种。

由于同质多象变体晶体结构的改变，使得每一种变体都是一种独立的相，对于矿物而言，即是一种新的矿物种。

一种物质的各同质多象变体，由于彼此的晶体结构都不相同，故每一种变体都是一种独立的相；对于矿物来说就是独立的一个矿物种。它们常被赋予不同的名称，或是在同一名称或化学式的基础上加希腊字母前缀或罗马数字后缀来加以区别。

例如 $CaCO_3$ 的两种同质多象体，如方解石与文石，作为药用矿物的钟乳石主要成分为碳酸钙，大部分钟乳石中的晶体还是以方解石为主，其单晶体为三方晶系，晶体常呈菱面体和偏三角面体；而文石则为斜方晶系，单晶多呈柱状，也有呈钟乳状产出，常见于地表风化壳中。两者的成分相同，但性状、药性、功能不尽相同。

一种物质的各同质多象变体均有自身稳定的温压范围。当环境条件改变到超出某种变体的稳定范围时，就会引起其晶格结构的变化，由此而使一种同质多象变体在固态条件下转变为另一

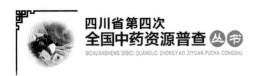
变体的过程，称为同质多象转变。文石不稳定，易转变为方解石，且常常保留文石的针状、柱状晶形。

四、类质同象

矿物晶体结构中的某种原子或离子可以部分地被性质相似的他种原子或离子替代而不破坏其晶体结构，此种现象称为类质同象（isomorphism，亦称同晶型性或同形性）。如橄榄石（Mg, Fe）$_2$[SiO$_4$] 中的 Mg^{2+} 与 Fe^{2+} 就呈类质同象的替代关系。矿物的化学式中凡写在同一圆括弧内并用逗号隔开的元素都有此种关系。

现代关于类质同象性的概念是：在给定的一种晶体中，本应由某种离子或原子占有的等价结构位置，可部分被他种离子或原子随机地所替代占有，共同结晶成均匀的、呈单一相的混合晶体（mixed crystal，即类质同象混晶），但不引起键性和晶体结构型式发生质变；而且具这种替代关系的两种组分，必须能在整个范围或确定的某个局部范围内，以不同的含量比形成一系列成分上连续变化的混晶，即组成类质同象系列（isomorphous series）的特性。

例如镁橄榄石 Mg_2[SiO$_4$] 晶体，其晶格中 Mg^{2+} 的部分配位八面体位置可以被 Fe^{2+} 所替代占据，由此形成的橄榄石（Mg, Fe）$_2$[SiO$_4$] 晶体就是一种类质同象混晶。其中的 Fe^{2+} 与 Mg^{2+} 构成了类质同象替代（isomorphous sabstitution，或称类质同象置换）的关系。在此类质同象系列中，镁橄榄石晶格中 Mg^{2+} 被 Fe^{2+} 替代的数量可以从 0 一直变化到完全替代，亦即最后可以变成纯粹的 Fe_2[SiO$_4$]，即铁橄榄石，其间 Mg:Fe 为任意比值的橄榄石混晶都是存在的。又如在闪锌矿 ZnS 中，部分的 Zn^{2+} 可被 Fe^{2+} 所类质同象替代，虽然其替代量最大只达到阳离子数的约 45%，但在 0～45% 的范围内，Zn:Fe 为任意比值之含铁的闪锌矿混晶都是存在的。但如白云石 CaMg，其 Ca:Mg 的原子数之比基本上是确定的 1:1 的关系，故白云石并不是由于 Mg^{2+} 替代方解石 Ca 中平数的 Ca^{2+} 所形成的类质同象混晶，而是不同阳离子间有固定含量比的复盐。

在一个类质同象混晶中，凡相互成类质同象替代关系的一组不同离子或原子，它们都在统计平均的意义上被作为整个晶体结构中在性质上相互等同的一种离子或原子来看待和处理。同时，对于同一个类质同象系列中的一系列混晶而言，它们显然都是等结构的，并具有相似的化学组成，因而它们不仅表现出相同的晶形，而且它们的晶胞参数值和物理性质参数（例如密度、折射率等）也都彼此相近，且均随组分含量比的连续递变而作线性的变化。

矿物中类质同象现象极为普遍和重要，虽然它们被替代范围的大小可相差悬殊，但即使仅有痕量存在，也可能导致诸如晶体的颜色、半导体性能等物理性质产生明显的变化。例如类质同象现象对矿物颜色的影响，对于白石英的主要成分 SiO_2，大部分为无色透明状，但也有呈现烟黄至黑色的石英，称烟水晶（smoky quartz）；如磁石，其主要成分为磁铁矿，化学式为 Fe_3O_4，它的类质同象的替代离子进入磁铁矿晶格，改变磁铁矿的物理性质以及晶体结构，干扰磁铁矿晶体的生长。在磁铁矿中 Co 的类质同象能够防止由于氧化作用而导致材料的电磁性质的改变，并且随着 Co 替代含量的增大，导致磁铁矿从导体—半导体—绝缘体的转变；在磁铁矿中 Ca 的类质同象能够增加其还原性，提高其烧结性能；在磁铁矿中 Cu 的类质同象同样能够防止磁铁矿的氧化作用。但这些微量元素在晶格中的替换并不会影响药性。

第三节 矿物药成分与药效关系

无机元素是构成人体组织和维持正常生理功能必要的一部分。根据元素在人体中的含量，又将元素分为宏量元素和微量元素两大类。宏量元素是指质量占生物体总质量 0.01% 以上的元素，如碳、氢、氧、磷、硫、氯、钾、钠、钙和镁，而微量元素指人体内质量分数介于体重 0.01% ～ 0.005% 的元素，其中必需微量元素是生物体不可缺少的元素，如铁、铜、锌、钴、铬、锰、硒等，以上诸元素在体内不能产生与合成，需由食物来提供。然而有部分元素，其相对密度大于 5（一般指密度大于 4.5 g/cm³ 的金属），又被称为重金属元素。重金属元素约有 45 种，一般都是属于过渡元素，如铜、铅、锌、铁、钴、镍、锰、镉、汞、钨、钼、金、银等，尽管锰、铜、锌等重金属是生命活动所必需的微量元素，但是大部分重金属如汞、铅、镉等并非生命活动所必需，而且所有重金属超过一定浓度都对人体有毒。

矿物药由丰富的矿物质元素组成，这些元素涵盖人体所有的宏量、微量元素，此外，还具有重金属元素，如石膏含有钙、镁、铁、硅、锌等元素，滑石含有镁、硅、铁、铝等元素。现代研究表明，矿物药含有的矿物质成分与其产生的药效密切相关。

一、宏量元素

宏量元素包括碳、氢、氧、氮、磷、硫、氯、钾、钠、钙和镁，除碳、氢、氧、氮主要以有机物质形式存在外，其余各元素均以无机盐的矿物质存在为主。

钙是人体重要的营养物质之一，具有构成机体组织、参与凝血、调节细胞功能、调节肌肉活动、调节酶的活性等功能，部分含有钙元素的矿物药的药效也与此有关。含钙矿物药如花蕊石，炮制后有止血、吸附的功能，其原理是炮制后主要成分碳酸钙变为乙酸钙，Ca^{2+} 溶出率增加，使伤口快速止血，并且在生成乙酸钙的同时，碳酸钙表面吸附凝血酶的含量和活性也增加，凝血效果也显著提高。石膏中主要含有的宏量元素同为钙元素，周灏发现石膏的解热作用与其含有的钙有直接联系，而石膏中钙盐是否发挥退热作用与石膏浸出液在人体中能否达到有效血钙浓度有关，而其在人体中血钙浓度的影响因素包括石膏的溶解度和石膏所含的微量元素对钙的吸收转运有关（如镁元素的"血钙转骨钙"）。此外，龙骨所含宏量元素钙元素与其药效相关，使用龙骨后，机体钙离子浓度增加，由此，减弱神经细胞的兴奋性，起到抗抑郁惊厥、镇静催眠的效用。

镁主要的作用，是参与蛋白质的合成及神经肌肉的传导，维持正常心律，降压，同时镁还可以参与骨形成，提高骨密度，促进骨折愈合。卤碱主要含 $MgCl_2$，具有强心、利尿、镇静、消炎、降血压的功效，其所含镁离子可扩张血管，并能缓解心肌细胞内钙超负荷和抑制脂质过氧化。青礞石主含钾、镁等宏量元素，具有坠痰下气、平肝定惊、消食攻积的功效。研究表明，青礞石中镁离子作为一种非竞争性受体阻断剂 [N- 甲基 -D- 天冬氨酸（NMDA）] 能起到镇痛、镇静和抗惊厥的作用，从而使青礞石具有平肝定惊的功效。

芒硝，主要由宏量元素钠组成，可与其所含的硫酸根离子结合形成不易被小肠壁吸收的硫酸钠盐，在肠内溶解后形成高渗盐溶液，阻碍肠内水分的吸收，于是，肠道保持大量水分，从而

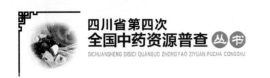
四川矿物药图鉴

使肠内容物稀薄，容积增大，刺激肠黏膜，引起肠蠕动增强而致泻。此外，肾对钠具有主动重吸收作用，从而引起氯的被动重吸收，有利于胃酸的形成，帮助消化，达到润肠通便的作用。此外，有研究认为赭石偏于平肝及止血作用，可能与其富含 Na、K 并能调节血浆渗透压的作用机制有关。

磷元素具有协调人体生理机能的作用，能够有效缓解人的身体疲劳，有利于人体组织细胞对各项营养物质的吸收；钾元素具有维持细胞内外正常的酸碱平衡及电解质平衡，维持正常的物质和能量代谢，参与正常的糖、蛋白质代谢，维持细胞内正常的渗透压。这与矿物药的药效相关，例如滋补类的矿物药往往含有磷元素，含钾的矿物药往往具有泻下、利尿的作用。

二、微量元素

微量元素的生理生化功能广泛，可以作为生物大分子的组成成分或辅助成分，或用于激素、维生素的构成，对维持机体正常的生命活动具有重要意义。矿物药中含有的微量元素与人体构成相似，包括铁、碘、锌、硒、氟、铜、钴、砷等，其中以含铁、铜的矿物药种类最为丰富，此外还包括含砷、含汞的矿物药等。

铁有合成血红蛋白，合成含铁酶，参与重要代谢，如儿茶酚胺的代谢、线粒体内氧化还原反应中酶系的电子传递和 DNA 的合成，促进凝血的功能。常用的含铁类矿物药有磁石、赭石、自然铜等。研究发现，赭石经火煅醋淬后可被转化为醋酸铁，易于被胃酸溶解，吸收入血，从而促进细胞和血红蛋白的新生而表现为补血作用；《本草衍义补遗》载，"自然铜世以为接骨之药，而铜非煅不用"，赭石中硫化铁经火煅醋淬可使其中铁离子的含量显著升高，对于骨折具有良好的治疗效果，同时其中的微量元素铜也参与铁的利用过程，它可使无机铁变成有机铁，促进铁以有利的形式进入骨髓。磁石具有凝血的药理作用，这与其所含的三价铁离子可以诱导红细胞聚集相关。此外，磁石的主要成分是四氧化三铁，其中既有二价铁离子又有三价铁离子，而三价铁离子可诱导红细胞聚集，因此磁石具有凝血作用。磁石生品炮制前后，其中的铁元素溶出度有较大的差异，这是由于炮制使四氧化三铁的晶体改变生成了氧化铁晶体，从而使 Fe 元素溶出度增加，致使磁石的药效增强。

铜是人体必要的微量元素之一，能够诱导金属硫蛋白的合成，是超氧化物歧化酶结构成分、活性中心；此外，又能抑制谷胱甘肽还原酶的活性。研究表明，赤铜屑、紫铜矿可以接骨续筋，空青、曾青、铜绿清肝泻火的作用极有可能就是铜离子在细胞中与蛋白质、酶等综合作用的结果。

锌元素可维持食欲、增强免疫力、促进伤口愈合，同时也是脑细胞生长的关键。含有锌元素的矿物药包括炉甘石、阳起石等。炉甘石的作用与其主要含有的微量元素相关，其主要成分为碳酸锌，经火煅及水淬变成纯净而细腻的氧化锌。氧化锌有收敛保护作用，又可杀死局部的葡萄球菌，且无刺激性，对于治疗眼疾、皮肤与外科病具有良好的作用。阳起石具有温肾壮阳的作用，经炮制后 Zn、Mn 含量增加。通过使用阳起石补充 Zn、Mn 元素，垂体分泌促性腺激素增加，对于阳痿、不孕、习惯性流产等病症具有良好的效果。陈祥晖等进行白矾中无机元素与抗宫颈癌的效谱关系研究发现镉、铝元素是白矾能够抑制宫颈癌细胞生长的药效物质基础。

三、重金属元素

矿物药中含有砷、汞、铜、铁等重金属元素，虽超过一定浓度对人体有毒，但在适当的剂量及合理的矿物药用药方式下会产生良好的药效。铜元素，在超过一定量时，具有使蛋白质凝固而破坏细胞结构的作用，然而根据此作用，将矿物药外用，可以发挥杀虫、驱毒的作用。雄黄主含 As_2S_2，现代研究表明其抗肿瘤作用与其含有的砷密切相关。雄黄在体内分解和代谢过程中所产生的各形态砷不仅容易与体内含有疏基的酶分子相结合并使之氧化或交联，也可与"富电子"基团之间发生相互作用，发生"砷酸基"取代"磷酸基"的化学反应，致使生物体中 DNA、RNA、酶等生物大分子因结构改变而丧失活性，从而导致肿瘤细胞的凋亡。朱砂含有汞元素，能造成中枢神经紊乱，并能破坏蛋白，外用可抑制并杀灭皮肤细菌以及寄生虫，尤其对肺炎克雷伯菌和铜绿假单胞杆菌的抑制效果最为理想。

矿物药中丰富的矿物质元素，在其发挥药效的过程中发挥着重要作用。由于矿物药中含有的重金属元素，合理使用矿物药尤为重要，研究发现，长期服用朱砂的动物，心、肝、肾、脾、大脑和小脑等组织中均有不同程度的汞元素分布，并且组织中汞含量与时长和次数呈正相关，尤以肝肾最为明显，因此朱砂的使用应注意用法用量。

第四节　矿物药的物质基础

矿物药的临床作用是由其所含元素的种类、含量及不同元素的价态决定的结果。同一矿物药因产地不同质量有别，有的甚至不能入药，因此，矿物药亦有道地性。如五花龙骨道地产区为山西榆社县、甘肃庆阳市；朱砂道地产区为湖南新晃侗族自治县、贵州万山区；雄黄道地产区为湖南石门县；石膏道地产区为湖北应城市；滑石道地产区为山东莱西市。矿物药的临床作用不仅与该矿物药的元素有关，更与元素的价态及结合的形态有关。如磁石的主要成分是 Fe_3O_4，同时含有 Fe、Cu、Co、Mn、K 等元素。磁石的铁为 Fe^{2+} 和 Fe^{3+}，其中 Fe^{3+} 可以产生凝血作用，Fe 元素本身也可促进血红素和红细胞的形成，对生物体有补血的效果。磁石中的 Cu 元素可促进生物体对 Fe 的吸收和利用，而 Fe、Cu、Co、Mn 又协同参与生血，K 元素亦促进凝血酶的合成。这些元素是矿物药临床作用的物质基础，元素的价态是矿物药发挥疗效的机理所在。

一、不同矿物药元素的种类及含量

雄黄的物质组成　主要成分为二硫化二砷（As_2S_2），As 的质量分数约75%，S 的质量分数约24.9%。

雌黄的物质组成　主要成分为三硫化二砷（As_2S_3），其中 As 的质量分数61%，S 的质量分数39%，并常含 Sb_2S_3、FeS_2、SiO_2 等杂质。

铅粉物质组成　主要成分为碱式碳酸铅，含有 Fe、Ag、Cu、As、Sb、Sn 等。

朱砂、银朱的物质组成　主要成分为硫化汞（HgS），汞的质量分数为85.41%，常夹杂有少量

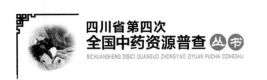

土质、有机物及氧化铁；常含有雄黄、磷灰石、沥青等杂质，还含有 Se、Zn、Te 等多种微量元素。还含有 K、Na、Ca、Mg、Fe、Ba、Ni、Zn、Mu、Cu 等二十多种元素；其中，有效元素形态主要为硫化汞，有效物质占该矿物组成物质的 85.41%。

水银的物质组成　主要成分为单体金属元素（Hg），含微量元素银（Ag）。

铜绿的物质组成　主要成分为碱式碳酸铜 $CuCO_3 \cdot Cu(OH)_2$ 与白云石粉加工制成；其中，有效元素形态主要为铜离子，有效物质占该矿物组成物质的主体。

胆矾的物质组成　主要成分为含水硫酸铜（$CuSO_4 \cdot 5H_2O$），其中 CuO 的质量分数为 31.8%，SO_2 的质量分数为 32.1%，H_2O 的质量分数为 36%。

铜的物质组成　自然界中的铜，多数以化合物即在铜矿石中存在，铜在地壳中的质量分数约为 0.01%。主要成分为金属铜 Cu，铜的离子（铜质）是人体必需的元素；冶炼后精铜约含铜 99.7%。

磁石的物质组成　主要成分为四氧化三铁（Fe_3O_4），铁的质量分数为 72.4%。有时杂有 Mg、Ti、Al 等离子，Cd、Co、Cr、Cu、Mn、Ni、Pb、Zn、Al、K、Si、P、Ca、Mg、As、Sr 等 28 种元素；其中，有效元素形态主要为二价铁离子与三价铁离子，占该矿物组成物质的 72.4%。

赭石的物质组成　主含三氧化二铁（Fe_2O_3），有时含有 Ti（钛赤铁矿）、Mg、Al、Si、Mn、Ca 等离子和水分。除了含大量铁离子外，并含中等量的硅酸及铝化物。铁的质量分数一般为 40% ～ 60%。

自然铜的物质组成　主要成分为二硫化铁（FeS_2），此外尚含有少量 Al、Ca、Mg、Ti、Si、As 及微量的 Cu、Pb、Zn、Mn、Ni、Cr 等。

禹余粮的物质组成　主要成分为碱式氧化铁及碱式含水氧化铁 $\cdot nH_2O$，其中，O 的质量分数可达 27%，H_2O 的质量分数可达 10.1%。

皂矾的物质组成　主要成分为 $FeSO_4 \cdot 7H_2O$，不同的产地所含的 Cu、Ca、Mg、Al、Mn、Zn 等元素含量亦不同。煅烧成绛矾则主要为氧化铁，并含有含水不同的硫酸铁。

针砂的物质组成　为制钢针时，磨下的细粉和锉屑，主要成分为 Fe（不少于 96%）。杂质可见氧化铁，及 C、Mn、Si、S、P、Cr 等元素。

石膏的物质组成　主要成分为含水硫酸钙（$CaSO_4 \cdot 2H_2O$），其中氧化钙的质量分数为 32.5%，亚硫酸根的质量分数为 46.5%，水的质量分数为 20.9%。此外有 Al、Si、Mg、Mn、Ti、Cu、Na 等十多种元素，有黏土、沙砾、有机物、硫化物等杂质混入，还有元素 Fe^{3+}、Mg^{2+}；其中，有效元素形态主要为二价钙离子及元素 Ti，有效物质占该矿物组成物质的 32.5%。

钟乳石的物质组成　主要成分为碳酸钙（$CaCO_3$），其中氧化钙（CaO）55.93%。含微量元素 Fe、Cu、Zn、Mn、Cd，以及少量的 Mg、P、Co、Ni、Pb、Ag、Cr 等。

寒水石的物质组成　主要成分为碳酸钙（$CaCO_3$），其中氧化钙（CaO）56%，二氧化碳（CO_2）44%，除含有大量 Ca、O 外，还含有 Si、Mg、Fe、Al、Na、K、Zn、Mn、Pb、As、Hg 等元素。

玄精石的物质组成　主要成分为含水硫酸钙（$CaSO_4 \cdot 2H_2O$），还夹杂 Fe、Na 等离子以及少量硅酸盐。

方解石的物质组成　主要成分为碳酸钙，其中氧化钙（CaO）的质量分数为56%，二氧化碳（CO_2）的质量分数为44%，尚含少量Mg、Fe、Mn，以及微量的Zn、Sr、Pb等。

花蕊石的物质组成　主要成分为碳酸钙（$CaCO_3$），质量分数为46.41%～62.18%，另含硅酸镁，以及少量Fe、Al和微量Zn、Mn、Cu、Co、Ni、Cr、Cd、Pb等元素；其中，有效元素形态主要为二价钙离子，有效物质占该矿物组成物质的46.41%～62.18%。

紫石英的物质组成　主要成分为氟化钙（CaF_2），纯品含Ca^{2+} 51.2%，F^- 48.8%；常含有杂质Fe_2O_3和稀土元素，主要为钇（Y）、铈（Ce），偶有铀（U）。此外还含少量的Si、Al、Mg及微量的Cu、Ni、Zn、Ti等十余种元素；其中，有效元素形态主要为Ca^{2+}与F^-，有效物质占该矿物组成物质的90%以上。

阳起石的物质组成　主要成分为含水硅酸钙（碱式硅酸镁钙），其中CaO的质量分数为13.8%，MgO的质量分数为24.6%，SiO_2的质量分数为58.8%，H_2O的质量分数为28%。

滑石的物质组成　主要成分为含水硅酸镁，其中MgO的质量分数为31.7%，SiO_2的质量分数为63.5%，H_2O的质量分数为4.8%，还常含有FeO、K、Na、CaO、Al_2O_3杂质。

白石英的物质组成　主要成分为二氧化硅（SiO_2），其中Si的质量分数为53.3%，O的质量分数为46.7%。

金精石的物质组成　为水化金云母，化学式（MgFe）$_2$（OH）$_2$4（H_2O）。金精石主要含SiO_2、MgO、Al_2O_3、Fe_2O_3、FeO等化合物，元素种类为Al、Fe、Co、Cu、Zn、As、Sb、Cd、Pb、Bi、Mg、Si、Ca、Ti、Cr、Mn、Ni等。

东壁土的物质组成　以SiO_2、Al_2O_3和CaO为主，其他较重要的化学成分还有Fe_2O_3、MgO和K_2O等。

软滑石的物质组成　化学成分为水化硅酸铝$Al_4[Si_4O_{10}]$（OH）$_8$，其中三氧化二铝（Al_2O_3）的质量分数39.50%，二氧化硅（SiO_2）的质量分数为46.54%，水（H_2O）的质量分数为13.96%。

银精石的物质组成　主要成分为铝钾硅酸盐，其中Al_2O_3的质量分数为38.5%，SiO_2的质量分数为45.2%，K_2O的质量分数为11.8%，H_2O的质量分数为4.5%。

玄明粉的物质组成　主要成分为硫酸钠（Na_2SO_4），常含有铁盐、锌盐、镁盐、氯化物等。

芒硝的物质组成　主要成分为含水硫酸钠（$Na_2SO_4 \cdot 10H_2O$）。常含食盐、硫酸钙和硫酸镁等杂质。芒硝在大气中易失去水，故表面常呈白粉状，此种风化的芒硝，其硫酸钠的质量分数可超过44.1%。

风化硝的物质组成　主要成分为硫酸钠（Na_2SO_4），含少量硫酸铁、硫酸镁、硫酸钙、硫酸钾和锌盐等杂质。北京、保定、山西玄明粉样品经光谱半定量分析含微量元素Mn、Ba、Ti及Cu、Zr、Sr。

硫黄的物质组成　主要成分为硫，尚含有少量Ca、Fe、Al、Mg和微量Se、Te等元素。

无名异的物质组成　为氧化物类矿物金红石族软锰矿石，化学成分主要为二氧化锰（MnO_2），并含有大量的Al、Si及少量Fe、Mg、Na、K、Ba、Ca、Ti及微量Sr、Zr、Cu、Co、Ni、Cr、Zn等

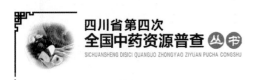
20 余种元素。

青礞石的物质组成　Si、Fe、Mg、Al、Ca、K、Na 7 个元素为主要成分（含 Fe、Mg、Al、K、Na、Ca 的硅酸盐及 Ca、Mg 的碳酸盐），累积贡献率达 90.70%。多种元素间有一定的相关性。重金属及有害元素中 Hg、Cr、Cd、Cu 均检出；其中，有效元素形态主要为（Si_2Al）O_4 四面体，有效元素占该矿物组成物质的主体。

蒙脱石的物质组成　二氧化硅（SiO_2）的质量分数为 55.0% ~ 65.0%，三氧化二铝（Al_2O_3）的质量分数为 12.0% ~ 25.0%。

灶心土的物质组成　主要成分硅酸（H_2SiO_3）、氧化铝（Al_2O_3）、三氧化二铁（Fe_2O_3）、氧化钠（Na_2O）、氧化钾（K_2O）、氧化镁（MgO）、氧化钙（CaO）、磷酸钙 Ca_3（PO_4）$_2$。

赤石脂的物质组成　硅（Si）的质量分数为 42.93%，铝（Al）的质量分数为 36.58%，氧化铁及氧化锰（Fe_2O_3、FeO、MnO）的质量分数为 4.85% ~ 14.39%，镁与钙（Mg、Ca）的质量分数为 0.94%，水（H_2O）的质量分数为 14.75% ~ 24.59%。元素有 Cu、Pb、Zn、Sn、Be、Na、K、Li、Mo、Ag、Hg、Sr、Ba、Co、Cr、Ni、Se、P、S 等；其中，有效元素形态主要为硅酸盐和水合氧化铝的胶体溶液，占该矿物组成物质 80% 以上。

龙骨的物质组成　氧化钙（CaO）的质量分数为 48.73% ~ 54.98%，二氧化碳（CO_2）的质量分数为 4.5% ~ 27.4%，五氧化二磷（P_2O_5）的质量分数为 19.68% ~ 33.74%，氧化镁（MgO）的质量分数为 0.58% ~ 1.22%。

龙齿的物质组成　含大量 Ca、碳酸根（CO_3^{2-}）、磷酸根（PO_4^{3-}）及少量 Fe、Pb、Mg、Al。龙齿中含有主成分 Ca、Fe、Al、Ba、Mg 及五氧化二磷（P_2O_5），其中 Ca 和五氧化二磷（P_2O_5）的含量高于其他成分 10 倍以上，另含 Sr、Mn、Sb 等 16 种微量元素。

石燕的物质组成　主要成分碳酸钙（$CaCO_3$）的质量分数在 90% 以上。含少量 P 及二氧化硅、磷酸钙及少量的 Fe、K、Na、硫酸根，还含有少量 Cu、Pb、Cr、Ni、Ti、Mn、Sr、B、Sb 等元素。

渣驯的物质组成　普遍含有动物粪便，结晶物相主要为 SiO_2，26 种矿物元素的质量分数总和约 3%，其中金属元素中含量较高的分别为 Ca、Fe、K、Mg。

二、不同矿物药疗效的元素及元素价态物质

雄黄有效物质的形态基础　其药效与主要成分 As_2S_2 有关，具解毒杀虫、燥湿祛痰的作用，治疗淋巴结肿大、白喉等效用。

雌黄有效物质的形态基础　主要成分为 As_2S_3。具燥湿、解毒、杀虫的功效，用于疥癣、恶疮、蛇虫咬伤、寒痰咳喘、癫痫、虫积腹痛等。其主要毒性成分来自可能含有的 As_2S_3，其他如 Pb 也会对人体产生危害，因此需谨慎用药。

铅粉有效物质的形态基础　Pb 为多亲和性毒物，主要损害神经、造血、消化及心血管系统。人体内的铅绝大部分（93%）以三铅磷酸盐形式存积于骨中，随血液酸度升高而重新溶解，再由血液进入肝、肺、神经系统，引起急性中毒。

朱砂、银朱有效物质的形态基础　主要成分为硫化汞（HgS），不溶于水，生物体不易吸收，而氯化汞、醋酸汞可溶于水，能与生物配体结合而发挥药效，亦能与蛋白质或生物小分子上的巯基结

合形成络合物而发挥药效。

水银有效物质的形态基础　汞离子可与病原微生物呼吸酶中的巯基结合，抑制细胞的呼吸，使其最终窒息死亡，因此可用于外科的恶疮、死肌、顽癣、湿疹、虫疾等症状的医治。而汞又具有毒性，汞原子与带甲基的物质结合形成甲基汞，其可在脑内聚集，致使感觉、语言、视野均受到影响，当怀有胎儿时，对胎儿的神经系统会造成损害，导致神经系统发育畸形。

铜绿有效物质的形态基础　铜离子在生物体内形成铜蓝蛋白，铜蓝蛋白参与解毒、代谢、凝血、形成毛发、黑色素合成、结缔组织交联等功能，并对稳定组织细胞、生物发育与生长、免疫系统等方面具有重要作用。

胆矾有效物质的形态基础　其药效与主要成分含水硫酸铜有关，内服胆矾，有明显促进胆汁分泌的效用。外用能与蛋白质结合，生成不溶性化合物而发生沉淀，对局部黏膜具有腐蚀作用，起到退翳作用。

铜有效物质的形态基础　主要成分为金属铜 Cu，具有杀菌、抗癌的作用。

磁石有效物质的形态基础　磁石的主要成分是 Fe_3O_4，同时含有 Fe、Cu、Co、Mn、K 等元素。磁石的铁为 Fe^{2+} 和 Fe^{3+}，其中 Fe^{3+} 可以产生凝血作用，Fe 元素本身也可促进血红素和血红细胞的形成，对生物体有补血的效果。磁石中的 Cu 元素可促进生物体对 Fe 的吸收和利用，而 Fe、Cu、Co、Mn 又协同参与生血，K 元素亦促进凝血酶的合成。

赭石有效物质的形态基础　主要成分为 Fe_2O_3，同时还含有钛、镁、铝、硅、锰、钙等元素，铁元素能促进血红素和血红细胞的形成，具有补血强壮之效，而其中的 Fe^{3+} 可以产生凝血作用；钙能抑制神经应激酶，抑制神经应激能力，有镇静安神的功效。

自然铜有效物质的形态基础　主要成分为硫化物类铁矿物（FeS_2），晶形呈现出立方体，为块状。自然铜的炮制方法为经火煅醋淬，在这个过程中会发生化学反应，反应得到新的形态和价态：在含氧比较多的情况下，最终生成物为磁铁矿（Fe_3O_4）、赤铁矿（Fe_2O_3）、针铁矿 [FeO（OH）] 这三种形式，此时矿物为棕褐色，没有光泽；在含氧量少的情况下，最终产物为黄铁矿（FeS_2）和硫化亚铁（FeS），此时矿物表面有光泽呈青铜色，酷似青铜，自然铜由此得名。醋淬时，Fe（Ⅱ）发生还原反应，变为易被人体吸收的 Fe（Ⅰ），增强自然铜的药效。

禹余粮有效物质的形态基础　主要成分为碱式氧化铁及碱式含水氧化铁·nH_2O，其能在胃肠中起到收敛管壁黏膜、制止黏液分泌、吸收入血促进红细胞新生等效用。

皂矾有效物质的形态基础　主要成分为硫酸亚铁和铁离子，其易与蛋白质结合为化合物，形成沉淀，稀溶液具收敛作用，浓厚者具刺激性。硫酸亚铁有治疗缺铁性贫血的作用。部分可溶性铁离子会被血液吸收，刺激造血机能使红细胞新生旺盛。

针砂有效物质的形态基础　其药效与 Fe 有关，具有镇心平肝、健脾消积、补血、利湿、消肿等效用。

石膏有效物质的形态基础　石膏在形成过程中，Mg/Ca 含量升高，致使人体内钙离子得到调节，因此起到退热的作用。除此以外，有研究表明，服用《伤寒论》中的麻杏石甘汤后，石膏中的 Ti 可调节 T 淋巴细胞亚群比例，对于免疫调节具有较好的效果。

钟乳石有效物质的形态基础　有效物质形态为钙离子，其在胃中能中和过多的胃酸，至肠吸收后，能增加血中的钙离子，并有兴奋交感神经作用。钙离子的存在，有利于与心肌收缩、舒张的钾离子相对抗，从而维持心肌正常的收缩和舒张，使心脏在血液循环中起到"动力"的作用。

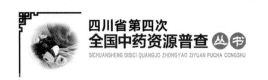
四川矿物药图鉴

寒水石有效物质的形态基础　有效物质形态为钙离子，服用后 Ca^{2+} 离子能抑制神经肌肉兴奋性，减少血管通透性，故有镇痉、抗渗、抗过敏、抗炎作用。

玄精石有效物质的形态基础　其药效与主要成分有关，内服至肠能使黏液分泌增加，有缓下作用，可滋阴降火、软坚消痰，用于治疗头风脑痛、目赤障翳等。

方解石有效物质的形态基础　其药效与主要成分碳酸钙有关。可清热泻火解毒，用于胸中烦热、口渴、黄疸。

花蕊石有效物质的形态基础　花蕊石能增加血中钙离子浓度，有防止血浆渗出和促进血液凝固的作用。

紫石英有效物质的形态基础　主要成分为氟化钙（CaF_2），具有增强生殖功能、镇静、解痉的作用。其中增强生殖功能是由于药物影响了生物体内钙代谢，不仅直接对子宫产生作用，还可以通过影响卵巢激素而调节子宫发育。而紫石英镇静安神的作用也与 Ca 元素有关，Ca 可抑制神经应激能力。

阳起石有效物质的形态基础　其矿物药效与主要成分含水硅酸钙有关，内服能增加血中矿物质，起到兴奋生殖机能的效用。

滑石有效物质的形态基础　其矿物药效与主要成分含水硅酸镁有关。主要功效为通利肠胃，去积除水，解热降气。

白石英有效物质的形态基础　有效物质形态为 SiO_2，具有镇静安神、止咳、降逆、温肺肾、安神利便等效用。

金精石有效物质的形态基础　其药效与 Mg、Fe、Si、Al 等元素有关，具有镇惊安神、明目去翳的效用。

东壁土有效物质的形态基础　其药效与其主要成分 SiO_2、Al_2O_3 和 CaO 等有关，可以起到解毒止泻，去翳明目的效用。

软滑石有效物质的形态基础　其药效与主要成分水化硅酸铝有关，可以起到利尿通淋、清热解毒、祛湿敛疮的效用。

银精石有效物质的形态基础　其药效与主要成分含铝钾硅酸盐有关，其具有吸附作用，可以起到安神镇惊、止血敛疮的效用。

玄明粉有效物质的形态基础　主要成分为硫酸钠（Na_2SO_4）。有明显抑制胆盐促癌作用，其机制可能为酸化肠内环境，抑制肠道细菌 7a- 脱羧酶活性，减少脱氧胆酸（DCA）及游离型 DNA 含量，降低肠上皮细胞 DNA 合成，减少 S 期细胞，降低对 DMH 敏感性。

芒硝有效物质的形态基础　主要成分为含水硫酸钠（$Na_2SO_4 \cdot 10H_2O$），内服后，其硫酸根离子不易被肠黏膜吸收，在肠内形成高渗盐溶液，保持大量水分，肠道被扩张，引起机械刺激，促进肠蠕动。

风化硝有效物质的形态基础　主要成分硫酸钠，口服后在肠中不易被吸收，形成高渗盐溶液状态，使肠道保持大量水分，引起机械性刺激，促进肠蠕动而致泻，服药后需大量饮水。芒硝对肠黏膜也有化学刺激作用。一般服药后 4～6 h 排便，无肠绞痛等副作用。有利尿通淋、清热解毒、祛湿敛疮等效用。

硫黄有效物质的形态基础　硫黄与皮肤分泌液接触形成的硫化氢及五硫黄酸，具有杀灭真菌及疥虫的作用；而以硫化钡为主的硫化物，可溶解角质、脱毛，软化皮肤，对皮肤产生局部刺激；硫黄进入人体后在肠中转变成硫化钾或硫化氢，可促肠蠕动，使粪便软化而缓泻。

无名异有效物质的形态基础　所含成分锰离子、铁离子内服有补血强壮作用。以无名异为主的复方冲剂能促进骨折修复细胞的增殖，增加成骨细胞的活性，诱导骨形态发生蛋白（BMP）的合成，加速骨折愈合速度，提高骨折愈合质量。

青礞石有效物质的形态基础　青礞石有效物质形态为（Si_2Al）O_4 四面体，研究表明该四面体能促进阳离子交换，产生吸附作用，可化痰利水，而且其中的活性氧能促进组织的氧交换，肝部气滞患者使用青礞石，可坠痰下气，平肝镇惊。

蒙脱石有效物质的形态基础　蒙脱石为由两层硅氧四面体夹一层铝氧八面体构成的 2：1 型层状硅酸盐，这种 2：1 型层状硅酸盐结构的内部孔隙结构发达，故其具有良好的表面吸附能力，此外，由于蒙脱石晶层中离子的同晶置换等原因，其亦具有较强的静电吸附能力，故蒙脱石可吸附和固定小肠黏膜表面的轮状病毒及其产生的毒素，使其失去致病作用。

灶心土有效物质的形态基础　灶心土又名伏龙肝，有镇痛的功效。有研究表明伏龙肝水煎液经提取、过滤分离和透析得到一种具有水溶性的新型物质——名为伏龙肝碳点（TFU-CDs），具有良好的镇痛作用。TFU-CDs 外形为类球形，粒径均匀分布在 1.6 ～ 4.8 nm，晶格间距为 0.208 nm。

赤石脂有效物质的形态基础　赤石脂口服进入肠道后，能形成硅酸盐和水合氧化铝的胶体溶液，达到止泻作用。

龙骨、龙齿有效物质的形态基础　有效物质形态为钙离子，内服后可以增加钙离子浓度减弱神经细胞的兴奋性而起到镇静作用。

石燕有效物质的形态基础　其药效与主要成分 $CaCO_3$ 有关，具除湿热、利便退翳、治疗骨折骨裂等效用。

渣驯有效物质的形态基础　渣驯药材中普遍含有动物粪便，结晶物相主要为 SiO_2，具有抗炎、抗溃疡、抗氧化应激、抗菌、抗焦虑、抗过敏、免疫调节、促进组织再生等药理作用。

【第四章】

矿物药的采集、加工与炮制

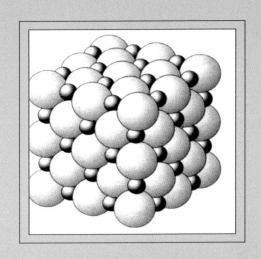

第一节 矿物药的采集

矿物药的组成包括天然矿物（原矿物）、加工品及动物骨骼化石。原矿物指地壳部分的自然元素和化合物，如朱砂、炉甘石、自然铜等；矿物原料的加工品指经过特殊加工的天然矿物，如轻粉、芒硝、红粉等；动物骨骼化石为古代一些哺乳动物的骨骼化石，如龙骨、龙齿、石燕等。各种矿物在其地质形成的过程中，受多因素影响，致使质量有所差异，因此，采集矿物药时应该采集品质高的矿物，如采收云母应以"明滑光白者为上"，而采集黑羊石时"以黑色有墙壁光莹者为上"。

矿物药大多结合开矿采掘，如石膏等，有的在开山掘地或水利工程中获得动物化石类中药，如龙骨、龙齿等。有些矿物药系经人工冶炼或升华方法制得，如密陀僧、轻粉等。因此，矿物药的采收加工难度大、成本高、安全性要求高。

矿物药的开采对设施、设备以及专业技术队伍的要求较高。矿物的开采主要有空场采矿法、留矿法、充填采矿法、崩落采矿法等方法。矿物药的采收与矿物的开采技术与方法类似、大多数情况下矿物药来源于开采矿石的附属产物。

矿物药的采收是随开矿进行的，绝大部分矿物药的采收不受季节、温度限制，可以随时采收，但仍有少部分矿物药的采收具有时节要求（见表4-1）。

表4-1 部分矿物药采收时间表

名称	采收时间
石胆	二月庚子辛丑日采收
云母	二月采收
白石英	二月采收、亦云无时
寒水石	三月采收
空青	三月中旬采收、亦无时
黑羊石、白羊石	春中采收
玉泉、玉屑等	七、八月水退后采收
赤石脂、石钟乳、禹余粮、无名异、雄黄、雌黄、阳起石、方解石、石膏、磁石、石蟹、玄精石、花蕊石、赭石、自然铜、石燕	采收无时

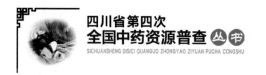
四川矿物药图鉴

第二节　矿物药的产地加工

　　大多数以原矿物及化石入药的矿物药，经过开采、运输出矿井后的原矿杂质较多，往往需要先进行拣选以及利用相对密度、磁性等差异，去除杂石、泥沙以及含铁杂质等。例如朱砂的采收加工，在挖出矿石后，选取纯净者放淘沙盘内，利用相对密度不同（朱砂相对密度8.09~8.20），用水淘出杂石和泥沙，晒干，用磁铁吸尽含铁的杂质。

　　从自然界采集原矿后，其中大多需要进一步加工炼制才能形成矿物药，其产地加工方法主要包括自然风化（风化硝）、煅制（皂矾）、冶炼（铜）、化学反应（铅粉）等。如《本草图经》中记载了部分矿物药的采收炼制方法（见表4-2）。

表4-2　部分矿物药产地炼制加工表

名称	加工方法
朴硝	初采得其苗，以水淋取汁，煎炼而成
芒硝	炼朴硝或地霜而成，坚白如石者，乃硝石也，一名芒硝。取朴硝，以暖水淋汁，炼之减半，投于盆中，经宿而有细芒生，乃芒硝也
硝石	旧说三物同种，初采得其苗，以水淋取汁，煎炼而成，乃朴硝也。一名硝石朴，以硝石出于其中
矾石	初生皆石也，采得碎之，煎炼乃成矾
金屑	麸金出水沙中，毡上淘取，或鹅鸭腹中得之
生银	其银在矿中，则与铜相杂，土人采得之，必以铅再三煎炼方成，故不得为生银也
丹砂	生深山石崖间，土人采之，穴地数十尺，始见其苗乃白石耳，谓之朱砂床。过此皆淘土石中得之，非生于石床者
密陀僧	其初采矿时，银、铜相杂。先以铅同煎炼，银随铅出。又采山木叶烧灰，开地作炉，填灰其中，谓之灰池。置银铅于灰上，更加火大煅，铅渗灰下，银住灰上，罢火，候冷，出银。其灰池感铅银气，置之积久成此物
自然铜	于铜坑中及石间采选

第三节　矿物药的炮制

一、矿物药的加工炮制历史

　　矿物药的应用已有几千年的历史，早在商周时代就有相关文献记载。《山海经》是我国最早的典籍之一，记载了矿物药2种，是最早将矿物作为药用的文字记载。秦汉时期的《五十二病方》记载了包括丹砂、雄黄、长石、汞、铁等矿物药 20 种。正式有关矿物药炮制操作的文字记载见于中医典籍《黄帝内经》及东汉名著《伤寒论》。矿物药的加工炮制技术的发展与炼丹术的兴起是密不可分的，因为炼丹所用原料绝大部分是矿物药。东汉著作《周易参同契》是世界上最早的一本关于炼丹术的专著，其中详细论述了利用某些矿物药炼丹的方法、工艺，说明此时医者已经掌握了不少矿物类中药加工炮制技术和升华、蒸馏等方法，对矿物药的应用影响深远。两晋、南北朝时期，炼丹大家葛洪编撰了《抱朴子》一书，对汞、铅、金、硫等元素及其化合物的理化性质、功能、用途，以及蒸馏、溶解、升华等有关技术有了进一步的记载。陶弘景所著《名医别录》中，十分注重药物的加工炮制，对矿物药明确提出必须捣碎入药的观念。到了南北朝刘宋以后，雷敩撰著了我国第一部制药学专著《雷公炮炙论》，该书详细记述了丹砂、云母、水银、钟乳石等矿物药的炮制方法。此后，形成了丰富多彩的炮制内容。

二、矿物药的炮制方法

矿物药的炮制是指通过拣、洗、淘、漂、煅、淬、水飞等操作，使药物纯洁，制成满足医疗要求的各式形状的矿物药材。经过我国历代祖先和人民的不断积累和发展，矿物药炮制技术逐渐成熟，并最终总结归纳出以下几种炮制方法：

（一）净制

将原矿物药通过拣、洗、淘、漂等操作，除去非药用部分及杂质，如泥沙、灰屑及其他杂质，以达纯净药材的目的。一些特殊矿物药还需要特殊处理，如朱砂还需用磁铁吸去混杂的铁屑。

（二）研磨

可分为研粗粒和研细粉。将净选过的矿物药研成碎粒或细粉，细粉再过筛，以便煎煮或调剂冲服。如龙骨、琥珀。

（三）炒

矿物药需要用炒的很少，有的矿物药为了去除部分水分，宜置锅内炒制。如火硝需用文火炒至无水分。

（四）煅

又称明煅法。大多数矿物药都需要经过煅制后才可入药。其方法为将矿物药直接置于无烟炉火中煅烧至通体红透，去除杂质，放凉，研成细粉或粉碎成粗粉。煅烧时需注意，温度应控制在300～700℃，矿物大小要均匀。明煅时需一次煅透，中途不得停火。如煅白矾、煅石膏、煅龙骨等。

（五）淬

即煅淬法，指将矿物药经过明煅法煅烧至红透后，立即投入液体辅料（醋、酒、水、药汁等）中骤然冷却的方法，所用的液体辅料称为淬液。

（六）水飞

某些不溶于水的矿物药，利用粗细粉末在水中悬浮性不同而分离细粉的方法称为水飞法。其方

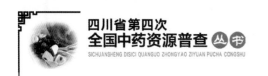
法是：将研细的矿物药置于乳钵内，加入适量清水，研磨成糊状，再加多量水研磨，及时倾出混悬液，乳钵内下沉的粗粉再研磨，如此反复操作，直至研细。然后将所有混悬液合并，静置，待沉淀后，弃上清液，将干燥沉淀物再研成细粉。如飞朱砂等。

（七）药汁制法

指用其他植物药煎出药汁与矿物药同煮的一种炮制方法。如黄连水制炉甘石。

（八）提净法

矿物药经过溶解、过滤、重结晶处理除去杂质的方法称为提净法。

一些矿物药的加工炮制方法特殊，具体的方法与要求，详见各药叙述。

三、加工炮制对矿物药的影响

矿物药经过加工炮制后，除了可使其易于粉碎、药物纯净、物理性质改变外，在化学性质上也有一定改变。矿物药经过不同的方法炮制后，可使其发挥最大的疗效。具体可归纳为以下几点：

（一）降低或消除矿物药的毒性或副作用

有的矿物药中含有有毒成分，经过加工炮制后可使药物纯净，除去有毒物质，达到降低毒性的作用。如雄黄通过水飞法除去药材中的部分 As_2O_3。

（二）改变药物性能或缓和药性

某些矿物药药性偏盛，不利于临床应用，需经过炮制改变其性能以适应患者的病情和体质等临床需要。如生石膏具有清热泻火、除烦止渴等功效，经煅制后的熟石膏具有收湿敛疮、生肌止血的作用。

（三）提高疗效

因矿物药大多质地坚硬，不易粉碎，不利于有效成分的煎出。经过煅制后使其质地疏松有利于粉碎和煎煮。有效成分煎出含量增加，因此可增强疗效。

（四）清除杂质，除去非药用部分

一些矿物药中除有效成分外还含有非药用部分，如黏土、沙子等，直接用药会影响疗效，经炮制后可保证用药的准确性。

（五）便于制剂和冲服

质地坚硬的矿物药经过煅、淬、水飞等方法炮制后变成细粉或极细粉，方便制成丸、散、膏等剂型，或者可直接用于冲服。如水银是丹砂经过煅烧、蒸馏等方法制成，可内服，或与其他药捣研升炼后制成丸、散、膏剂。

第五章

矿物药的临床功效与应用

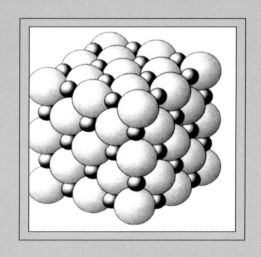

第一节 矿物药的性味归经

一、矿物药的四气五味

四气，指寒、热、温、凉四种药性，反映药物在影响人体阴阳盛衰、寒热变化方面的作用倾向，用以说明药物作用性质，是药物作用于人体发生的反应归纳出来的。如凡能够减轻或消除热证的药物，属于寒性或凉性，称为寒凉药物，多具有清热、凉血、泄热、利尿等作用；能够减轻或消除寒证的药物，属于温性或热性，称为温热药，具有散寒、补气、回阳救逆等作用。矿物药的寒热温凉的特征元素是 Si、Mn、Al、Sr。

五味是指药物因功效不同而具有的酸苦甘辛咸五种药味，既是药物作用规律的高度概括，又是部分药物真实味道的概况。矿物药的五味，有其独特之处。辛味药在植物类药多为发散解表作用，而矿物类中药中的辛味一般为大热、大毒，外用较多，具有杀虫、治疥、止血之功；甘（淡）味药一般以清热泻火、利水、安神、平喘为主；酸味药有收敛固涩作用；苦味药不多，如赭石能镇逆平肝止血；咸味药多具软坚、泻下或温肾壮阳作用。矿物药的酸苦甘辛咸五味的特征元素是 Cu、Fe、Mn、Ca。

含铜矿物药多偏寒性，一般认为其味酸（涩）苦。含铁类矿物药大多味甘、咸，性寒凉或平，无毒。含钙类矿物药大多味辛、甘、酸，性温或平，无毒。含钠类矿物药大多味咸、苦、辛，性寒，无毒；含其他轻金属的矿物药，包括含锌、锰、镁、铝等，含其他重金属的矿物药，例如含汞类（水银、朱砂、灵砂、红粉、粉霜）、含铅类（铅粉、铅丹、铅霜、黑锡丹、密陀僧、子母悬）、含金类（金屑、金箔、金石、金顶）、含银类（银屑、银箔、银膏、生银、黄银、乌银、朱砂银）等矿物药大多味辛、咸，性寒，有毒。

二、矿物药的升降沉浮

升降浮沉是指药物的作用趋向，同时在临床上又作为用药的原则。药物的升降浮沉之性取决于其自身的特性，如四气、五味、质地等。一般认为，味酸、涩、苦，性寒凉，质地沉重者多主沉降；味辛、性温热的药物多为升浮药。

结合矿物药的特点，矿物类中药因其体坚质重，多有沉降趋势，主下行而向内，有潜阳、降逆、清热、渗湿、泻下作用，具有清热、泻下、渗湿、重镇安神、潜阳息风、降逆、收敛、止咳平喘等功效。如石膏之清降、朴硝之泻下、滑石之渗湿、朱砂之重镇安神、磁石之潜阳、赭石之降逆、白矾之收敛、礞石之平喘等，皆石性体重故尔。但是药物通过各种炮制，也能使其沉降趋势有所改变。

三、矿物药的归经

归经是指药物对于人体某些脏腑、经络有着特殊的作用。古代文献上将归经和五味联系起来，认为味酸能入肝，味苦能入心，味辛能入肺，味甘能入脾，味咸能入肾。如含铜类矿药物味酸，多归肝经，肝开窍于目，故能明目。含铁类矿物药味甘、咸，归心、肝、肾经。含硫类矿物药归胃、

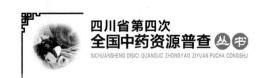
大肠经。含钙类矿物药大多味咸，主要归肝经、肾经、肺经。含钠类矿物药味咸、苦、辛，归肺经、大肠经、肾经、膀胱经、心经等。

第二节　矿物药的功能主治

矿物类药的作用是多方面的，应用广泛，在内科、外科、妇科、儿科均有涉及，有不少矿物药至今仍为医家所重视。矿物药的效用与其所含的金属有关，含有不同金属的矿物药作用各有差异。

一、矿物药的功能主治特点

（一）铁类矿物药

铁类矿物具有安心神、除风邪、养血气、平肝降逆、活血止痛、生肌长肉之功，大量的医药文献记载几乎所有的铁类矿物药均有补血作用。其功效主要因其含有的铁元素，铁是构成血红蛋白、肌红蛋白的必要成分，也是许多酶的活性成分。如磁石、铁华粉、铁锈、禹余粮具有坚骨髓、养肾脏、益脾、安五脏等药理作用，赭石功能重镇降逆、平肝潜阳、止血止吐、平喘止咳等；自然铜功能散瘀行血、接骨止痛。

（二）铜类矿物药

含铜矿物药主清肝明目，可清热解毒、息风、祛风、行瘀消肿，是传统的骨科良药。如赤铜屑、扁青、空青、曾青、铜绿、绿盐能够明目，赤铜屑还可以治风眼，空青、曾青、铜绿可清泻肝火明目。扁青、铜绿、胆矾都有解毒功能，如扁青可以治痈肿；铜绿外用能解毒祛腐；胆矾既可以用治咽喉肿痛也可治牙疳、口疮，还能外用洗眼解毒收湿。赤铜屑、紫铜矿都可以接骨续筋。绿青、铜绿、胆矾、空青可凉肝，去肝经风热；曾青还能入足厥阴肝经祛风定惊。除了上述作用外，含铜矿物类药还具有活血利窍、敛疮、杀虫、催吐等功效。

（三）钙类矿物药

钙类矿物药主益气补虚，止血作用可用于女人血晕。其主要作用多为清热、重镇安神、收敛、明目退翳。如石膏、长石、方解石、寒水石等具有清热作用，龙骨、龙齿、紫石英等可以入心经，有镇静安神作用；长石、玄精石、石燕、石蟹等能够清热明目，退翳；石灰、龙骨有收敛之功。除此之外，方解石可泻火解毒；石灰、花蕊石可止血化瘀；秋石可以滋阴降火；钟乳石、紫石英能补内脏，温肺气。除了上述作用，含钙类矿物药还有收敛、通乳、消炎、利窍、杀虫等功效。

（四）钠类矿物药

钠类矿物药主治五脏积聚，心热烦躁，除邪气，破结血，泄热通便，软坚散结，清热解毒，吐胸中痰癖，利大小便。如芒硝、玄明粉和朴硝主去实热、涤肠中宿垢、破积热块；大青盐可补肾、泻血热、解毒；紫硇砂的功效为消积、破瘀散结；碱花主消积、祛瘀、除虫、润肠。

（五）砷类矿物药

砷类矿物药为有毒药物，其主要功效集中在杀虫解毒，可直接杀灭细菌、原虫、螺旋体等，如雄黄、雌黄可解毒杀虫、祛痰燥湿、截疟；信石主祛痰、截疟、杀虫；砒霜具有抗肿瘤作用，可杀虫、祛痰截疟。

（六）汞类矿物药

此类矿物药主镇精神，去腐生肌，治虫癣疥癞。如朱砂有镇静和催眠作用，可抗惊厥、抗心律失常，外用有敛疮生肌作用；轻粉外用具有杀虫、攻毒、敛疮的作用；红粉具有拔毒、除脓、去腐、生肌的功效。

（七）铅类矿物药

铅类矿物药中含有的铅能与蛋白质结合，形成难溶性的蛋白化合物。适量时对局部皮肤黏膜的表面组织起收敛作用，故此类矿物药有生肌、促进愈合的作用，还可以杀虫。如红丹能直接杀灭细菌、寄生虫，还可抑制黏液分泌；密陀僧有杀虫止敛、祛痰镇惊的功效；铅有镇逆、杀虫、解毒的作用；铅粉可消积、杀虫、解毒、生肌。

（八）铝类矿物药

铝类矿物药主要功效为收敛制泌，如赤石脂可涩肠、止血、收湿敛疮；伏龙肝有温中和胃、止泻、止血、止呕的作用；黄石脂和白石脂有止泻痢的作用。另外，云母还有镇静安神、止癫痫、止血等作用，白矾有祛痰燥湿、解毒杀虫、止血的作用。

二、矿物药在现代临床中的应用

（一）铁类矿物药

临床上多用于治疗惊痫、肿毒、缺铁性贫血及各种原因引起的血虚、血亏等。临床应用中含铁类矿物药不仅可以单独使用也可以在中药复方中发挥重要作用。例如，自然铜临床可用于跌扑肿痛、筋骨折伤；代赭石内服后能收敛胃肠壁，保护黏膜面，吸收入血，还可以用于眩晕耳鸣、呕吐、呃逆、喘息等；磁石具有强壮补血和镇静中枢神经作用，可以平肝潜阳、镇静安神，用于头晕目眩、视物昏花、耳鸣耳聋、惊悸失眠、肾虚气喘；皂矾临床可以用于湿疹、疥癣；禹余粮可内服或外敷用于止血、止带，治久泻久痢、便血崩漏、下痢赤白、血闭等症；铁屑可以用于心悸、易惊善怒、惊痫癫狂，还可以用于贫血；铁锈可外用可内服，用于口疮、烫伤、毒虫咬伤；黄矾用于恶疮、疥癣。

（二）铜类矿药物

含铜矿物药是传统的骨科良药，铜类矿物药的治疗作用主要体现在活血行瘀、去腐生新、解痉止痛、解毒、明目、活血、利窍、敛疮、杀虫、催吐等方面，临床上对各种传染性疾病、再生不良或再生障碍性贫血有效。如铜绿常用于治疗金疮、恶疮等，在临床上治疗皮肤黏膜化脓性炎症有很好的疗效，对金葡菌、表皮葡萄球菌等多种革兰氏阳性球菌具有较强的抑制作用。临床上以自然铜

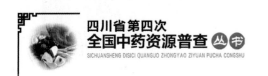

复方治疗股骨干骨折术后骨不连脾肾两虚夹瘀证，有补脾益肾、续骨活血之效。扁青可以治痈肿，铜绿外用能解毒祛腐，胆矾既可以用治咽喉肿痛，也可治牙疳、口疮，还能外用洗眼解毒收湿；赤铜屑、紫铜矿都可以接骨续筋。

（三）钙类矿物药

钙类矿物药大部分具有解热消炎作用，并在妇科疾病中有着广泛的临床应用。临床上主要用于惊痫癫狂，如桂枝加龙骨牡蛎汤和柴胡加龙骨牡蛎汤是《伤寒论》中治疗神经心理疾病的用方，临床上主要用于惊恐患者的安神。石膏主要成分为含水硫酸钙，善清热止痛。经煅制后的花蕊石主要成分为氧化钙，易于被血吸收，可治疗因瘀血内阻引起的经量过多、经期延长、崩漏、恶露不绝等症。紫石英主要成分为氟化钙，常用于治疗宫冷不孕，具有补气温阳作用，能够通过调节卵巢激素从而影响子宫发育；钟乳石可用于寒痰喘咳、阳虚冷喘、腰膝冷痛、胃痛泛酸、乳汁不通等；石灰华临床通常用于各种肺热病；鹅管石主要成分为碳酸钙，用于虚损劳伤、消渴、咳嗽吐血等；姜石可用于胃热呕吐、妊娠恶阻；石灰主要成分是氧化钙，可用于疥癣湿疮、创伤出血、吐酸泄泻；长石用于胃中结气、小便不利，止消渴。

（四）钠类矿物药

现代临床中将其用于减少局部白细胞浸润，调节机体免疫功能，防治术后切口感染，具有清热泻火和软坚散结作用。如芒硝可刺激脾脏网状内皮系统和阑尾，增强其吞噬作用，提高机体抗病能力，常用于治疗湿邪内生、湿热内蕴所致的急性湿疹和肝郁气滞、气阴两虚、瘀热互结、腑闭血瘀所致的急性胰腺炎，具有清除湿热毒邪作用，达到温补滋阴的效果；玄明粉可以用于实热便秘、大便燥结、积滞腹痛，外治咽喉肿痛、口舌生疮、牙龈肿痛等；大青盐可以用于脏腑癥结、心腹痛、吐血、目痛等；朴硝主要成分为含水硫酸钠，临床可用于肠胃实热积滞、腹胀便秘、目赤肿痛等。

（五）汞类矿物药

汞类矿物药经吸收后能刺激骨髓起补血、利尿的作用，也有镇静的作用。临床如水银可以用来治疗皮肤疥癣、梅毒、恶疮等；朱砂、灵砂可以用于心悸易惊、失眠梦多、癫痫、视物昏花、口疮等症状；白降丹临床上多用于恶疮、伤口久不收口。

（六）其他金属矿物药

包括含锌、锰、硅、硫、铝、砷等含其他轻金属的矿物药。例如，含锌类（炉甘石）、含锰类（无名异）、含镁类（寒水石）等矿物药，其临床应用及药效研究主要集中在填精补髓，调理血脉，去腐生肌，拔毒，治虫癣疥癞、抗菌、祛瘀止痛，镇静、改善微循环等方面。含锌类矿物药还有加速伤口愈合、预防伤口感染及治疗骨缺损引起的感染的作用。含锰类矿物药具有祛瘀止血的功效，临床上可用于治疗跌打损伤、金疮出血、痈肿疮疡。含硅类矿物药如滑石，主要成分为含水硅酸镁，可以用于热淋、石淋、尿热涩痛、暑湿烦渴、湿疮痱子等；白石英临床可以用于肺寒咳喘、消渴、惊悸、小便不利；阳起石可用于阳痿、妇女子宫久冷、腰膝酸软；青礞石可以用于顽痰、咳喘、癫痫发狂、烦躁胸闷等；浮石用于肺热咳嗽；云母石用于元气虚损、眩晕、外治金疮出血。含硫类矿物药如硫黄，外用解毒杀虫疗疮，内服补火助阳，可用于治疗虚喘、虚寒便秘。含铅矿物药铅丹能直接杀灭细菌、寄生虫，外用可治疗湿疹癣疥、口舌生疮等。含铝类矿物药如白矾临床上内服可以止血止泻，治疗久泻不止、便血、崩漏，另外可以祛除风痰，外治用于湿疹、疥癣；赤石脂主要成分为含水硅酸铝，用于大便出血、崩漏带下；炉甘石可以治疗胃病。含砷的矿物药中，雄黄解毒杀虫、燥湿祛痰，可以用于蛇虫咬伤、惊痫等；信石主要成分为三氧化二砷，临床可以用于寒痰哮喘、疟疾、梅毒、疥癣等；砒霜可以用于治疗寒痰哮喘、白血病。

第三节　矿物药的临床配伍

一、矿物药的方剂组成

方剂中的方指医方，剂（古作齐）指调剂，方剂就是治病的药方。中国古代很早已使用单味药物治疗疾病。经过长期的医疗实践，又逐步将几种药物配合起来，经过煎煮制成汤液，即是最早的方剂。矿物药的方剂组成同其他药物一样，不是单纯的药物堆积，而是有一定的规律和原则，古人用君、臣、佐、使四个部分加以概括，用以说明药物配伍的主从关系。

根据所治疗疾病的不同，矿物方剂有不同的配伍方法。含有矿物药的方剂常见的有：含石膏的麻黄杏仁甘草石膏汤、竹叶石膏汤、人参白虎汤、玉女煎；含芒硝的有大承气汤；含滑石的有六一散；含赭石的有以旋覆代赭汤；含汞（朱砂）的有朱砂安神丸、安宫牛黄丸、人参再造丸、补心丸、定志丸、磁朱丸等；含砷（雄黄）的安宫牛黄丸、至宝丹、牛黄醒消丸、六神丸、牛黄解毒丸（片）等；含铅的黑锡丹等。雄黄、升丹常可以用于提脓祛腐，有六十余种方剂如回阳玉龙膏、生肌玉红膏、化腐紫霞膏、铅粉散、琥珀膏、三品一条枪、鹅黄散、解毒紫金膏、神仙碧玉膏、蜈蚣饯、石珍散。其中石膏、芒硝、珍珠、朱砂、雄黄、硼砂等组成的方剂最多。

二、矿物药方剂的配伍

配伍指有目的地按照病情需要和药性特点，有选择地将两味以上药物配合使用。矿物药方剂的配伍需要注意君臣佐使的正确运用，合理运用药物的"七情"，即相须、相使、相畏、相杀、相恶、相反、单行。

矿物药的配伍比较灵活，如矿物药和矿物药配伍：石膏清热泻火，配以芒硝能明显地增强攻下泻热疗效；雄黄常和朱砂与其他中药配伍。石膏通常安全范围广，作为君药发挥其解热、抗炎的作用。赤石脂配龙骨、滑石可以治痘后疮毒。玄明粉常与冰片、朱砂、硼砂配伍制成冰硼散，有开窍醒神、清热止痛、活血化瘀、去腐生肌的作用；生玄明粉配伍石膏、冰片及生菜油调和组成童肿膏，外敷治疗小儿急性颔下淋巴结炎。朱砂与龙骨合用可以息风清火，消痰并镇静安神。

矿物药与植物药或动物药配伍：如芒硝，清热泻火时常配伍栀子、黄连、桑叶、冰片、侧柏叶等；通腑泄热逐水时常配伍大黄、桃仁、瓜蒌、甘遂等；软坚化石，常配伍鸡内金、穿山甲、金钱草等；清热消肿，则常配伍生半夏、雷公藤、大黄等，常做君药或臣药起软坚散结作用。还有许多

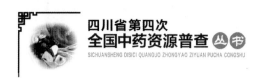

配伍原则，如苦降咸软，苦能清热燥湿、泄下逐瘀，咸能软坚、化痰散结，苦与咸配伍能泄热软坚、攻下瘀热、化痰散结。石膏常与黄芩、甘草、麻黄等清热药、补虚药、解表药配伍使用。赤石脂配伍当归、白芷等制成的冰黄油膏治疗烧伤、烫伤及跌打损伤；赤石脂作为君药的桃花汤微粉剂治疗慢性腹泻。玄明粉与大黄相须为用，玄明粉能软坚润燥，与大黄合用，通里攻下，阻止内毒素在肠内滞留，减少内毒素所致的过氧化损伤。雄黄、蟾酥、牛黄组成六神丸，用于烂喉丹痧、急性咽炎、扁桃体肿大。

还有矿物药同时与矿物药、植物药配伍，如赤石脂、禹余粮、党参、白术、升麻等组成加味赤石脂禹余粮汤，配合针刺穴位，治疗子宫脱垂有效。冰玄方由冰片、玄明粉、苦参、板蓝根、大青叶、鱼腥草、桃仁、红花组成，能有效治疗扁平疣。朱砂配远志、龙骨可以养心气。磁石、海金沙、海浮石、车前仁、鸡内金、金钱草、生大黄熬制成的磁石二海四金汤，对于输尿管结石患者有明显疗效。

同时要注意"十八反，十九畏"，如硫黄畏朴硝，官桂畏石脂，水银畏砒霜，狼毒畏密陀僧，牙硝畏三棱等。

三、矿物药的剂量

矿物药剂量指矿物药在方剂中的使用剂量或单用时的使用量，最重要的是对毒性药物剂量的掌握。毒性矿物药安全范围很小，在运用毒性大的矿物药时，应先用小量，逐渐增量，中病即止，不可超过最大剂量，否则会造成体内有害元素的蓄积，造成肝脏、血液、神经系统的损害。同时还必须注意单味用宜稍重，复方用宜稍轻；汤剂宜重，丸散宜轻。内服水煎剂有的应先煎、久煎、包煎，或研成粉末冲服或溶化服用，如果外用，必须研极细或水飞。

含有害元素的矿物药与不含有害元素的矿物药其使用剂量存在明显差异，如含砷类矿物药中的砒石、砒霜内服每日不得超过 0.003 g，外用适量；铅类矿物药口服每日少于 2 mg；含汞类矿物药如轻粉每日服用不能超过 0.2 g，水银、红粉、白降丹等只能外用，朱砂不宜大量服用，每日 0.1 ～ 0.5 g，属于小剂量范围。若患者每日内服量均未超过限量，但用药时间过长也会引起有害元素积累，并且体虚、孕妇者要忌用或慎用。

不含有害元素的矿物药临床用量安全范围较广，例如石膏临床使用剂量多为 3.45~500 g，芒硝临床应用汤剂范围为 0.3~15 g，外用 3~250 g。矿物药的临床剂量应依据疾病种类、症状及配伍不同而变化。

第四节　矿物药的毒性

一、矿物药毒性概述

矿物药中有毒的品种较多，且有多种属于剧毒药物。1988 年 12 月 27 日国务院令第 23 号发布的《医疗用毒性药品管理办法》中列入剧毒药品管理品种的 28 种中药中有 7 种是矿物药，分别为砒霜、红砒石、白砒石、水银、红粉、轻粉、雄黄，占 1/4。

古方中某些含汞、砷、铅等元素的矿物药组成的方剂疗效卓著，如用含汞、砷制剂外用于小面积疮疡有提脓拔毒、祛腐生新等作用。有害微量元素的关键在于适量，如果超过一定量便会有害于人体。当然，人体内对每一种元素都具备有效的体内平衡机制，能防止过量摄入，以与机体的健康相适应。但若长期或大量运用含有害元素的矿物药，就会破坏体内的平衡机制，一旦元素的摄入量超过了机体的排泄能力，体内便蓄积某种有害元素，最终毒害细胞或脏腑器官。

矿物药比动、植物药更易导致体内有害元素的蓄积。因为矿物药以无机物为主，某些主要成分即由汞、铅、砷等元素所组成（如朱砂、铅丹、砒石等），稍一过量，即对人体有害；且典型有害重金属（如铅、汞、镉）都是具有较长生物半减期的强蓄积元素，而蓄积性强的元素，某些毒性成分可通过皮肤吸收，即使是外用或在低剂量下使用时间过长也会发生慢性中毒。重金属慢性中毒对人造成的危害很大，严重时可使人致残或死亡。其次，含有害元素的矿物药容易损害体内的排泄系统。例如矿物药中的有害重金属元素易蓄积于肾脏近曲小管上皮细胞内，引起慢性肾损伤。而肾损伤和肾功能衰竭，又可减少有害元素经尿的排出，加重其蓄积。

二、有毒矿物药使用注意事项

使用有毒矿物药时应注意配伍、使用剂量及服用时间，防止误服、过量服用、长期服用。其中汞和汞化合物，铅和铅化合物只能外用，不可内服，如水银、红粉、白降丹、铅丹、广丹、黄升丹等；砷和砷化物在特殊情况下，经过一定的炮制，只可极少量内服（不能久服）或入丸散用，如砒霜、雄黄、轻粉不可过量，内服慎用，外用适量。另外有毒矿物需要专人专柜专账管理。

某些含有有害元素的矿物药，配伍时要注意用药禁忌，如十九畏，某些有毒矿物药属于妊娠禁用药，如水银、雄黄、轻粉等。

有毒矿物药的炮制也需要特别注意，不恰当的炮制方法会增加其毒性，如雄黄在高温加热时，其主要毒物三氧化二砷的含量会急剧升高，水飞处理会减少其毒物含量；朱砂水飞可降低游离汞的含量；自然铜需要火煅再水飞才可使用；硫黄含硫，另含有少量的砷、铁、硅等，一般生品有毒，不作内服，而与豆腐同煮后，所含有害元素与大豆蛋白结合生成不溶性盐类而除去。

三、矿物药重金属元素与放射性元素

矿物药中的重金属元素包括硫、铅、砷、镉、汞等，它们对人的大脑、肾脏、肝脏都有潜在毒性，矿物药的毒性主要与其重金属及有害元素的毒性不仅与重金属总量有关，也与其形态、价态相关。临床可以通过炮制、配伍改变矿物药中重金属元素的价态来降低或解除某一种重金属药物的毒性。

矿物药中的放射性元素主要有铀（U）、钍（Th）、镭（Ra），如晶质铀矿、沥青铀矿、铀黑、钙铀云母、钍石等，这些放射性元素对人体呼吸器官有危害，并且有直接辐射的危害。

四、简易毒物检知法

药典中记载的毒性矿物药包括：含砷类（砒石、砒霜、雄黄、红矾）、含汞类（朱砂、升汞、轻粉）、含铅类（铅丹）和其他矿物类（明矾）等。

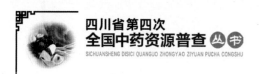
四川矿物药图鉴

　　含砷类矿物药：燃烧呈棕黑色或黄黑色，生黄白色烟，有强烈的蒜臭气，试管壁上升华物呈黄色。

　　含汞类矿物药：用盐酸湿润后，在光洁的铜片上摩擦，铜片表面显银白色光泽，加热烘烤后，银白色即消失。

第六章

矿物药的鉴别

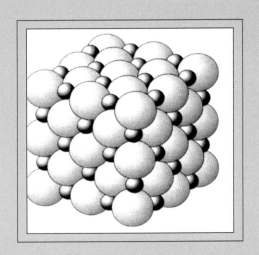

矿物类中药是中药的三大重要组成部分之一。矿物药的鉴定，在我国许多本草中都有记载，例如利用矿物的外形、颜色、密度以及物理、化学方法来鉴定真伪和优劣。矿物药鉴定的方法多种多样，常用的鉴定方法有基原鉴定、性状鉴定、显微鉴定、理化鉴定等。随着现代科学的发展，应用偏光显微镜、热分析法、X射线分析法、光谱分析法、化学分析法等现代科学技术鉴别和研究药物更多更准确。

第一节　基原鉴定

基原鉴定（origin identification）又称"来源鉴定"，是应用矿物学的分类知识，鉴定矿物药的来源，确定其正确的矿物名，以保证应用品种的真实性。矿物药基原鉴定的内容包括矿物药的类、族、矿石名或岩石名。这是进行矿物药鉴定的根本，也是矿物药加工生产、新药研究工作的基础。其步骤如下：

一、观察形态

矿物是由地质作用而形成的天然单质或化合物。矿物除少数是自然元素外，绝大多数是自然化合物，多数为固态，少数为液态（如汞）或气态（如硫化氢）。外形明显的矿物药，首先应根据矿物的一般性质进行鉴定，除了检查形状、颜色、条痕、质地、气味等，还应检查其相对密度、硬度、解理、断口、有无磁性等。此外，多借助显微镜对矿物磨片进一步观察，如利用单偏光镜观察解理、颜色、多色性、凸起、糙面等主要特征。

二、核对文献

根据已观察到的形态特征和检品的产地、别名、效用等线索，查阅《中华人民共和国药典》（简称《中国药典》）和全国性或地方性的中药书籍和图鉴，加以分析对照。在核对文献时，首先应查考矿物药分类方面的著作，如《矿物药真伪图鉴及应用》《矿物药》《中药鉴定学》《矿物药及其应用》等，必要时还须进一步查对原始文献，以便正确鉴定。

三、核对标本

当初步鉴定出检品是什么类族时，可以到有关矿物药标本馆核对已定学名的标本。单味药的标本，应从传统的药材产地筛选符合历代记述的样品，或从市售品中进行筛选。如有条件，寄请有关专家、研究单位协助鉴定，使鉴定结果更准确。

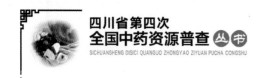

四川矿物药图鉴

第二节　性状鉴定

性状鉴定（macroscopical identification）是通过眼观、手摸、鼻闻、口尝、水试、火试等十分简便的鉴定方法，来鉴别药材的外观性状。矿物药的性状鉴别是医药工作者长期的经验积累和世代传承下来的最常用的鉴定矿物药的方法，具有快速、方便、省时、经济等优点，但主观性强，需要鉴别者具有丰富的鉴别经验。首先应根据矿物的一般性质进行鉴定，除对矿物的形状、大小、颜色、质地、气味进行鉴别外，还应注意对其硬度、相对密度、条痕色、透明度、光泽、解理、断口、有无磁性等进行检查。性状鉴定和来源鉴定一样，除了仔细观察样品外，有时也需要核对标本和文献。性状鉴定内容，一般包括以下几个方面：

一、形状

矿物的形状常与其内部的构造有关，多为粒状或块状集合体。如呈方块形的自然铜，呈片状的红粉、青礞石、云母石，呈针状或毛发状集合体的天然硝石，呈不规则块状的磁石、硫黄等。有的矿物表面还具有特征性条纹、砂眼等，例如自然铜立方体相邻晶面上条纹互相垂直，是其鉴定的重要特征。有的矿物具有特征性形状，如赭石一面有圆形凸起，习称"钉头"，另一面与凸起相应处有同样大小的凹窝。

二、颜色

矿物的颜色是鉴定的重要内容。矿物的颜色，主要是矿物对不同光线中不同波长的光波均匀吸收或选择吸收所表现的性质。一般分为三类：

（一）本色

矿物的成分和内部构造所决定的颜色（矿物中含有色离子），如朱红色的辰砂。

（二）外色

由混入的有色物质污染等原因形成的颜色，与矿物本身的成分和构造无关。外色的深浅，除与带色杂质的量有关外，还与分散的程度有关，如紫石英、大青盐等。有的表面还具有氧化铁所致的黄棕色或棕褐色。

（三）假色

某些矿物中，有时可见变彩现象，这是由于投射光受晶体内部裂缝、解理面及表面的氧化膜反射所引起光波的干涉作用而产生的颜色，如云母。

（四）条痕色

矿物在白色毛瓷板上划过后所留下的粉末痕迹称条痕，粉末的颜色称为条痕色，条痕色比矿物表面的颜色更为固定，因而具有鉴定意义。有的粉末颜色与矿物本身颜色相同，例如朱砂；也有不同色的，如中药自然铜本身为铜黄色而其粉末则为黑色。大多数透明或浅色半透明矿物，条痕色都浅如白色，例如芒硝、紫石英等；甚至为无色，如胆矾；而不透明矿物的条痕色具有鉴定意义。如中药磁石（磁铁石）和赭石（赤铁矿），有时两种表面均为灰黑色，不易区分，但磁石条痕色是黑色，赭石条痕色为樱桃红色，故可区分。

（五）发光性

有些矿物受外界能量的激发，呈现发光现象，称发光性。如方解石产生鲜红色荧光，硅酸矿产生微带黄色的鲜绿色磷光等，而轻粉遇光则颜色缓缓变暗。

三、光泽

矿物表面对于投射光线的反射能力称为光泽。反射能力的强弱，也就是光泽的强度。矿物的光泽由强至弱分为：金属光泽，如自然铜等；半金属光泽，如磁石等；金刚光泽，如朱砂等；玻璃光泽，如硼砂等。如果矿物的断口或集合体表面不平滑，并有细微的裂缝、小孔等，使一部分反射光发生散射或相互干扰，则可形成一些特殊的光泽。主要有油脂光泽，如硫黄等；绢丝光泽，如石膏等；珍珠光泽，如云母等；土状光泽，如软滑石（即高岭石）等。

四、质地

质地指矿物药的轻重、硬度、黏性、绵性、磁性以及脆性、延展性、弹性、柔性等力学性质方面的特征。如雄黄、朱砂体重质脆；磁石、赭石等体重质坚硬；滑石、石膏等质地较软，这与矿物药的内部结构尤其是结晶形状、结晶习性和炮制加工方法等有一定关系。

（一）相对密度

相对密度指在温度4℃时矿物与同体积水的质量比。各种矿物的相对密度在一定条件下为常数，如石膏为2.3，朱砂为8.09～8.20等。矿物药的鉴定中常利用相对密度的不同，用水将矿物药与杂质和泥沙分离（如朱砂）。

（二）硬度

矿物抵抗某种外来机械作用的能力称为硬度。一般鉴别矿物硬度常用摩斯硬度计。摩斯硬度计多由十种不同的矿物组成，按其硬度由小到大分为十级，前面的矿物可以被后面的矿物刻划。鉴定硬度时，可取样品矿物和上述标准矿物互相刻划。例如样品与滑石相互刻划时，滑石受损而样品不受损，与石膏相互刻划时，双方均受损，与方解石刻划时，方解石不受损而样品受损，即可确定其样品硬度为2级。矿物的硬度各不相同，1级如硫黄，2级如硝石，2.5级如胆矾，3级如方解石，5级如炉甘石，5.5～6级如赭石，6～7级如磁石。

（三）力学性质

矿物受压轧、锤击、弯曲或拉引等力作用时所呈现的力学性质，中药鉴定中常利用这些性质初步鉴别不同的矿物药，主要有下列几种：

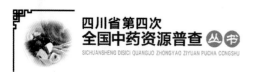
四川矿物药图鉴

1. 脆性

指矿物容易被击破或压碎的性质。在矿物药的鉴定中常作为经验鉴别以做质量评价的内容。如鉴定朱砂时，光亮质较脆者为"镜面砂"，而色暗质坚不易碎者为"豆瓣砂"；自然铜、方解石等质地也较脆，可进行初步鉴定。

2. 延展性

指矿物能被压成薄片或抽成细丝的性质，如金、铜等。

3. 挠性

指矿物在外力作用下趋于弯曲而不发生折断，除去外力后不能恢复原状的性质，如滑石等。

4. 弹性

指矿物在外力作用下变形，外力取消后，在弹性限度内，能恢复原状的性质，如云母等。

5. 柔性

指矿物易受外力切割并不发生碎裂的性质，如石膏等。

（四）磁性

指矿物可以被磁铁或电磁吸引或其本身能够吸引物体的性质。有极少数矿物具有显著的磁性，如磁铁矿等。矿物的磁性与其化学成分中含有磁性元素 Fe、Co、Ni、Mn、Cr 等有关。

五、断面

（一）解理

矿物受力后沿一定结晶方向裂开成光滑平面的性能称为解理。解理是结晶物质特有的性质，其形成和晶体构造的类型有关，所以是矿物的主要鉴定特征。如云母可完全解理，方解石可完全解理，而石英实际上没有解理。

（二）断口

矿物受力后不是沿一定结晶方向断裂，断裂面是不规则和不平整的，这种断裂面称为断口。断口面的形态有下列几种：平坦状断口，断口无粗糙起伏，如软滑石（高岭石）。贝壳状断口，呈椭圆形曲面的形态，曲面常现有不规则的同心条纹，表面形状颇似贝壳，如胆矾。参差状断口，断口粗糙不平，如青礞石等。锯齿状断口，断口状似锯齿，如铜等。层叠状断口，如青礞石、赭石（每层断口均依"钉头"而呈波浪状弯曲）。利用断口的发生程度可以帮助划分解理等级。

六、气味

大部分矿物，如自然铜等，无色无味；有些矿物具有特殊的气味，尤其是矿物受锤击、加热或湿润时较为明显，如雄黄灼烧有砷的蒜臭，胆矾具涩味，石盐具咸味，磁石具有土腥味等。

七、水试

水试是通过将矿物药投入水中、与水共研等来观察药物的水液所发生变化的方法。其变化主要表现为遇水膨胀，产生黏液、泡沫，水液变色，水液呈现荧光，产生特殊的气味，水面产生漂浮物等。例如取其粉末投入水中，朱砂水面有红色浮沫，水不变色；自然铜水面有淡污绿色浮沫，水不变色；磁石水面有黑色浮沫，水不变色；浮海石、炉甘石置于水中悬浮而不沉。

少数矿物药材具有吸水分的能力，因此，它可以吸黏舌头或润湿双唇，有助于鉴别。如龙骨、龙齿、软滑石（高岭石）等。

八、火试

火试是利用某些矿物燃烧或加热时能产生特殊的气味、颜色变化、烟雾、闪光或响声等现象鉴别药材的一种方法。如胆矾本来为蓝色，加热烧灼时，即失去结晶水变成白色，遇水后则又变成蓝色。阳起石为一种白色或暗灰色的矿石，置火焰中烧之即变成红色而不熔化，不导热，手触之不烫手，离火后烧过的部分略变黑。阴起石（亦为矿石，颜色同阳起石，且不易与之鉴别）置火焰中烧之，颜色不变红而易传热，用手摸之烫手。雄黄研末置坩埚内加热熔融后，继续加热则有强烈蒜臭并产生白色或黄色火焰，出现白色浓烟。硫黄具特异臭气，燃之发蓝色火焰，并放出刺激性二氧化硫臭气。朱砂细末用盐酸湿润，置于光洁的铜片上擦之，则铜片面上变成银白色光泽，加热烧烤后，银白色即消失。朱砂粉末少许加铁混合，置潘菲氏管中，于酒精灯上加热，则管壁有汞珠或汞镜生成。信石置于闭口玻璃管中加热，现出白色升华物（纯品 137℃升华），冷却后玻璃管壁有白色粉霜。

第三节　显微鉴定

显微鉴定（microscopical identification）是利用显微技术对矿物类中药进行显微分析，以确定品种和质量的一种鉴定方法。矿物类中药多数是无机物，所以这一类中药的显微鉴定主要是利用无机矿物在显微镜下所显示的光学特性及物理性质的差异进行鉴定。矿物的显微鉴别适用于矿物的磨片、细粒集合体的矿物药以及矿物粉末。透明矿物利用透射偏光显微镜、不透明的矿物利用反射偏光显微镜鉴定，主要观察其形态、透明度、颜色、光性的正负、折射率和必要的物理常数，从而达到鉴别药品的真伪和质量。折射率常用来鉴定透明矿物，是一种重要的物理常数，但需要使用矿物的磨片进行观察。对于矿物药粉末，利用性状特征进行鉴别具有很大难度，且矿物药以粉末入药多存在于中成药中，如含有朱砂的朱砂安神丸、紫雪丹等，因此利用显微鉴别矿物药粉末具有实际意义，且快速、直观、准确。

一、显微制片

矿物药多坚硬，常用磨片制片。选取厚度 1 ~ 2 mm 的样品材料，置粗磨石上，加适量水，用食指和中指压住材料，在磨石上往返磨砺，待两面磨平，厚度数百微米时，将材料置于细磨石上，加水，用软木塞压在材料上，往返磨砺至透明（厚度约 0.03 mm），用水冲洗，再用乙醇处理和甘油乙醇试液装片。

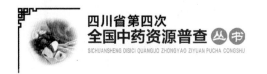

四川矿物药图鉴

二、扫描电镜与偏光镜的应用

（一）电子显微镜

扫描电镜是一种新型的电子光学仪器，它具有制样简单、放大倍数可调范围宽、图像的分辨率高、景深大、电子束对样品的损伤及污染程度小等特点。微观结构上，每种矿物具有其特定的结构，在纳米级层次上，晶体表面与内部结构是不同的，矿物相界面上的结构与晶体内部结构也是不同的，而这些结构只能通过高分辨率的电子显微镜才能观察到。如利用扫描电镜对生、煅石膏进行观察，从图谱可清楚地观察到不同炮制温度下石膏晶形结构的区别；在扫描电子显微镜下，白矾、枯矾、明矾在炮制前后形貌特征变化明显。扫描电子显微镜在矿物药的鉴定以及药物伪品的区分上有着重大意义。

（二）偏光显微镜

偏光显微镜是用于研究透明与不透明各向异性材料的一种显微镜。目前，它已成为鉴定矿物药的重要手段，在鉴定学中，往往通过利用各种偏光显微镜来观察矿物的形态、解理、颜色、凸起、消光、干涉色及干涉色级序等，从而鉴定和研究矿物药。如在偏光镜下，矿物药薄片中石英为等向粒状，石膏为板状；含 Fe^{2+} 矿物薄片显浅绿色，含 Fe^{3+} 矿物薄片显红色等，借助这些矿物特征，可以对不同种类矿物药进行鉴别。

例如：赤石脂的显微鉴别。显微镜下可见不规则碎块，棕红色或棕褐色，不透明或边缘半透明，表面密布棕红色颗粒，边缘较少；偏光镜下暗淡（见图6-1）。

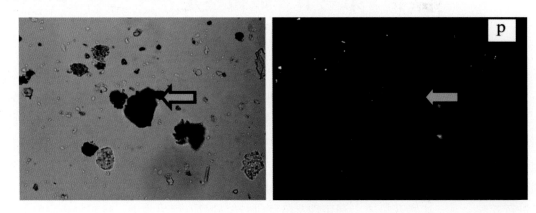

图6-1　赤石脂的显微鉴别

第四节　理化鉴定

理化鉴定（physical and chemical identification）是采用某些物理的、化学的或仪器分析的方法，对原始矿物及其制剂所含的有效成分、主成分或特征性成分进行定性、定量分析，以鉴定矿物药的真实性、纯度和品质优劣程度的一种鉴定方法。常用的理化鉴定方法如下：

一、化学鉴定

（一）呈色反应

利用矿物药的某些化学成分能与某些试剂产生特殊的颜色反应来鉴别，多以粉末反应在试管中观察。如用盐酸湿润朱砂细末，于光洁的铜片上摩擦，铜片表面出现银白色光泽，加热烘烤后，银白色消失。赭石粉末加盐酸后，滤液依次滴加硫氰酸铵、亚铁氰化钾、25% 氢氧化钠试液后依次呈现血红色溶液、蓝色沉淀、棕色沉淀的变化。

（二）沉淀反应

利用矿物药的某些化学成分能与某些试剂产生特殊的沉淀反应来鉴别。如红粉用盐酸溶解后，加入氢氧化钠试液，即发生黄色沉淀。芒硝溶液加氯化钡试液，即生成白色沉淀。

（三）气体反应

利用矿物药的某些化学成分能与某些试剂产生特殊的气体反应来鉴别。如炉甘石、青礞石加稀盐酸，产生气泡，即泡沸。

（四）微量升华

利用矿物药中所含的某些化学成分在一定温度下能升华的性质获得升华物，在显微镜下观察其结晶形状、颜色以及化学反应作为鉴别特征。

（五）荧光分析

矿物药经高能量的短波光线照射后能吸收其部分能量，并在短暂的时间内，以低能量的长波形式释放出光，即荧光，如紫石英。有些矿物药本身不产生荧光，但用酸、碱或其他方法处理后，可使某些成分在紫外灯下产生可见荧光。如某些矿物药所含的锌、硼、铅等元素和某些有机试剂作用能产生荧光现象。

二、光谱法

光谱法是通过测定物质在特定波长处或一定波长范围内对光的吸收度，对该物质进行定性和定量分析的方法。

红外光谱技术是目前公认的化合物"指纹光谱"技术，也是各国药典普遍规定化合物鉴别的关键方法。矿物红外光谱是由矿物分子振动产生的吸收光谱，它能提供有关矿物的成分和结构的大量信息，与其他分析技术相比，红外光谱技术有自己独特的优点：分析速度快，多种成分同时分析，无污染分析，样品不需特别的预处理等。如不同来源的赤石脂在 $3\ 618\ cm^{-1}$ 及 $3\ 695\ cm^{-1}$ 处存在差异，可以有效区分赤石脂及高岭石。利用傅立叶变换红外光谱分析法可分析不同来源的矿物，如青礞石为黑云母片岩，金礞石为水蛭石片岩，两者均具有明显的特征峰。封秀娥利用红外光谱技术，将 7 个地区所用无名异的样品与对照标准品软锰矿进行比较发现，国内药材无名异均为褐铁矿。红外光谱技术对矿物药的鉴定有着重要作用。

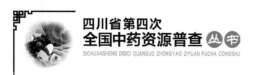
三、X射线衍射法

X射线粉晶衍射法是研究结晶物质的物相和晶体结构的主要方法。在X射线中衍射晶面间距与相对强度是物质的固有值，当对某物质（晶体）进行衍射分析时，该物质被X射线照射产生不同程度的衍射现象，物质组成、晶型、分子内成键方式、分子的构型、构象等决定该物质产生的特有衍射图谱。不同矿物药的成分各不相同，其X射线衍射图谱也不相同，据此可实现对矿物药的鉴别。X射线衍射法应用于分析矿物药组分具有用样量少、方法方便快捷、图谱信息量大等优点，是鉴定矿物药很好的方法，如生自然铜显黄铁矿的特征值。X射线粉晶衍射法的应用对矿物药的入药研究有很大意义。

四、成分鉴定

成份鉴别是基于矿物药中阴离子和阳离子与特定试剂产生不同化学反应来进行鉴别。矿物药按阳离子分类可以分为：汞化合物类（如朱砂）、铁化合物类（如自然铜）、铜化合物类（如胆矾）等；按阴离子分类可以分为：硫酸盐类（如石膏）、碳酸盐类（如炉甘石）、氧化物类（如磁石）等。根据阴阳离子与特殊试剂产生沉淀、显色反应或颜色反应可判断药材的种类，但是对于同一类阴离子或阳离子的鉴别，理化鉴别无法区分每种药材。

如雌黄常与雄黄共生，性状相似，但雌黄含 As_2S_3，具显著酸性，能溶于碳酸铵液中，而雄黄难溶，可由此区分。

五、热分析法

热分析法是在程序温度和一定氛围下，测量物质的物理性质与温度或时间关系的一类技术，通过已知的矿物热分析曲线图，对比判断矿物药中矿物药的种类和量比。例如根据热分析显示：自然铜在 $400 \sim 1\,000\,℃$ 时，FeS_2 逐渐分解。煅品成分结构变化较少，从而建立了全面分析鉴别自然铜生品和煅品的方法。运用差热分析对炉甘石的热稳定性进行研究，发现样品升温至约 $250\,℃$ 时放热，当接近 $315\,℃$ 时热量不再变化，差热分析可以规范炉甘石的明煅温度。

六、原子发射光谱分析法

根据组成物质的原子受激烈激发后直接发出的可见光谱确定其化学成分的方法。可对矿物药中所含元素进行定性和半定量分析。

第五节　其他鉴定

在矿物药的鉴定中还常用火焰光度法、物相分析、极谱分析等方法来研究矿物药的成分以及化学性质，以达到对矿物药的定性鉴别和定量分析的目的。

【第七章】

矿物药的保管储藏

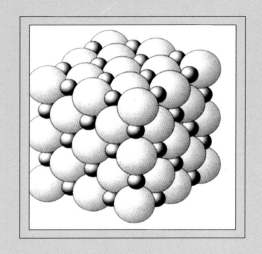

矿物药作为中药重要的组成成分，药用历史悠久。出土的春秋战国时期以及西汉时期的文献上就有使用矿物药的记载，至今全国各地沿用的矿物药种类有 80 余种。2020 版《中国药典》收载的矿物药达 25 种，许多中成药中也有使用矿物药，如石膏、芒硝、雄黄、朱砂等。由于矿物药在临床中使用较少，许多基层中医院一般常备一些药典中的矿物药，一般矿物药进货一次可供使用 1~2 年，甚至更长。矿物药在长期贮藏过程中很容易发生质变，不仅影响临床功效，甚至具有巨大的毒性，直接危害人体健康和生命安全。因此，为防止其性质变化，确保矿物药的使用安全有效，矿物药在贮藏过程中，稳定矿物药质量的科学规范管理是不可缺少的。

第一节 矿物药储藏过程中产生的变化

一般来说，矿物药的性质相对稳定，在贮藏过程中不会发生质变；但是也有一些矿物药在贮藏方法不当的情况下，会发生物理或化学变化，导致其性质的变化。矿物药在贮藏中发生的物理变化主要有潮解、分化；化学变化有分解和氧化。

一、潮解

潮解指矿物类药材在潮湿空气中容易吸收水分，而逐渐变成液体的过程。一般含有钾和钠的盐类矿物药容易发生潮解，如硇砂（主要成分 NH_4Cl）、芒硝（主要成分 $Na_2SO_4 \cdot 10H_2O$）、硝石（主要成分 KNO_3）等；此外还有青盐、皮硝、卤砂等药材暴露在潮湿空气中时，其外表慢慢溶化成液体状态。潮解主要受药材表面的空气湿度影响，温度也有影响，通常空气湿度越大，温度越高，矿物晶体药材越容易潮解。潮解后的矿物药材，有的药性已经改变了，不宜入药。

二、风化

风化指含有结晶水的矿物类药材，经过风吹或置于干燥的空气中，结晶水逐渐失去，变成非结晶状的粉末状物的现象。如胆矾（主要成分 $CuSO_4 \cdot 5H_2O$）为蓝色晶体，易风化失水成白色粉末；锌矾（主要成分为 $ZnSO_4 \cdot 7H_2O$）、硼砂（主要成分为 $Na_2B_4O_7 \cdot 10H_2O$）、芒硝（主要成分为 $Na_2SO_4 \cdot 10H_2O$）等暴露于空气中，经风吹容易失去结晶水而风化。风化改变了原矿物药材的性质，影响药效。此外出土的龙骨，风吹或露置于空气中，也极易风化粉碎。

三、氧化和分解

有些矿物药材所含有的金属阳离子，易被氧化成氧化物或被还原成单质，改变原矿物药材的性质而失去药效作用，甚至变成剧毒品。如一般含汞的矿物类药材，在高温及强光下常被氧化为氧化汞或析出汞，有剧毒。朱砂（主要成分 HgS）可受热氧化产生氧化汞，毒性增加；朱砂长期暴露在空气中，会被氧化和水化，产生毒性成分。轻粉（主要成分 Hg_2Cl_2）和白降丹（主要成分 $HgCl_2$）置于空气和光中，颜色逐渐变深，分解为氧化汞或汞，具有剧毒。此外，雄黄主要成分为 As_2S_2，暴露日久，受光和空气的作用，氧化而产生新化合物 As_2S_3，其性质也发生变化。绿矾主要成分为

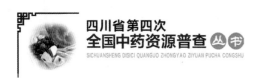

$FeSO_4 \cdot 7H_2O$，在空气中易被氧化，生成黄棕色的碱式硫化铁，使原有的 Fe^{2+} 变化为 Fe^{3+}，其性质也发生了变化，失去药效作用。

第二节 矿物药的储藏与管理

在矿物药的贮藏中一定要分类管理。根据矿物药的性质不同，易潮解又易风化的矿物药材需要密闭贮存；易氧化的药材，需隔绝空气保存。对少数容易发生质变而产生剧毒的矿物药材，特殊管理不容忽视。

一、易潮解和分化的矿物药材的管理

矿物药材在贮藏过程中，因潮解、风化、氧化和分解等原因，而引起药性变化。一般矿物药暴露在空气中，易受光、温度、空气中的湿度和氧气等外界因素而引起物理和化学变化。因此，对这一类矿物药的养护主要通过避光、密闭隔绝空气、控温控湿等贮藏措施，如含汞类药材的朱砂、轻粉、白降丹、辰砂和升药等，宜用铁箱或瓷坛避光密闭贮存，并存放在阴凉处；雄黄和绿矾等矿物药用瓷器盛装，隔绝空气贮藏。易潮解的矿物药，通常采取密封降潮解、通风降潮解、吸湿降潮解等方法，一般包装放在阴凉、干燥和避光处。对含有结晶水的芒硝（主成分为 $Na_2SO_4 \cdot 10H_2O$）等，既容易潮解又易风化，需要密闭贮存；不含结晶水的秋石、卤砂、硇砂和硼砂等，可用吸湿方法来防止潮解。含结晶水的易风化的矿物药，一般避风、低温下贮存，空气相对湿度控制在 70% ~ 75%，在夏季高温多雨季节更要注意控温控湿。

二、易燃、易爆矿物药材的管理

少数矿物药，如硫黄、硝石等易燃，在高温或遇火源等，会引起燃烧。这类药材一般贮存在密封的瓷缸内，存放在温度低于30℃、相对湿度不低于60%的地方，并要远离火源。

三、剧毒矿物药材的管理

一般含砷和汞类矿物药，如砒霜、雄黄、水银、红升丹、白降丹和轻粉等均有毒，尤其砒霜和水银有剧毒，须采用密封容器盛装，贴有标签和明显的剧毒标志，专柜储存，不可与其他药材混存，并要做通风、低温和吸湿等处理；必须要有专业人员专门负责保管，严格控制剧毒药材的发放。

【第八章】

矿物药的可持续利用

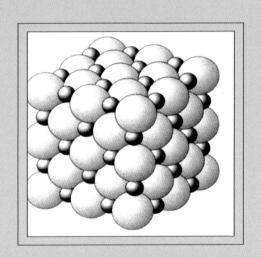

第一节 矿物药资源的战略储备

一、战略性资源的定义及分类

（一）战略性资源的定义

结合我国资源特点和供需趋势分析，我国战略性资源的定义是：对国民经济和国防安全至关重要的，由于受资源短缺或技术能力制约国内供应不能满足的，或发生供应中断、市场震荡时会对重要产业和国防安全产生巨大影响的，以及对世界市场具有调控能力的资源。

（二）战略性资源的分类

以矿产资源为例，我国战略性矿产资源大致可分为 3 类：

第一类是短缺性矿产资源。这类资源包括铁、锰、铬、铜、铝等大宗矿产，以及钴、铂、铼、铪、铌等稀有元素矿产。前者的重要性主要表现在用量大，价值量大，用途广泛，产业关联度高，后者的重要性主要表现在其功能在国民经济和国防建设中的不可替代性。

第二类是技术制约性矿产资源。这类资源包括品质不佳，开发成本高，国际竞争力不强，以及加工技术不高而形成较高的对外依存度，如海绵钛、铍、锂、硫等矿产资源。

第三类是能够调控国际市场的优势矿产资源。这类资源产量占据了全球的绝对份额，其供应量直接决定着全球的市场形势，如稀土、钨、锡等。

战略性矿产资源的分类不是完全绝对的，存在 3 种情况：一是属于某一类战略资源；二是有些矿产资源的状况介于两类之间；三是随着勘查和开发利用技术的进步或者资源的消耗，战略资源的类属会发生动态变化。

二、储备的定义及分类

储备就是储存和备用。资源储备是为保障经济社会的可持续发展，保证资源的持续供应，应对国内外政治、经济和自然等突发事件，稳定资源市场而进行的储存和备用。资源储备具有较强的缓冲作用。通过调整储备规模，资源储备具有保障需求、稳定市场和调整产业 3 种功能。按照不同的分类依据，储备主要有 3 种分类方法。

（一）根据储备主体的不同分为国家储备和民间储备

1. 国家储备

国家储备也叫政府储备，是国家根据需要而统一实施的储备，它是由国家财政预算安排而建立，由国家统一管理、调度和使用，任何单位和个人不得擅自动用。一般而言，国家储备的资源都是有关国计民生和国家安全的战略性资源。

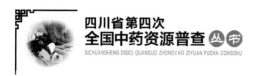

2. 民间储备

民间储备是指由企业和消费者进行的储备，如企业为维持生产进行的原材料储备（库存）。其储备费用由储备者负担，其调度和使用权属于储备者。

（二）根据储备的目的不同分为战略储备、经济储备和商业储备

1. 战略储备

战略储备是指从国家经济和国防安全的角度出发，为了应对政治、经济和自然等突发事件而进行的事关国计民生的战略性资源的国家储备。当今世界，一方面局部军事、政治、经济事件时有发生，一个国家很难预料是否会卷入战争之中或受到资源来源地、运输通道偶然事件造成的资源供应中断。另一方面，经济全球化使得资源的全球配置加强，弱化了国家的政治经济边界，全球产业或市场链条中任何一个环节出现问题，都可能影响到一个国家的资源安全，经济危害的连锁性明显增强。因此，必须做好各种准备，尤其是资源战略储备不可忽视。

战略储备的内涵体现在：

（1）储备的主体是国家，由国家财政预算安排而建立，国家统一管理。

（2）储备的对象是战略性的，是有严格选择和限定的。

（3）储备提供的是国家安全品，是公益性的，而不是直接的经济品。

（4）储备量的大小与国家应对安全风险的决心和战略目标有关。

2. 经济储备

经济储备是指为了保障经济持续、稳定、健康发展，防止资源供应中断而进行的储备。由于各种灾害、事故以及市场震荡、禁运和有条件的输出等情况，随时都有可能引起资源短缺和不足，影响经济发展，因此就需要进行经济安全储备。

当今世界经济竞争成为国家竞争的主要手段，经济安全也成为国家安全的重要内容。战略储备的内涵远远超出传统的国防储备的范畴，并且与经济储备的目的和职能日益重叠。从这个意义上讲，以国家或政府为主体的经济储备可以在很大程度上并入国家战略储备的范畴。

3. 商业储备

商业储备也叫市场储备，是指企业或个人为保证生产的顺利进行、保障自身有序经营而建立的适度储备。有些企业和个人为了牟取暴利，垄断市场，囤货居奇，人为制造余缺而进行的某些资源储备也属于商业储备。与战略储备不同，商业储备的目的主要是直接的经济利益，因而依据市场情况，商业储备的主体和客体都可能发生很大变化。

第二节　矿物药资源的可持续利用

中药资源包括药用植物、药用动物和药用矿物，其中药用动物和药用矿物仅占了中药资源使用量的 5% 以下。在中药资源中，药用植物和药用动物为可再生资源，是中药资源的主体，药用矿物为不可再生资源。中药资源的可持续利用就是要合理掌握资源的有限性、可解体性、地域性、再生

性与多用性等特点，保护资源不断更新的能力。中药资源可持续利用包括以下几个方面：

一、增强保护意识，保障矿物药资源可持续利用和发展

中药资源是自然资源的重要组成部分，自然资源总是有限的，不科学的利用就会出现资源枯竭、物种灭绝的局面。近年来，随着经济和社会的快速发展，中药资源存在的自然生态环境受到不同程度的破坏，严重危及了资源的合理利用。因此，应健全中药资源的权属、管制机制和相关法律法规，尽快制定专门的中药资源保护法，加强全民自然资源保护教育，提高科学合理开发利用中药资源意识，保障中药资源的可持续利用。

二、保护、修复中药资源及其生存环境，奠定资源可持续利用的物质基础

合理开采。可以根据资源不可再生性将资源划分成不同的等级，以便采取相应的开采和保护措施。对于严重影响生态环境的开采方式，可通过实验测算年最大允收量。对于不同的矿物，因为其蕴藏量、开采方式、开采难易程度、使用量等各不相同，因而它们的资源特性存在不同程度的差异，相应的年最大允收量和特定的开采控制方式也有不同。

进行中药资源普查，建立矿物药资源监测与预警体系。进行矿物药资源普查和监测，掌握资源种类与蕴藏量及其动态变化是中药资源可持续利用的重要内容。中药资源普查的主要任务是对中药资源种类、分布、蕴藏量、收购量、需求量、质量等中药资源本底资料做定期或长期观察和综合统计与分析。中药资源监测系统指根据中国中药区划设立中药资源信息采集点和中药资源监测点，对珍稀濒危、大宗常用、市场需求变化量大的重点品种（分布范围、资源数量、供求等）与品种资源比较集中地区的中药资源的综合（种类、分布范围、资源数量、供求等）变化情况进行监测。在中药资源普查与监测基础上，建立中药资源预警系统，对市场需求大、资源相对不足的药用物种和资源稀少且易受威胁的药用物种以及国家保护的濒危药用物种进行监测，监测的重点区域为中药资源开发破坏区和保护区，其他区域为一般观测区。中药资源监测与预警体系建设涵盖了野生中药资源，能够随时掌握中药资源的数量、质量、动态情况及变化规律，协调产、供、销关系，实现中药资源可持续利用的宏观动态管理。

三、挖掘新的矿物药替代品，促进中药资源可持续利用

挖掘珍稀濒危中药资源替代品。供需矛盾突出、价格昂贵的药材多来源于珍稀濒危药用生物。该类生物多存在生物种群数量少、生长周期长、繁殖困难或难以用常规技术进行药材的规模化生产等问题。加强此类中药材的替代品开发是缓解药材资源紧缺、满足市场需求的途径。替代品生产方面，我国已开发出虫草菌丝发酵物，其作为冬虫夏草的替代产品在市场上已经占有一定份额。人工牛黄是由牛胆粉、胆酸、猪去氧胆酸、牛磺酸、胆红素、胆固醇、微量元素等加工制成，实现牛黄的人工制造缓解了资源的紧张，满足了市场的需求。矿物中药资源属于非再生性资源，随着社会需求量的增长，数量有限与需求无限的矛盾日益突出，这就要求人们必须加快替代品的研究步伐，减少浪费。对于易探、易采的优质矿物，特别是古生物类化石、晶体类矿物资源，更应该实施有效保护，减少资源浪费。除此之外，还应积极寻找和开发替代品，切实加强矿

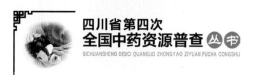

物资源的保护。

四、加强资源循环利用，提高资源利用效率

中药工业是利用消耗中药资源的主要途径，原料药材经提取、加工后，大部分被作为废渣、药渣处理掉，资源利用不尽合理，造成了中药资源的大量消耗和浪费。因此，促进和加强资源循环利用、合理利用，对防止资源浪费、节约资源、提高资源利用效率和保护生态环境具有重要意义。

第九章

四川矿物药资源调查

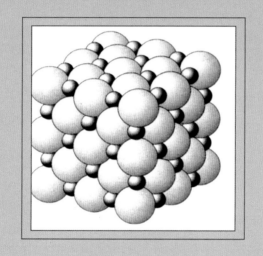

中药矿物药是矿物资源的构成部分，在中国有着悠久的用药历史。2011 年 8 月全国第四次中药资源普查工作开展以来，为进一步丰富中药资源调查的种类构成和数量，2020 年初，四川省开展了区域矿物药资源调查的工作。同年，由成都中医药大学牵头组织实施了 "四川省矿物药资源专项调查项目"。基于前期西南五省矿物药资源专项调查的实践经验，结合 "全国第四次中药资源普查矿物药资源普查项目" 的相关要求，针对四川省矿物药资源开展了区域矿物药资源的调查工作，通过文献整理、走访调研、野外调查和内业整理等方式，为摸清四川省矿物药资源家底提供了有益参考。

第一节 文献所载四川药用矿物资源信息

一、历代本草中记载的四川矿物药的种类及特征

从历代本草对西南地区矿物药的记载情况来看（见表 9-1），《吴普本草》中收载的 4 味西南地区矿物药皆为 "生汉中或蜀地"，即产地为四川地区。《新修本草》收载的 14 味矿物药中，仅 3 种非四川地区所有，包括丹砂、水银（生符陵山谷），扁青（生宁州朱提）。到了明代，虽云南、贵州矿物药种类有所增加，但种数仍不及四川。可见，古代四川已是西南地区矿物药的分布中心。但随着历史发展，矿物药的产地也在发生变迁，如《名医别录》记载 "丹砂生符陵山谷"，到了《本草经集注》记载 "符陵是涪州接巴郡南，今无复采者。乃出武陵、西川诸蛮夷中，皆通属巴地，故谓之巴砂"。可见丹砂在汉末的产地在重庆黔江、彭水一带，到了梁代，符陵山谷的丹砂已无开采。《新修本草》中记载四川地区所产矿物药的种类与前代相比，数量急剧下降，这可能是唐代 "经济重心东移南迁" 的速度加快，南方地区早已改变地广人稀的格局，一些人口稠密地区，耕地不足现象出现，迫使当地居民转向其他经济行业。于是当地矿产资源开发进程加快，更优质的矿物药替代了四川地区所产药用矿。到明清时期，四川省疆域已经大为扩展，川西南富矿区域的回归使得巴蜀地区矿产资源产量、种类颇多，许多优质矿业产品用于中药，故明清时期产于四川地区的矿物药在这一时期本草学著作中的比例相较于唐宋时期有所提升。

表9-1 本草古籍中记载的四川矿物药

本草古籍	成书年代	西南地区总数	四川总数（补充）	四川矿物药名
《吴普本草》	魏晋	4	4	朴硝石、石胆、扁青、白矾石
《名医别录》	汉末	6	6	丹砂、水银、空青、扁青、朴硝、硝石
《本草经集注》	梁代	14	13	水银、空青、曾青、扁青、朴硝、硝石、矾石、金屑、理石、铅丹、青琅轩、肤青、石硫黄
《新修本草》	唐代	14	4	白青、扁青、青琅轩、金牙

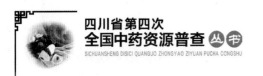
续表

本草古籍	成书年代	西南地区总数	四川总数（补充）	四川矿物药名
《本草纲目》	明代	32	17	白垩、沙金、赤铜、黑玉、菩萨石、不灰木、炉甘石、蜜栗子、石脑油、石炭、扁青、花乳石、金牙石、井盐、玄精石、朴硝、硝石
《本草纲目拾遗》	清代	11	4	石脑油、禹穴石、松化石、岩香

二、近代专著中有关四川矿物药的记载情况

近年来西南地区中药资源受到越来越多的关注，出现一大批能体现出西南地区丰富矿物药资源的专著（见表9-2）。《中国中药资源志要》共收载矿物药84种，其中产地为西南地区的共41种，占矿物药总数的48.8%。在《中国中药资源志要》一书中共收载四川省矿物药32种，包括黄铁矿、褐铁矿、铁、角闪石石棉、石膏、透石膏、纤维石膏、钙芒硝、方解石、石灰岩、钟乳石、蛇纹石大理岩、硝石、硼砂、食盐、盐卤、汞、雌黄等，占所有西南地区矿物药的78.04%。此外，与贵州省、重庆市、云南省、西藏自治区相比，四川省矿物药种类丰富，且特有品种多，共计12种，包括黄铁矿、褐铁矿、角闪石石棉、铁、软锰矿等。

《全国中草药汇编》收载矿物药57种，其中西南地区的共29种，四川省就有28种，包括大青盐、芒硝、伏龙肝、铅丹、铜绿、百草霜、无名异、石燕、花蕊石、炉甘石、禹余粮、绿矾、硫黄、赭石、云母石、水银、朱砂、钟乳石、石灰华、石膏、雄黄、玄精石、自然铜、轻粉、胆矾、磁石、寒水石、硼砂。《全国中草药汇编》收载的四川省矿物药种类高于贵州省、云南省、重庆市、西藏自治区四地，占所有西南地区矿物药总数的96.55%，表明西南地区矿物药以四川地区最为丰富。

《中华本草》收载西南地区矿物药占其总数的65.8%，其中各省共有的品种包括光明盐、石炭、铅霜、泉水、冰、锡、赤铜屑、铜绿、石灰、伏龙肝、铁、针砂、铁浆、铁粉、铁锈。《中华本草》中记载分布于四川省的品种有65种，如不灰木、金精石、花蕊石、龙骨、龙齿、石燕、石蟹、无名异、赭石、蛇含石、禹余粮、绿矾、硫黄、石膏、水银、黄石脂、灵砂、石脑油、方解石、食盐、玄精石、云母、玛瑙、磁石、自然铜、紫铜矿、炉甘石、大青盐、扁青、曾青、空青、光明盐等，占西南地区矿物药总数的81.3%，其中，较西南地区其余四省，四川省含有特有矿物药品种13种，包括不灰木，金精石、花蕊石等。此外，《中华本草》中收载的四川省矿物药种类高于贵州省、云南省、重庆市、西藏自治区，这与《中国中药资源志要》《全国中草药汇编》结果一致，表明四川省矿物药种类的丰富性。

总的来说，近代专著中记载与古代本草类似，西南地区矿物药大多来自四川省。《中国中药资源志要》中记载分布于四川省的矿物药有32种，占西南地区矿物药的78.04%。《全国中草药汇编》中记载分布于四川省的有28种，占西南地区矿物药的96.55%，仅石灰华分布于云南省、西藏自治区。《中华本草》中收载65种四川产矿物药，数量远超于贵州省、云南省、西藏自治区、重庆市四地。展现出从古至今，四川省一直都是西南地区矿物药的集中地，为人们防病治病做出了巨大贡献。

表9-2　《中国中药资源志要》《全国中草药汇编》《中华本草》中西南地区药用矿物记载情况

地区	《中国中药资源志要》收载的药用矿物	《全国中草药汇编》收载的药用矿物	《中华本草》收载的药用矿物
四川省	黄铁矿、褐铁矿、铁、角闪石石棉、石膏、透石膏、纤维石膏、钙芒硝、方解石、石灰岩、钟乳石、蛇纹石大理岩、硝石、硼砂、食盐、盐卤、汞、雌黄、雄黄、蛭石、高岭石、玉髓、黑云母片岩、井底泥、灶心土、自然金、自然银、菱锌矿、软锰矿、方铅矿、辰砂、地浆	大青盐、芒硝、伏龙肝、铅丹、铜绿、百草霜、无名异、石燕、花蕊石、炉甘石、禹余粮、绿矾、硫黄、赭石、云母石、水银、朱砂、钟乳石、石灰华、石膏、雄黄、玄精石、自然铜、轻粉、胆矾、磁石、寒水石、硼砂	不灰木、金精石、花蕊石、龙骨、龙齿、石燕、石蟹、无名异、赭石、蛇含石、禹余粮、绿矾、硫黄、石膏、水银、黄石脂、灵砂、石脑油、方解石、食盐、玄精石、云母、玛瑙、磁石、自然铜、紫铜矿、炉甘石、大青盐、扁青、曾青、空青、光明盐、朴消、钟乳石、孔公蘖、段蘖、乳花、石床、雄黄、雌黄、朱砂、鹅管石、紫石英、硼砂、玉、绿盐、石炭、铅霜、泉水、冰、锡、赤铜屑、铜绿、石灰、伏龙肝、铁、针砂、铁浆、铁粉、铁锈
贵州省	硝石、汞、雌黄、雄黄、砷华、水云母、高岭石、井底泥、灶心土、自然金、锡石、方铅矿、辰砂、地浆	大青盐、芒硝、伏龙肝、铅丹、铜绿、百草霜、水银、朱砂、钟乳石、石膏、雄黄	石炭、铅霜、泉水、冰、锡、赤铜屑、铜绿、石灰、伏龙肝、铁、针砂、铁浆、铁粉、铁锈、白石英、砒石、砒霜、消石、方解石、朴消、钟乳石、孔公蘖、段蘖、乳花、石床、雄黄、雌黄、朱砂、鹅管石、紫石英、光明盐
云南省	胆矾、石膏、透石膏、纤维石膏、钙芒硝、钟乳石、盐水、汞、雌黄、雄黄、高岭石、玉髓、井底泥、灶心土、自然金、自然银、菱锌矿、锡石、方铅矿、辰砂、地浆	大青盐、芒硝、伏龙肝、铅丹、铜绿、百草霜、玄精石、自然铜、轻粉、胆矾、磁石、寒水石、硼砂、碱花、石膏、雄黄、石灰华、水银、朱砂、钟乳石	石炭、铅霜、泉水、冰、锡、赤铜屑、铜绿、石灰、伏龙肝、铁、针砂、铁浆、铁粉、铁锈、朴消、钟乳石、孔公蘖、段蘖、乳花、石床、雄黄、雌黄、朱砂、鹅管石、紫石英、食盐、玄精石、云母、玛瑙、磁石、自然铜、紫铜矿、炉甘石、光明盐、硼砂、玉、绿盐、长石、胆矾、铅丹、琥珀、石膏、水银、轻粉
西藏自治区	硼砂、石盐、盐水、白云母、高岭石、井底泥、灶心土、自然金、辰砂、地浆	大青盐、芒硝、伏龙肝、铅丹、铜绿、百草霜、云母石、石灰华、石膏、雄黄、寒水石、硼砂、碱花	石炭、铅霜、泉水、冰、锡、赤铜屑、铜绿、石灰、伏龙肝、铁、针砂、铁浆、铁粉、铁锈、石膏、水银、长石、绿青、磐石、方解石、大青盐、扁青、曾青、空青、光明盐、紫硇砂、硼砂、玉、绿盐
重庆市	高岭石、井底泥、灶心土、自然金、地浆、辰砂	大青盐、芒硝、伏龙肝、铅丹、铜绿、百草霜	石炭、铅霜、泉水、冰、锡、赤铜屑、铜绿、石灰、伏龙肝、铁、针砂、铁浆、铁粉、铁锈、光明盐、轻粉、红升丹

三、四川矿物药品种

　　基于四川省第四次矿物药专项资源调查并参考了地方性药物专著查明四川省矿物药共42种，分布于1州1区8市31县，赤石脂、赭石、磁铁矿、寒水石、滑石、龙骨、龙齿、青礞石、花蕊石、

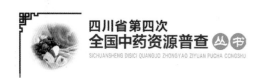
石膏、白石英、阳起石、银精石、紫石英、钟乳石、自然铜、风化硝、禹余粮、软滑石、东壁土、金精石、铅粉、灶心土、针砂、无名异、石燕、铜绿、雄黄、朱砂、水银、芒硝、铜、胆矾、皂矾、玄明粉、玄精石、蒙脱石、硫黄、银朱、方解石、渣驯。

四、第三次与第四次中药资源普查四川矿物药的变化情况

自 1983—1987 年第三次全国中药资源普查后，三十多年来，我国中药产业快速发展，中药资源用量急剧增加，不少资源濒危，环境的巨大变化也致使中药资源分布和栖息地发生改变。此次研究发现，与第三次中药资源普查相比，四川省矿物药资源在种类及分布上发生了变化。第三次中药资源普查发现四川省分布有 32 种矿物药，包括黄铁矿、褐铁矿、铁、角闪石石棉、石膏、透石膏、纤维石膏、钙芒硝、方解石、石灰岩、钟乳石、蛇纹石大理岩、硝石、硼砂、食盐、盐卤、汞、雌黄、雄黄、蛭石、高岭石、玉髓、黑云母片岩、井底泥、灶心土、自然金、自然银、菱锌矿、软锰矿、方铅矿、辰砂、地浆；而此次资源调查共在四川省发现 41 种矿物药，包括赤石脂、赭石、磁铁石、寒水石、滑石、龙骨、龙齿、青礞石、花蕊石、石膏、白石英、阳起石、银精石、紫石英、钟乳石、自然铜、风化硝、禹余粮、软滑石、东壁土、金精石、铅粉、灶心土、针砂、无名异、石燕、铜绿、雄黄、朱砂、水银、芒硝、铜、胆矾、青矾、玄明粉、玄精石、蒙脱石、硫黄、银朱、方解石、渣驯。可见，第四次资源普查与第三次资源普查相比，数量上得到了提升，这可能在第三次资源普查时未将地方用或民族用矿物药囊括其中。此外，在名称上也更加规范化，如褐铁矿虽属于禹余粮基原，但褐铁矿属于矿物名，并不是中药名，同样，黄铁矿也是如此。虽四川省矿物药增加了新的种类，但玉髓在内的矿物药却未在此次研究中被发现。这可能由于此类矿物药资源量低的同时，应用极少，而逐渐被人们忽略。随着时间变迁，某些低资源量的矿物药分布发生了变化。例如，在第三次中药资源普查过程中发现硼砂分布于西藏自治区、四川省两地，但此次研究发现硼砂仅分布在西藏自治区，这也表明矿物药的产地及储量是一动态变化的过程。

第二节　走访调研药用矿产资源分布及生产现状

一方面，通过走访四川省地质工程勘察院集团有限公司及四川省地质矿产勘查开发局，获取最新的四川省矿产资源储量统计表、四川省地质勘查年报、四川省矿产资源年报等资料，对目前四川药用矿产资源分布及资源储量情况有了一个整体的全面认识（见图 9-1）。

另一方面，通过对区域地质专业的高校、科研院所、成都荷花池中药材市场中药用矿石专营店、23 个省内大型中医院及民间医生的走访，获取矿物药使用、销售、生产的相关信息（见图 9-2）。

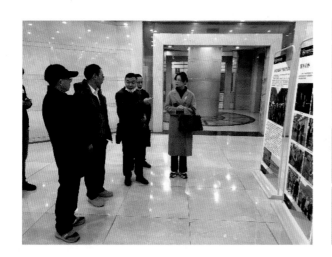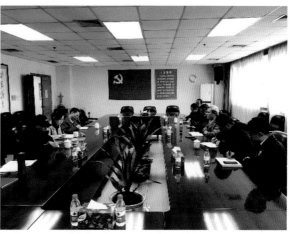

图9-1　走访四川省地矿局

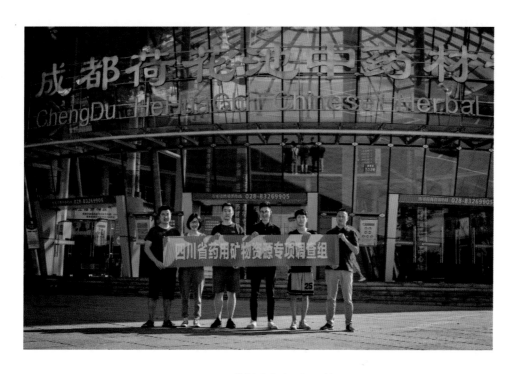

图9-2　药材市场调查工作

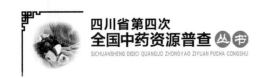

第三节　矿物药资源野外调查

矿物药资源野外调查过程主要包括采集前调查评估、采集过程和方法及采集后内业整理等方面。采集前调查主要包括通过查阅相关文献资料、咨询相关专家、实地调查等方式，确定采集药用矿物品种、矿区位置和制订翔实的采集计划等；采集过程和方法主要涉及采集不同矿物资源的策略和采集过程数据信息的记录等；内业整理主要是采集后及时对不同的药用矿物资源进行排序分类、鉴定、拍照等工作。

一、采集前调查评估

为确保矿物药资源采集工作的顺利、有效进行，在采集前的调查评估必须做好相关准备工作，主要包括组织准备、资料准备、物质准备和技术准备 4 个方面。

（一）组织准备

根据调查的规模不同，涉及的部门、人员等也不同。对于大规模的调查如全国范围内的资源调查，涉及政府、科研院所、企业等不同的管理部门，调查前的组织准备工作极为重要，应着重注意以下几个方面：

（1）申请。在开展调查前应按有关规定向上级主管部门或任务下达部门申请，提交计划任务书。

（2）组建调查组织机构。应组织召开由调查单位和调查区域有关部门参加的准备会议，建立组织机构。包括野外调查、后勤保障和技术支持等多方的组织机构。

（3）开展技术培训。调查人员应具备一定水平的专业知识，在此基础上进行技术培训，培训的重点包括药用矿物学、地质学及野外采集安全等方面的相关知识，以及仪器、数据库、相关设备的使用方法等，使参加调查的人员熟悉调查方法和技术标准，提高实测、目测和使用仪器的能力，掌握地形图、遥感图像资料和数据库及相关软件的使用方法。

（二）资料准备

（1）自然环境资料的准备。主要是查阅和收集调查地区的地图资料，包括地形图及各地区区划图。

（2）矿物药生产和利用资料的准备。收集调查地区生产和收购部门的有关经营资料，如历年收购和销售的矿物药药材品种、数量、分布、产地等资料。收集中药材生产方面的文件和统计资料及当地民间使用的药用品种等资料。

（3）社会经济状况及其他资料的准备。包括调查地区的人口、社会发展情况，交通运输条件等方面的资料。此外，还应以访问、召开座谈会等形式，向熟悉地方中药资源的相关人员了解情况，为野外调查工作提供有价值的信息。

（三）物质准备

中药资源调查中的物质准备主要包括了调查工具及其他准备。

1. 调查工具的准备

根据调查研究的主要内容进行工具、仪器设备的准备和调试工作，并进行相应的质量检查。除常规的调查工具如照相机、GPS、海拔仪、测绳、钢卷尺、枝剪、标签、放大镜、绘图板、铅笔、彩色笔、药用矿物资源标本采集记录表、鉴定签外，还应准备合适规格的地质调查专用工具，如地质锤、地质镐、矿石研钵、硬度笔等。

2. 其他准备

根据野外调查工作的需要，做好生活物资和安全保障方面的准备。例如在高原采集时除了人员的特殊要求外，高原环境下还需要提前准备氧气瓶、葡萄糖、预防高山反应药物、防晒霜、遮阳镜、遮阳伞、防晒防寒衣服等。

（四）技术准备

1. 制定外业调查标准规范

制定统一的中药资源外业调查技术流程进行调查操作，可确保整个外业调查成果规范统一。如：

（1）数据调查采集标准：即有统一的数据采集填写表格与数据格式。根据《中药资源分类与代码》为标准，为中药资源相关数据提供一套通用的描述方式及规范，为中药资源普查数据库建设和网络共享提供标准化支持。

（2）标本采集规程：包括药用矿物标本的采集、制作、运输和保管规程。

（3）资源调查的照片拍摄规定：包括照片格式、像素、数据量等，以及拍摄的对象，即生境、完整矿物产地、矿物资源着生方式等都有明确的要求。

（4）外业数据整理规定：对外业调查的原始数据如何做出初步整理，数据的保存、备份方式，数据提交的格式等做出的详细规定。

2. 明确调查方案及工作计划

明确调查目的、对象、方法、范围、路线、工作时间、参加人员、预期的成果，确定各单位和部门的职责。

二、矿物药调查的取样方法

在野外采集原矿样品时，按照前期制定的外业调查的标准，主要由熟悉工区地质情况的四川省地勘院的地质专业人员和成都中医药大学中药资源专业教师配合完成，参照中国地质调查局地质调查技术标准进行，如《岩矿石物性调查技术规程》(DD2006-3) 等，根据药用矿床实际情况，采用刻槽法、刻线法、网格法、点线法、捡块法、打眼法、劈心法等采样方法。每种矿物药按照国家要求的数量进行采集，最后须有实物凭证提交给国家。

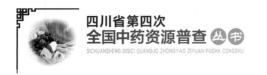
三、调查方法

1. 调查路线的确定

一般是通过文献的搜集结合专家咨询确定品种的具体调查地点。

（1）文献的搜集。文献可在图书馆查找，选好记载有关矿物药的文献，然后按照记载及出版年限为顺序把收集的文献分类，可利用手工检索法和机读检索法等检索工具；亦可利用参考文献进行追溯查找等。①手工检索法：即运用手工翻阅记载矿物药的检索工具书（如第三次全国中药资源普查编撰的《中国中药资源志要》及其目录索引、文摘等）来查找矿物药文献的方法。②机读检索法：又称计算机检索法，即运用图书馆的公共目录检索系统（OPAC）网络搜索引擎等查找矿物药文献的方法。③参考文献查找法：也称追溯查找法，即根据作者在文章、专著中所开列的参考文献目录，或在文章、专著中所引用的文献名目，追踪查找有关文献资料的方法。④循环查找法（分段查找法）：即将检索工具查找法和参考文献查找法结合起来交替使用，循环查找的方法。

（2）专家咨询法。即向有关专家说明自己的调研方案，所需文献的类别、范围等，请他们指点门径的方法。

2. 实地调查

在充分掌握文献资料的基础上，根据调查实施方案及调查路线，开展矿物分布区的实地调查工作。

四、调查内容

厘清矿物药名称的历史沿革，弄清矿物药来源、原矿名、各个地方的民族认药方法及地方名特色、成分，有关药物的选方剂功能主治等信息。

（1）矿产区的地理信息、开采历史、矿的种类等。

（2）企业矿物药来源情况：填写购进该矿物药的生产、加工企业或原矿厂名称。

（3）矿物药炮制法：填写闷煅法、明煅法、煅淬法、水飞法、提净法等。

（4）炮制的目的是消除或降低药物的毒性，加强疗效，便于制剂和贮藏，使药物纯净。

矿物药不同于植物药和动物药基原清晰，其品种数量与分类方法密切相关，矿物药的品种和分类记述标准亟待规范。矿物药应首先确定品种的组成、范围，再研究如何分类，如硫酸钙类矿物药有石膏、玄精石，以及硼砂、赭石等矿物药，必须通过深入比较，对照标本进行。

五、野外调查的成效

此次四川省矿物药资源专项调查于 2020 年开展（见图 9-3），成都中医药大学课题组通过对四川省内 40 余个区、县进行野外调查并采集样品，共采集矿物药品种 42 种，包括赤石脂、赭石、磁铁石、寒水石、滑石、龙骨、龙齿、青礞石、花蕊石、石膏、白石英、阳起石、银精石、紫石英、钟乳石、方解石、自然铜、风化硝、禹余粮、软滑石、东壁土、金精石、铅粉、灶心土、针砂、无名异、石燕、铜绿、雄黄、朱砂、水银、芒硝、铜、胆矾、青矾、玄明粉、玄精石、蒙脱石、硫黄、银朱、雌黄、渣驯，提交 42 份（袋）矿物标本。资源调查完成野外调查记录表、采集记录表、鉴定签、物种照片（野外照片、标本照片）等资料，共拍摄野外照片 538 张。

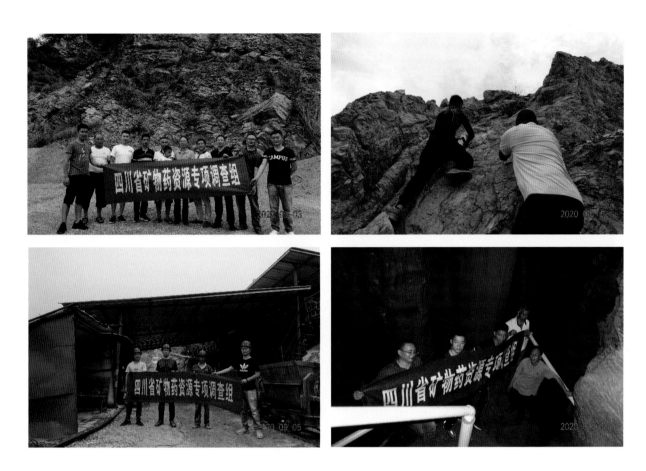

图9-3 野外工作图

第四节 矿物药的内业整理

矿物药的内业整理主要是在前期调查的基础上，按照全国中药资源普查技术规范，对调查的四川省矿物药进行排序、分类、鉴别等基本情况整理；同时对四川省矿物药正名、别名、民族药名、使用历史、应用现状、炮制加工、药用性质等基本情况进行整理；并完成矿物药标本，将拍摄的矿物药生境、药材特征等图片进行归类，为药用矿物标本的提交和项目结题做准备。

普查工作依托单位主要完成了下列工作：

（1）采集及鉴定整理四川省矿物药资源调查标本样品，其中整理矿物药标本42种，共计86份。拍摄照片538张。

（2）提交《四川省2020年矿物药资源专项调查资源名录》1份，即野外调查记录表、采集记录表、鉴定签、物种照片（野外照片、标本照片）等资料。

（3）完成1个中药材市场调查（成都荷花池中药材市场）、23个医院使用情况调查及汉族、藏族、蒙古族等民族使用情况调查等，相关调查及相关纸质资料、电子资料提交四川省中医药科学院普查办。

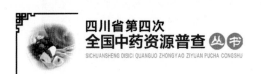

　　项目完成四川省全境内矿物药资源的调查，包括种类、鉴别、分布、正名、别名、应用现状、炮制加工等工作。通过此次资源普查，了解清楚四川省矿物药种类数、应用现状、开采情况等，并发现龙骨、龙齿等受保护的珍贵资源。

矿物药品种

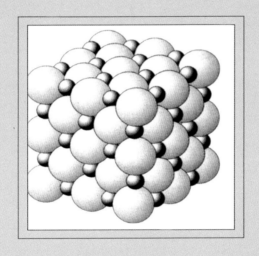

第一节 含砷的矿物药

含砷的矿物药是指含有砷元素的矿物药，在四川分布有雄黄和雌黄两种矿物。

雄 黄 Realgar

《神农本草经》

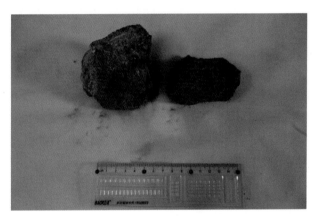

图10-1 雄 黄

【正名】雄黄（见图 10-1）。

【别名】黄金石、石黄、黄石、鸡冠石、熏黄、天阳石。

【藏药方名】东瑞（《四部医典》），董惹（《藏药标准》），玛那西拉、玛尼察、玛尔保质丹、门西、玛乃石察、么布尺点（《晶珠本草》）。

【使用历史】雄黄始载于《神农本草经》，列为中品。《名医别录》曰：雄黄生武都（在今甘肃省）山谷、敦煌山（在今甘肃省）之阳。采无时。《抱朴子》亦云：雄黄当得武都山所出者，纯而无杂，其赤如鸡冠，光明晔晔者，乃可用耳。《本草经集注》称：好者作鸡冠色，不臭而坚实，其黯黑而虚软者，不好也。武都、氐羌是为仇池。宕昌（在甘肃省）亦有，与仇池正同而小劣。《新修本草》曰：容昌、武都者为佳，块方数寸，明澈如鸡冠，或以为枕，服之辟恶。《本草图经》曰：今阶州山中有之（在甘肃省）。形块如丹砂，明澈不夹石，其色如鸡冠者为真。又曰：又阶州接西戎界，出一种水窟雄黄，生于山岩中有水泉流处，其石名青烟石、白鲜石。雄黄出其中，其块大者如胡桃，小者如粟豆，上有孔窍，其色深红而微紫，体极轻虚，而功用胜于常雄黄，丹灶家尤所贵重。以上这些记载均为目前所用雄黄具有的特征及其主要产地，故古今所用雄黄的药物来源完全相符。

【原矿物】雄黄。

【来源】为简单硫化物类矿物雄黄族矿物雄黄。

【采收加工】雄黄在矿中质软如泥，见空气即变坚硬，一般用竹刀剔取其熟透部分，除去杂质

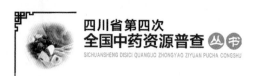
泥土。

【成因及产地】雄黄主产于湖南慈利、石门，贵州郎岱、思南，湖北，甘肃，云南，四川主产于松潘县、西昌市，销全国各地，并出口。

雄黄主要为低温热液、火山热液矿床中的典型矿物，与雌黄紧密共生，还见于温泉沉积和硫质喷气孔的沉积物里。偶尔发现于煤层和褐铁矿层中，为有机质分解所产生的硫化氢与含砷溶液作用的产物。

【性状】呈块状或粒状集合体，多呈不规则块状，全体呈深红色或橙红色，块状表面时常有橙黄色细粉，以手触之易被染成橙黄色。微透明或半透明，晶面具金刚光泽。质较脆，易砸碎，断面红色至深红色，条痕橙黄色，具树脂样光泽。微有特异臭气，味淡（有毒），燃之易熔融成红紫色液体，并产生黄白色烟，有强烈的蒜臭气。精矿粉为粉末状或粉末集合体，质松脆，手捏即成粉，极黄色，无光泽。硬度 1.5 ～ 2，相对密度 3.56。

【鉴别要点】

1. 取本品粉末 10 mg，加水润湿后，加氯酸钾饱和的硝酸溶液 2 mL，溶解后，加氯化钡试液，生成大量白色沉淀。放置后，倾出上层酸液，再加水 2 mL，振摇，沉淀不溶解。

2. 取本品粉末 0.2 g，置坩埚内，加热熔融，产生白色或黄白色火焰，伴有白色浓烟。取玻片覆盖后，有白色冷凝物，刮取少量，置试管内加水煮沸使溶解，必要时滤过，溶液加硫化氢试液数滴，即显黄色，加稀盐酸后生成黄色絮状沉淀，再加碳酸铵试液，沉淀复溶解。

3. 红外光谱鉴别。取 3 g 左右样品粉末装入石英样品杯中，平铺均匀平整，采用积分球漫反射方法按以下条件进行图谱采集：分辨率 8 cm^{-1}，扫描波数范围 10 000 ～ 4 000 cm^{-1}，信号累积扫描 64 次。在 5 145 cm^{-1} 处有水的吸收峰，5 252 cm^{-1} 处有特征吸收峰（见图 10-2）。

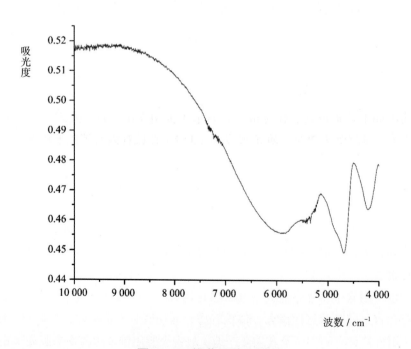

图10-2　雄黄红外光谱法

4. 偏光显微鉴别。雄黄粉末用偏光显微镜观察，在单偏光视野下，颗粒形状为不规则的团块状，颗粒完整，边缘较整齐，边界清晰，光泽性较好，晶体颗粒呈现黄绿色至绿色，透明或半透明；正交偏光镜下光泽度稍弱，呈暗绿色，视野较黑暗，晶体颗粒较大者，可观察到亮绿色光泽，其断面可见彩色样光泽（见图 10-3）。

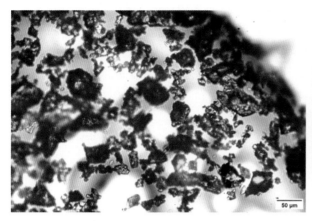
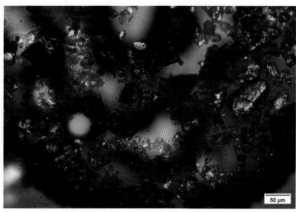

单偏光 　　　　　　　　　　　　　　　正交偏光

图10-3　雄黄粉末偏光显微特征图（标尺为50 μm，放大倍数为40倍）

【品质评价】以块大、色红、质酥脆、有光泽、无杂石者为佳。

【含量测定】取本品粉末约 0.1 g，精密称定，置锥形瓶中，加硫酸钾 1 g、硫酸铵 2 g 与硫酸 8 mL，用直火加热至溶液澄明，放冷，缓缓加水 50 mL，加热微沸 3 ～ 5 min，放冷，加酚酞指示液 2 滴，用氢氧化钠溶液（40 → 100）中和至显微红色，放冷，用 0.25 mol/L 硫酸溶液中和至褪色，加碳酸氢钠 5 g，摇匀后，用碘滴定液（0.05 mol/L）滴定，至近终点时，加淀粉指示液 2 mL，滴定至溶液显紫蓝色。每 1 mL 碘滴定液（0.05 mol/L）相当于 5.348 mg 的二硫化二砷（As_2S_2）。本品砷以二硫化二砷（As_2S_2）计，质量分数不得少于 90.0%。

【药理】

1. 抗菌作用。0.125% 雄黄琼脂平板法，对金黄色葡萄球菌有 100% 的杀灭作用；浓度为 2% 时，对大肠杆菌也有杀灭作用，较同浓度的黄连水溶液为强。雄黄在中成药中也有抑菌作用，含雄黄与不含雄黄成药（如牛黄解毒丸、化毒散、救急散）抑菌作用比较，发现加入雄黄后对杂菌的抑菌率达 61.2%，对真菌抑菌率达 28%。雄黄水浸剂（1:2）在试管内对堇色毛癣菌等多种皮肤真菌有不同程度的抑制作用。2.1% 浓度于黄豆固体培养基，对人型牛型结核分枝杆菌及耻垢杆菌有抑制生成的作用。用菖蒲、艾叶、雄黄合剂烟熏 2 ～ 4 h，对金黄色葡萄球菌、变形杆菌、绿脓杆菌均有杀菌作用。

2. 抗血吸虫作用。感染日本血吸虫尾蚴的小鼠，于感染前 3 d 开始给雄黄、槟榔、阿魏、肉桂合剂 0.2 mL/20 g。感染后继续给药 12 d，成虫减少率达 75.27%，动物无虫率达 14.29%，无雌虫率达 42.86%。

3. 体内过程。对含雄黄的复方制剂中 As_2O_3 的体内吸收与分布进行实验研究，发现经阴道给药的家兔，As_2O_3 在各脏器中主要分布在肝与脾脏，其吸收量为一只家兔连续 7 d 给药后，As_2O_3 在肝中的蓄积量为 0.632 mg。

【毒理】在雄黄中 As_2S_2 质量分数为 90%、可溶性砷为 1.696 mg/g 的情况下，给小鼠灌胃给药的 LD_{50} 为 20.5 g/kg。

【炮制】取原药材，置容器内，加适量水共研成糊状，再加水，搅拌，倾出混悬液。残渣再按

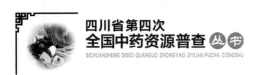

四川矿物药图鉴

上法反复操作数次，合并混悬液，静置，分取沉淀，干燥，研散。

【性味归经】味辛，性温；有毒。归肝、大肠经。

【功能主治】解毒杀虫，燥湿祛痰，截疟。主治痈肿疔疮，蛇虫咬伤，虫积腹痛，惊痫，疟疾。

【用法用量】0.05～0.1 g，入丸散用。外用适量，熏涂患处。

【用药警戒或禁忌】本品辛热有毒，内服宜慎，中病即止，不可多服久服。外用亦不可大面积涂搽或长期持续使用，以免皮肤吸收积蓄中毒。孕妇及阴亏血虚者禁服，其中毒症状主要为上吐下泻。

【收载标准】《中国药典》（1963版、1977版、1985版、1990版、1995版、2000版、2005版、2010版、2015版、2020版）、《贵州省中药材质量标准》（1988年版）。

【贮藏】贮干燥容器内，密闭，置阴凉干燥处。

民族医药使用（藏药）

【名称】董惹、东瑞。

【炮制】除去杂质，研成粗粉，取羊奶15 g与羊肝5 g盛于陶器内，再取雄黄粗粉1 g，用布包好，放于陶器内，加热煮沸，将奶液蒸干一半后，用干净凉水冲洗，洗净奶液后晒干，备用。

【性味归经】味微苦、辛，消化后味甘，性平。

【功能主治】燥湿，杀虫，消炎，止糜烂。治疮疡久烂，痰核及"凶"病和传染病，白喉，瘿瘤。去疮口腐肉，散水银中毒。

【参考文献】

［1］宇妥·元丹贡布.四部医典[M].南京：江苏科学技术出版社，2016.

［2］西藏卫生局等.藏药标准[M].西宁：青海人民出版社，1979.

［3］帝玛尔·丹增彭措.晶珠本草[M].西宁：青海民族出版社，2017.

［4］顾观光辑，杨鹏举校注.神农本草经[M].北京：学苑出版社，2007.

［5］陶弘景.名医别录[M].北京：中国中医药出版社，2013.

［6］葛洪.抱朴子[M].上海：上海古籍出版社，1995.

［7］陶弘景.本草经集注[M].北京：人民卫生出版社，1994.

［8］苏敬.新修本草[M].合肥：安徽科学技术出版社，2005.

［9］苏颂.本草图经[M].合肥：安徽科学技术出版社，1994.

［10］国家药典委员会.中华人民共和国药典[M].北京：中国医药科技出版社，2020.

［11］陈龙，袁明洋，陈科力.常见矿物药近红外漫反射光谱特征归纳与分析[J].中国中药杂志，2016，41（19）：3528-3536.

［12］高天爱，马金安，刘如良.矿物药真伪图鉴及应用[M].太原：山西科学技术出版社，2014：255-259.

［13］国家中医药管理局《中华本草》编委会.中华本草[M]：藏药卷.上海：上海科学技术出版社，2002：30.

［14］岳旺，刘文虎，王兰芬等.中国矿物药的急性毒性（LD_{50}）测定[J].中国中药杂志.1989，14（2）：44.

［15］黄璐琦，李军德，张志杰.新编中国药材学[M].第八卷.北京：中国医药科技出版社，2020.

雌 黄 Orpiment

《神农本草经》

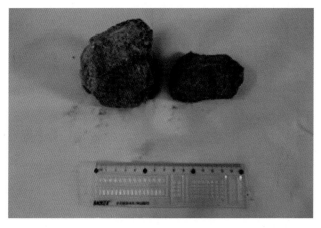

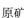

原矿

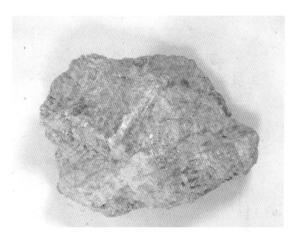

药材

图10-4 雌 黄

【正名】雌黄（见图 10-4）。

【别名】黄安、黄金石、昆仑黄、石黄、天阳石、黄石、鸡冠石、砒黄。

【藏药方名】帕拉（《四部医典》），哈日达拉、达拉（《鲜明注释》），啊肯滴那、哈若达拉（《晶珠本草》），赛尔保智丹、拉尹纳萨（《甘露本草明镜》）。

【使用历史】雌黄始载于《神农本草经》，列为中品。《名医别录》云：生武都山谷，与雄黄同山，生其阴。《雷公炮炙论》曰：雌黄一块重四两，按《乾宁记》云：拆开得千重，软如烂金者，佳。《本草经集注》云：今雌黄出武都仇池者（在甘肃省）谓为武都仇池黄，色小赤，出扶南林邑者（在广西及越南南部）谓昆仑黄，色如金，而似云母甲错，画家所重。李时珍引《丹房镜源》云：于甲上磨之，上色者好，又烧熨斗底，以雌划之，如赤黄线一道者好。根据以上文献记载，可知雌黄具有与雄黄共生、色黄赤、层层解析如云母、质硬、易熔等特点，与现今硫化物类雌黄族矿物雌黄的矿石基本一致。

另外，李时珍尚引《丹房镜源》：能柔五金，干汞，转硫黄，伏粉霜。此与雌黄矿石主要化学组成为三硫化二砷，能与汞及氯化亚汞等产生化学反应等属性相符。

【原矿物】雌黄。

【来源】为硫化物类雌黄族矿物雌黄矿石。

【采收加工】采挖后，除去杂石、泥土。

【成因及产地】产于低温热液矿床中，温泉及火山附近也有存在，形成条件完全与雄黄相似，并且与雄黄辉锦矿等密切共生。产湖南、湖北、贵州、云南、四川、陕西等地。四川主产于松潘县、西昌市等。

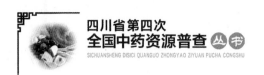
四川矿物药图鉴

【性状】为不规则的块状，大小不一。全体呈柠檬黄色，杂有灰绿色。表面常覆有一层黄色粉末，微有光泽，不平坦。体较重，质脆易碎，断面不平坦。结晶块呈柱状，半透明，有树脂样光泽；含夹杂物则呈灰绿色，不透明，无光泽，微有特异臭气。有毒，勿用口尝。硬度 1.5～2，相对密度 3.4～3.5。

【鉴别要点】

1. 本品粉末黄色或橙黄色，有亮星，结晶多呈暗黄色或暗黄绿色。类方形、类长方形或不规则形，具纹理，半透明。偶有橘红色透明及绿黄色、黄色，黑色不透明块状物。

2. 本晶粉末不溶于水及盐酸，可溶于硝酸，溶液呈黄色；溶于氢氧化钠溶液，溶液呈棕色。燃之易熔融，呈红黑色液体，生黄白色烟，有强烈蒜臭气。冷却后熔融物凝结成红黑色固体。

3. 取本品粉末约 1 g，加氢氧化钠试液 5 mL，浸渍 20 min，取上清液照下法试验：①取上清液加亚硝基铁氰化钠试液 2 滴，溶液立即显紫红色。②取上清液加硝酸银试液，溶液立即显棕黑色沉淀。

4. 取粉末 0.5 g，加稀盐酸 5 mL，放置数分钟，溶液显砷盐的各种反应。置测砷瓶中，加无砷锌粒数个，用醋酸铅棉花过滤，产生气体，管口用溴化汞试纸覆盖严密，室温中放置 20～30 min，即产生黄棕色斑点。

5. 取本品粉末 0.1 g，置厚度为 0.2～0.3 mm 的洁净铝片上，酒精灯外焰加热，供试品因受热而发生烟雾。雌黄的烟雾以青烟、白烟为主，对着铝片吹气，可出现短暂的橙黄烟雾。

6. X-射线粉末衍射指纹图谱。雌黄对照品 5 个特征衍射峰的 2θ 值，分别为 18.535，22.346，24.130，28.028，32.126。供试品图谱中应有与对照图谱一致的 5 个特征衍射峰，并与上所列之数值的偏差（$\Delta 2\theta$）均应小于 ±0.2。

7. 红外光谱鉴别。取 6 g 左右样品粉末装入石英样品杯中，平铺均匀平整，采用积分球漫反射方法按以下条件进行图谱采集：分辨率 8 cm^{-1}，扫描波数范围 10 000～4 000 cm^{-1}，信号累积扫描 64 次。在 5 164 cm^{-1} 处有较大的水吸收峰，特征吸收峰在 4 499 cm^{-1} 处（见图 10-5）。

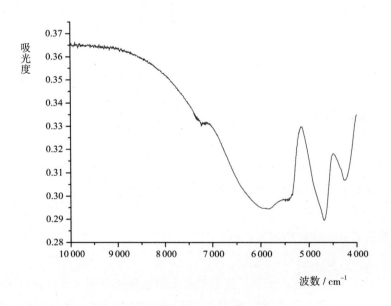

图10-5　雌黄红外光谱图

8.偏光显微鉴别。雌黄粉末用偏光显微镜观察，非均质性强；在单偏光视野下，呈柱粒状结晶，具有顺直及方块立体结构状纹理，呈现柠檬黄色，偶有橘红色透明及绿黄色、黄色、黑色不透明块状物；正交偏光镜下，视野黑暗，晶体整体呈现棕褐色，晶体边缘较薄部位呈半透明，橘黄色或黄绿色光泽，平行消光或斜消光，二轴晶，负光性（见图 10-6）。

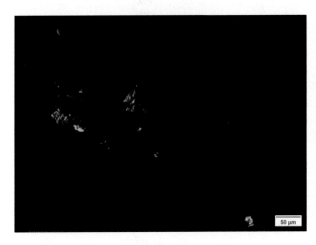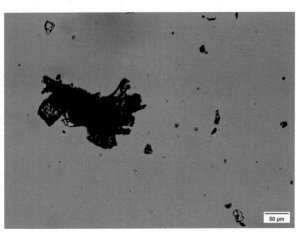

单偏光　　　　　　　　　　　　　　　　　　正交偏光

图10-6　雌黄粉末偏光显微特征图（标尺为50 μm，放大倍数为40倍）

【品质评价】以块大、色黄、半透明、有树脂光泽、质脆者为佳。

【含量测定】精密称取本品粉末 0.1 g，置 250 mL 锥形瓶中，加硫酸钾 1.0 g、硫酸铵 2.0 g 和硫酸 8 mL，用电热板加热溶液至微沸约 10 min，放冷至室温，缓缓加水 50 mL，用电热板加热溶液至微沸约 5 min，放冷至室温，加酚酞指示液 2 滴，用适量质量浓度 40% 氢氧化钠中和至溶液显粉红色，放冷至室温，用适量质量浓度 5% 硫酸中和至溶液褪色。加碳酸氢钠 2.0 g、水 50 mL 与淀粉指示液 2 mL，用碘滴定液滴定至溶液显持久淡紫蓝色。记录碘滴定液消耗的体积，按公式计算样品中三硫化二砷的质量分数。本品三硫化二砷（As_2S_3）的质量分数不得少于 96.0%。

【药理】抗真菌作用。雌黄水浸剂（1∶2）在试管内对黄色毛癣菌、同心性毛癣菌、许兰黄癣菌、奥杜益小芽孢癣菌、铁锈色小芽孢癣菌、红色表皮癣菌、紧密着色芽生菌、星形奴卡菌等皮肤真菌均有不同程度的抑制作用。

【毒理】小鼠静脉注射雌黄煎剂的 LD_{50} 为 3.83 g/kg，中毒表现为拒食、竖毛、肝充血。

【炮制】研成粉末。

【性味归经】味辛，性平；有毒。归肝经。

【功能主治】燥湿，杀虫，解毒。主治疥藓，恶疮，蛇虫咬伤，寒痰咳嗽，虫积腹痛。

【用法用量】内服：入丸，散，每次 0.15 ～ 0.3 g。外用：适量，研磨调敷；或制膏涂。

【用药警戒或禁忌】阴亏血虚及孕妇禁服。

【收载标准】《上海市中药材标准》（1994 年版）、《四川省中药材标准》（2002 年版）、《中药材标准》（2012 年版）、《甘肃省中藏药材标准》（2019—2020 年公示或公告）。

【贮藏】贮干燥容器内，密闭，置通风干燥处。

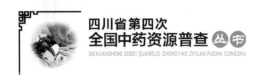

❀ 民族医药使用（藏药）❀

【藏药名称】帕拉，哇拉。

【炮制】取雌黄，除去杂质，捣碎，装入小布袋中，缝口，放置于锅中，加适量山羊奶及山羊肝，用文火煎熬，至山羊奶剩一半时取出，用水多次洗净，晒干。

【药性】味苦、辛，性温，有毒。

【功能主治】燥湿，敛疮。主治恶疮，喉蛾，热疖，瘟疫，糜烂性淋巴结炎。

【参考文献】

［1］青海省食品药品监督管理局.青海省藏药炮制规范[M].西宁：青海人民出版社，2010：25.

［2］陶弘景.本草经集注[M].北京：人民卫生出版社，1994.

［3］梅彪.石药尔雅[M].上海：商务印书馆，1937.

［4］中国医学科学院药用植物研究所等.中药志[M].第六册.北京：人民卫生出版社，1998：388.

［5］宇妥·云丹贡布.四部医典[M].南京：江苏科学技术出版社，2016.

［6］帝玛尔·丹增彭措.晶珠本草[M].西宁：青海民族出版社，2017.

［7］噶玛群培.甘露本草明镜[M].拉萨：西藏人民出版社，2014.

［8］陶弘景.名医别录[M].北京：中国中医药出版社，2013.

［9］杨淞年.中国矿物药图鉴[M].上海：上海科学技术文献出版社，1990：48-50.

［10］高天爱，马金安，刘如良.矿物药真伪图鉴及应用[M].太原：山西科学技术出版社，2014：31-35.

［11］国家药典委员会.香港中药材标准[M].第四册.香港：中华人民共和国香港特别行政区卫生署，2011：381.

［12］国家中医药管理局《中华本草》编委会.中华本草[M].藏药卷.上海：上海科学技术出版社，2002：36.

［13］上海市卫生局.上海市中药材标准[M].上海：上海市卫生局（内部印刷），1994：345.

［14］国家中医药管理局《中华本草》编委会.中华本草[M].第一册第二卷.上海：上海科学技术出版社，1999：391.

［15］郭晓庄.有毒中草药大辞典[M].天津：天津科技翻译出版公司，1992：602.

［16］南京药学院药材学教研组.药材学[M].北京：人民卫生出版社，1960：1281.

［17］岳旺，刘文虎，王兰芬等.中国矿物药的急性毒性（LD_{50}）测定[J].中国中药杂志.1989，14（2）：44.

［18］山东省药品监督管理局.山东省中药材标准[M].济南：山东友谊出版社，2002：264.

［19］安徽省食品药品监督管理局.安徽省中药饮片炮制规范[M].合肥：安徽科学技术出版社，2006：27.

第二节　含铅的矿物药

含铅的矿物药是指其成分中主要含有铅元素的药物，具有消积、杀虫、解毒、燥湿、收敛、生肌等功效，在四川分布有铅粉。

铅 粉 Hydrocerussitum

《神农本草经》

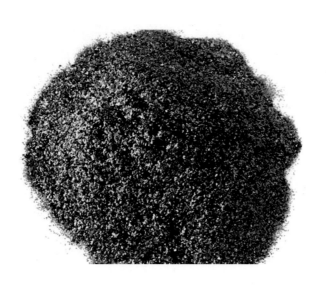

图10-7 铅 粉

【正名】铅粉（见图 10-7）。

【别名】官粉、粉锡、解锡、水粉、胡粉、定粉、锡粉、丹地黄、流丹、鹊粉、流丹白毫、白膏、铅白、宫粉、光粉、白粉、瓦粉、铅华。

【藏药方名】无。

【使用历史】铅粉入药始见于《神农本草经》，原名粉锡，列于下品。早在先秦时期，铅粉已用作白色颜料和化妆粉，简称粉。西汉《黄帝九鼎神丹经》已知取胡粉烧之，令如金色，这就是用铅粉转为铅丹的过程。中国古代制作铅粉起源很早，但文献记述都很简略，葛洪《抱朴子》谓：铅粉……是化铅所作。陶弘景也说：粉锡，即今化铅所作胡粉也。在本草中记载其制作工艺的始于明代，如《本草品汇精要》《本草纲目》都有比较翔实的叙述，其方法大同小异，一般作二步，首先使铅与醋的蒸气作用，生成醋酸铅（即铅霜）；然后将其溶于水中，在碳酸根（CO_3^{2-}）的作用下，沉积而得白色的铅粉。根据其工艺过程和所得物质的性状，可知铅粉主要为碱式碳酸铅。人工制成的铅粉，相当于天然产的水白铅矿，但水白铅矿含杂质较多，不作药用。

【类别】碳酸盐类化合物。

【原矿物】铅粉水白铅矿（碱式碳酸铅）$Pb_3(CO_3)_2(OH)_2$，即 $2PbCO_3 \cdot Pb(OH)_2$ 三方晶系，鳞片状，无色或白色、灰色，金刚或珍珠光泽，底面一组解理完全。硬度 3.5。相对密度 6.14（人工铅粉）或 6.8（矿物实测值）（天然铅粉）。

【来源】为用铅加工制成的碱式碳酸铅。

【采收加工】

1.将卷叠的铅板放入木桶，置于盛稀醋酸的铁锅上，用炭火徐徐加热，经较长时间，铅受醋酸

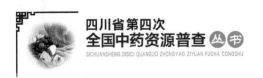
蒸气的作用，先生成碱式醋酸铅，再逢无水碳酸，而成碱式碳酸铅，即为铅粉。

2.用密陀僧100份，醋酸1份及水少许混合，将此混合物盛于水槽中搅拌之，生成碱式醋酸铅，再通过无水碳酸，游离出醋酸，形成碱式碳酸铅。

3.以醋酸铅379份，溶于4倍量的蒸馏水中，过滤；另以结晶碳酸钠286份，溶于10倍量的蒸馏水中，过滤。将醋酸铅滤液注入碳酸钠滤液中，生成碱式碳酸铅沉淀。俟沉淀后，倾去上面清液，集沉淀于滤纸上，用蒸馏水洗净，干燥，即得。

【产地】主产广东佛山，其他地区亦生产，四川主产于会理市。

【性状】本品为白色粉末，有时聚成块状，但手拾即散。不透明。体重，质细腻润滑，手触之染指。无臭，味酸。不溶于水及乙醇，能溶于碳酸及稀硝酸。

【鉴别要点】

1.本品粉末白色，为无数白色（黑色）细小颗粒或无光泽的黑色碎块。

2.不溶于水、乙醇；溶于稀硝酸、醋酸或冷的稀氯化铵溶液。

3.取本品粉末0.5 g，加入醋酸缓冲液（pH3.5）2 mL，待气泡消失后，加水20 mL，摇匀，滤过，取滤液5 mL，加硫化乙酰胺试液数滴，生成棕黑色沉淀。

4.取本品0.5 g，加稀硝酸5 mL，立即产生大量气体。取上述反应后的溶液，滤过，取滤液1 mL滴加碘化钾试液，即生成黄色沉淀，此沉淀溶于热水，冷后又析出黄色结晶。

5.取上述滤液1 mL，滴加铬酸钾试液，即生成黄色沉淀。沉淀在氨试液或稀硝酸中均不溶解，而溶解于氢氧化钠试液。

6.取本品少许，加醋酸溶解，即产生气泡，再加硫酸少许，生成黑色沉淀。

7.本品在闭管中燃烧生成水；在木炭上燃烧生成铅粒。

8.红外光谱鉴别。取6 g左右样品粉末装入石英样品杯中，平铺均匀平整，采用积分球漫反射方法按以下条件进行图谱采集：分辨率8 cm^{-1}，扫描波数范围10 000 ～ 4 000 cm^{-1}，信号累积扫描64次。在4 304 cm^{-1}处有尖峰，为碳酸根的特征吸收峰。在4 412 cm^{-1}、5 249 cm^{-1}和6 918 cm^{-1}处有O—H的特征吸收峰（见图10-8）。

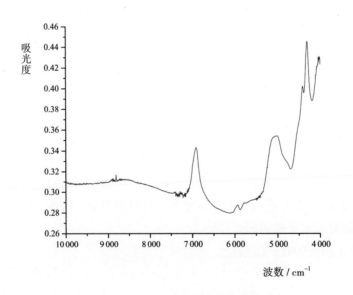

图10-8　铅粉红外光谱图

9.偏光显微鉴别。铅粉粉末用偏光显微镜观察，在单偏光视野下，粉末颗粒极细小，呈不规则圆形小颗粒状，边界清晰，微透明或不透明，无色或褐色；正交偏光镜下视野较暗，晶体颗粒呈紫色光晕，或有星芒样彩色光泽（见图10-9）。

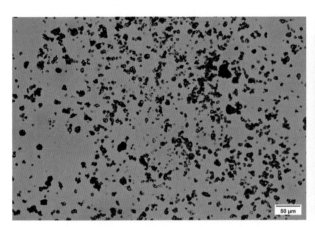 

单偏光 正交偏光

图10-9 铅粉粉末偏光显微特征图（标尺为50 μm，放大倍数为40倍）

【品质评价】以色白、细腻润滑、无杂质者为佳。

【含量测定】主要为碱式碳酸铅，多以$2PbCO_3 \cdot Pb(OH)_2$表示。由于制法不同，组成也时有变化，如以$xPbCO_3Pb(OH)x$表示，x可从1.88至2.72。因原料铅常含杂质，故制成的铅粉也含杂质，常见的杂质有铁、银、铜、砷、锑、锡等。

【药理】收敛作用。能使蛋白质沉淀而起收敛、制泌的作用。

【毒理】成人经口致死量40～50 g；豚鼠口服最小致死量约1.0g/kg；家兔静脉注射致死量为4 mg/kg。

【炮制】生用碾碎成颗粒状。煅用：碾碎撒入锅内，炒至起泡、色洁白，取出摊晾即得。

【性味归经】味甘、辛，性寒；有毒。归脾、肾经。

【功能主治】消积，杀虫，解毒，燥湿，收敛，生肌。主治疳积，虫积腹痛，痢疾，癥瘕，疟疾，疥癣，痈疽疮疡，湿疹，口疮，丹毒，烫伤，狐臭。

【用法用量】外用：适量，研末干撒或调敷；或熬膏贴。内服：研末，0.9～1.5 g，或入丸、散，不入煎剂。

【用药警戒或禁忌】

1.内服宜慎。内服过量，可引起胃肠炎，甚至急性中毒。

2.脏腑虚寒者及孕妇禁服。

3.外用不宜过久。外用过久，经吸收蓄积，可引起腹泻或便秘、贫血等慢性中毒。

【收载标准】《中华人民共和国卫生部药品标准·中药成方制剂》（第一册）、《四川省中药材标准》（1987年版）增补本、《上海市中药材标准》（1994年版）、《北京市中药材标准》（1998年版）、《湖南省中药材标准》（2009年版）、《甘肃省中藏药材标准》（2019—2020年公示或公告）。

四
川
矿
物
药
图
鉴

【参考文献】

［1］尚志钧 . 神农本草经校注 [M]. 北京：学苑出版社，2008.

［2］高晓山 . 中药药性论 [M]. 北京：人民卫生出版社，1992.

［3］韩吉绍 . 黄帝九鼎神丹经诀校释 [M]. 北京：中华书局，2015.

［4］梅彪 . 石药尔雅 [M]. 上海：商务印书馆，1937.

［5］常敏毅 . 日华子本草辑注 [M]. 北京：中国医药科技出版社，2016.

［6］王好古 . 汤液本草 [M]. 北京：中国中医药出版社，2018.

［7］李时珍 . 本草纲目 [M]. 校点本上册 . 北京：人民卫生出版社，1985.

［8］葛洪 . 抱朴子 [M]. 上海：上海古籍出版社，1995.

［9］高天爱，马金安，刘如良 . 矿物药真伪图鉴及应用 [M]. 太原：山西科学技术出版社，2014：105-107.

［10］北京市卫生局 . 北京市中药材标准 [M]. 北京：首都师范大学出版社，1998：179.

［11］杨淞年 . 中国矿物药图鉴 [M]. 上海：上海科学技术文献出版社，1990：104-106.

［12］张贵君 . 常用中药鉴定大全 [M]. 哈尔滨：黑龙江科学技术出版社，1993：679.

［13］湖南省食品药品监督管理局 . 湖南省中药材标准 [M]. 长沙：湖南科学技术出版社，2010：225.

［14］上海市卫生局 . 上海市中药材标准 [M]. 上海：上海市卫生局（内部印刷），1994：246.

［15］南京药学院药材学教研组 . 药材学 [M]. 北京：人民卫生出版社，1960：1305.

［16］四川省卫生厅 . 四川省中药材标准 [M]. 1987 年版增补本 . 成都：成都科技大学出版社，1992：78.

［17］国家中医药管理局《中华本草》编委会 . 中华本草 [M]. 第一册第二卷 . 上海：上海科学技术出版社，1999：417.

［18］温玉麟 . 药物与化学物质毒性数据 [M]. 天津：天津科学技术出版社，1989：265.

［19］江苏省药品监督管理局 . 江苏省中药饮片炮制规范 [M]. 南京：江苏科学技术出版社，2020：518.

第三节　含汞的矿物药

含汞矿物药是指以汞及其化合物为主要成分的一类矿物药，主要有朱砂、银朱、红粉、轻粉、白降丹等，其以 HgS、HgO、Hg_2Cl_2、$HgCl_2$ 等汞化物形式存在。它们的毒性与其溶解度有关，硫化汞类溶解度较小，因此毒性较小，常可内服；氧化汞类和氯化汞类溶解度较大，毒性亦较大，一般仅作外用。四川有朱砂、水银、银朱三种含汞矿物。

朱 砂 Cinnabar

《神农本草经》

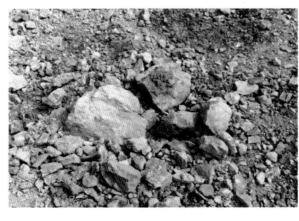

原矿

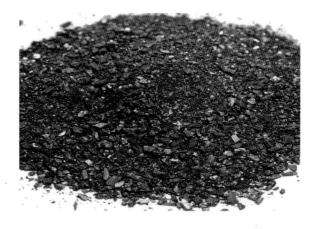

药材

图10-10 朱 砂

【正名】朱砂（见图10-10）。

【别名】丹粟（《山海经》），丹砂（《神农本草经》），赤丹（《淮南子》），汞沙（《石药尔雅》），辰砂（《本草图经》）。

【藏药方名】角拉（《四部医典》），尼其门（《诀窍金升》），加参角拉玛（《蓝琉璃》），角拉玛（《青海省藏药标准》），觉拉（《中国藏药》）。

【使用历史】朱砂始载于《神农本草经》，称丹砂，列为上品。《名医别录》谓：作末名真朱，光色如云母，可折者良。生符陵山谷。陶弘景云：符陵是涪州（今重庆合川、铜梁、武胜、大足等地），接巴郡（今四川境内）南。今无复采者。乃出武陵（今湖北长阳、五峰、鹤峰、来凤）、西川（今四川成都平原及其以北以西地区）诸蛮夷中。皆通属巴地，故谓之巴砂。《仙经》亦用越砂，即出广州临漳者。此二处并好，惟须光明莹澈为佳。如云母片者，谓之云母砂。如霉蒲子、紫石英形者。谓之马齿砂，亦好。《本草图经》叙述了辰州、宜州、阶州三处所产的朱砂，并云：今出辰州（今湖南沅陵一带）、宜州（今广西宜山一带）、阶州（今甘肃武都一带），而辰州者最胜，谓之辰砂。生深山石崖间，上人采之，穴地数十尺，始见其苗，乃白石耳，谓之朱砂床。砂生石上，其块大者如鸡子，小者如石榴子，状若芙蓉头，似箭镞。连床者紫黯若铁色。而光明莹澈，碎之崭岩作墙壁，又似云母片可折者，真辰砂也。无石者弥佳。《本草衍义》曰：辰州朱砂，多出蛮峒。锦州界狤獠峒老鸦井，其井深广数十丈，先聚薪于井，满则纵火焚之。其青石壁迸裂处，即有小龛。龛中自有白石床，其石如玉。床上乃生丹砂，小者如箭镞，大者如芙蓉，其光明可鉴，研之鲜红。砂泊床大者重七八两至十两者。李时珍曰：丹砂以辰（辰水，在今湖南省西部）、锦（锦江，今贵州省东部）者为最。麻阳（今湖南省西郎、沅江支流辰水流域）即古锦州地。佳者为箭铁砂，结不实者为肺砂，细者为朱砂。色紫不染纸者为旧坑砂，为上品；色鲜染纸者为新坑砂，次之。以上文献描述了朱砂的形色产地及性状，说明药用朱砂即为天然辰砂，系热液作用的产物。除

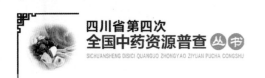

四川矿物药图鉴

在晶洞中呈簇状的晶体或集合体产出外，亦有呈粉末状者，主要在石灰岩、白云岩中与方解石或白云石连生。

【原矿物】辰砂。

【来源】本品为硫化物类矿物辰砂族辰砂。

【采收加工】劈开辰砂矿石，取出岩石中夹杂的少数朱砂。可利用浮选法，将凿碎的矿石放在直径约尺余的淘洗盘内，左右旋转之，因其密度不同，故砂沉于底，石浮于上。除去石质后，再将朱砂劈成片、块状。其片状者称为镜面砂，块状者称豆瓣砂，碎末者称朱宝砂。

【成因及产地】朱砂较常产于石灰岩、板岩、砂岩中。成因以热液矿物为主，同时与沉积有密切关系。含矿地层及岩性分别有石英砂岩、石灰岩、白云岩、泥灰岩等，其中石灰岩和白云岩较常见。从辰汞矿的成因可知，原矿物与石英、方解石、白云石、萤石等共生，其次还有黑辰砂、磁铁矿、方铅矿、磷灰石、沥青质、雄黄、雌黄等，不同产地伴生的矿床和金属元素不同，可能造成朱砂内在质量差异。主产于湖南、湖北、四川、广西、贵州、云南等地。四川主产地为阿坝藏族羌族自治州（简称"阿坝"）、凉山彝族自治州（简称"凉山"）等地。

【性状】本品为粒状或块状集合体，呈颗粒状或块片状。鲜红色或暗红色，条痕红色至褐红色；手触之不染指。不透明或半透明。体重，片状者质脆，易破碎；块状者质较坚硬，不易破碎；粉末状者有闪烁光泽。气味皆无。硬度 2 ～ 2.5，相对密度 8.09 ～ 8.2。

【鉴别要点】

1. 取本品粉末，用盐酸湿润后，在光洁的铜片上摩擦，铜片表面显银白色光泽，加热烘烤后，银白色即消失。

2. 取本品粉末 2 g，加盐酸—硝酸（3：1）的混合溶液 2 mL 使溶解，蒸干，加水 2 mL 使溶解，滤过，滤液显汞盐（《中国药典》通则 0301）与硫酸盐（《中国药典》通则 0301）的鉴别反应。

3. 红外光谱鉴别。取 6 g 左右样品粉末装入石英样品杯中，平铺均匀平整，采用积分球漫反射方法按以下条件进行图谱采集：分辨率 8 cm^{-1}，扫描波数范围 10 000 ～ 4 000 cm^{-1}，信号累积扫描 64 次。在 5 156 cm^{-1} 处有较尖锐的特征吸收峰，在 6 780 cm^{-1} 处有宽峰（见图 10-11）。

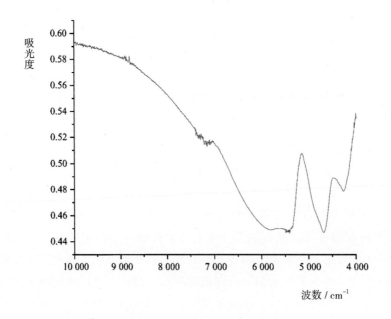

图10-11　朱砂红外光谱图

4. 偏光显微鉴别。朱砂粉末用偏光显微镜观察，表现为非均质性；在单偏光视野下，颗粒尺寸 1～50 μm，呈柱状解理发育，粒状，具有朱红色内反射，集合体呈团块状、细脉状，沿裂隙充填，解离弱，主要色调为红色，光泽性强，且显示出一定的橘红色；在正交偏光显微镜下，随方向不同颜色略有差异，即具有多色性，呈现颜色为暗红色，视野较黑暗，可见规律的条状解离纹理，且断面观察到彩色光。消光性：四次消光；多色性较弱，一轴晶，正光性（见图 10-12）。

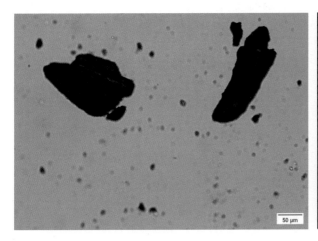 

单偏光 　　　　　　　　　　　　　　　　　正交偏光

图10-12　朱砂粉末偏光显微特征图（标尺为50 μm，放大倍数为40倍）

【品质评价】以色鲜红、有光泽、半透明、体重、质脆、无杂质者为佳。

【含量测定】取本品粉末 0.3 g，精密称定，置锥形瓶中，加硫酸 10 mL 与硝酸钾 1.5 g，加热使溶解，放冷，加水 50 mL，并加 1% 高锰酸钾溶液至显粉红色，再滴加 2% 硫酸亚铁溶液至红色消失后，加硫酸铁铵指示液 2 mL，用硫氰酸铵滴定液（0.1 mol/L）滴定。每 1 mL 硫氰酸铵滴定液（0.1 mol/L）相当于 11.63 mg 的硫化汞（HgS）。本品硫化汞（HgS）的质量分数不得少于 96.0%。

【药理】

1. 镇心安神、抗惊厥。金阳等探讨朱砂安神丸水煎剂对失眠大鼠睡眠时相的影响，分中、高剂量的朱砂安神丸水煎剂可明显减少失眠大鼠的觉醒时间，延长失眠大鼠总睡眠时间，对失眠大鼠的睡眠有明显改善作用。

2. 抗心律失常。李钟文等考察朱砂、朱砂安神丸及去朱砂之朱砂安神丸的抗心律失常作用与镇心安神功效的关系。发现朱砂安神丸药效远强于去朱砂之朱砂安神丸，肯定了朱砂在处方中君药的地位。

3. 对脑损伤的保护作用。朱坤杰等研究朱砂雄黄在安宫牛黄丸抗大鼠脑损伤中的作用及机制，确定了朱砂对脑损伤的保护作用。

【毒理】四川产朱砂（煎剂），小鼠急性静脉注射 LD_{50} 为 12.10 g/kg，9.5 g/kg（相当于成人剂量的 500 倍）。1 次给小鼠灌胃，水飞朱砂、研磨朱砂在给药 48 h 之内均未见任何中毒症状及死亡；上述各组给药 10 d，剂量同上，各组肝、肾的含量高于血汞含量，以肾脏为最高。

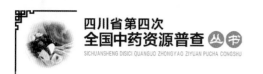

【炮制】

1. 用吸铁石吸净铁屑，研成细粉。

2. 用水飞法制成极细的粉末。

3. 以绢袋盛砂，用荞麦灰淋汁煮 3 h，取出，流水浸洗过，研粉水飞晒用。

【性味归经】味甘，性凉；有毒。归心、脾、肺、肾经。

【功能主治】镇心安神，清热解毒，明目。主治癫狂，惊悸，心烦，失眠症，眩晕，目昏，肿毒，疮疡。

【用法用量】内服：研末，0.3～1 g；或入丸剂；或拌染他药（如茯苓、茯神、灯芯等）同煎。外用：适量。

【用药警戒或禁忌】本品有毒，内服不宜过量和持续服用，孕妇禁服。入药忌用火煅。

【收载标准】《中国药典》（2020 年版）一部、《中国药典》（2010 年版）一部、《贵州省中药材质量标准》（1988 年版）、《四川省中药材标准》（1987 年版）增补本、《藏药标准》（西藏、青海、四川、甘肃、云南、新疆六局合编）、《香港中药材标准》第四册。

【储藏】贮干燥容器内，置阴凉干燥处，防尘。

民族医药使用（藏药）

【名称】角拉。

【炮制】洗清杂物，砸成青稞般大小，煅烧于铁锅内，烧至黑褐色，无烟为止。

【性味归经】味微甘而涩，消化后味甘。

【功效主治】消炎，舒筋。主治筋络病、骨松质缺血、骨折、骨结核。

【参考文献】

［1］青海省食品药品监督管理局.青海省藏药炮制规范[M].西宁：青海人民出版社，2010：7.

［2］张保国.矿物药[M].北京：中国医药科技出版社，2005：149.

［3］国家中医药管理局《中华本草》编委会.中华本草[M].藏药卷.上海：上海科学技术出版社，2002：18.

［4］李时珍.本草纲目[M].校点本上册.北京：人民卫生出版社，1985：640.

［5］南京中医药大学.中药大辞典[M].上海：上海科学技术出版社，2006：1233.

［6］国家药典委员会.中华人民共和国药典[M].北京：中国医药科技出版社，2020：143.

［7］杨淞年.中国矿物药图鉴[M].上海：上海科学技术文献出版社，1990：39–40.

［8］高天爱，马金安，刘如良.矿物药真伪图鉴及应用[M].太原：山西科学技术出版社，2014：214–217.

［9］黄璐琦，李军德，张志杰.新编中国药材学[M].第八卷.北京：中国医药科技出版社，2020.

水 银 Hydragyrum

《五十二病方》

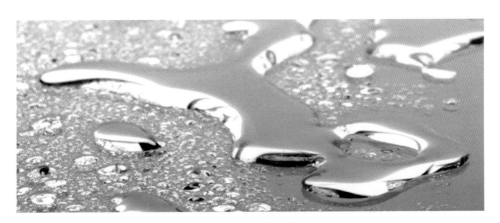

图10-13 水 银

【正名】水银（见图10-13）。

【别名】白澒（《淮南子》），姹女（《周易参同契》），澒（《广雅》），汞（《名医别录》），铅精、神胶、元水、流珠、元珠、赤汞、砂汞（《石药尔雅》），灵液（《本草纲目》）、圣液（《矿物中药与临床》）。

【藏药方名】无。

【使用历史】水银首见于《五十二病方》。《神农本草经》列为中品。《名医别录》记载：一名汞，生符陵（今重庆彭水、黔江一带）平土，出于丹砂。陶弘景云：今水银有生熟。此云生符陵平土者，是出朱砂腹中，亦别出沙地，皆青白色，最胜。出于丹砂者，是今烧粗末朱砂所得，色小白浊，不及生者。《本草图经》曰：《经》云出于丹砂者，乃是山石中采粗次朱砂，作炉置砂于中，下承以水，上覆以盎器，外加火煅养，则烟飞于上，水银溜于下，其色小白浊。陶隐居云：符陵平土者，是出朱砂腹中。亦别出沙地，皆青白色，今不闻有此。李时珍曰：其状如水似银，故名水银。

【原矿物】辰砂，汞。

【来源】本品为液态金属汞。天然汞矿不多见，通常用辰砂矿石加热蒸馏制得。主含单体金属元素汞（Hg）。

【采收加工】天然汞矿不多见，通常用辰砂矿石加热蒸熘制得。主含单体金属元素汞（Hg）。

【成因及产地】汞是自然生成的元素，在常温常压下以液态金属的形式存在。主产于云南、贵州、四川、山西、陕西、湖南等地。四川主产于盐源县。

【性状】本品在常温下为不透明的重质液体。全体呈银白色，具金属光泽。质重。极易流动或分裂为小球，流过处不留污痕，不粘手。遇热易挥发。无臭。相对密度13.6。沸点358℃，零下39℃可凝固成金属样固块。

【鉴别要点】

1.本品不溶于水、醇、盐酸，可溶于硝酸，热浓硫酸中形成汞盐。

2.与硫黄研磨形成灰黑色粉末（硫化汞）；能与多种金属如钾、钠、银、金、锌等形成合金，

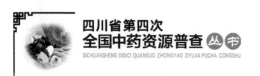
四川矿物药图鉴

称汞齐。因组成不同，汞齐可以呈液态或固态。

3. 取本品少许，置带塞试管中，加热，则有汞的小球凝结于管壁上，如开口加热则完全挥发。

4. 取本品 0.5 g，滴加适量硝酸溶液后，溶液显汞盐（中国药典 2010 年版一部附录 28 页）的鉴别反应。

5. 以手拭之，如粘手上，并呈豆腐片状物，则说明其中含有铅等杂质，质量差。

【品质评价】以银白色、光亮、流动灵活、在纸面流过无痕迹者为佳。

【含量测定】取本品 0.4 g，精密称定，置锥形瓶中。加硝酸与蒸馏水的等容混合液 20 mL，溶解后缓缓加热，至不再发生棕色的蒸气，溶液澄明，放冷，加蒸馏水 150 mL，并加 1% 高锰酸钾溶液至显粉红色，再加少许硫酸亚铁使红色消失，加硫酸铁铵指示液 2 mL，用硫氰酸铵液（0.1 mol/L）滴定，即得。每 1 mL 的硫氰酸铵液（0.1 mol/L）相当于 10.03 mg 的汞。本品汞的质量分数不得少于 99.9%。

【药理】水银的化合物有消毒、泻下、利尿作用，现已不用或罕用。元素汞不产生药理作用，解离后的汞离子能与病原微生物呼吸酶中巯基结合而干扰细胞的代谢功能，最后使其窒息而被杀灭，故有杀虫、消毒、防腐之功效。

【毒理】小量常服有蓄积性，最小致死量 70 mg。

【炮制】

水银：原品入药；或用时将水银与硫黄共研成粉末；或与桃仁、苦杏仁、核桃仁等有油性药物共研成末。

制水银：取纯铅置容器内，加热熔化，用铁铲拨去上层黑渣，倒入水银搅匀后倒出，放凉，研成细粉。每 100 kg 水银，用铅 40 kg。

【性味归经】味辛，性寒；有毒。归心、肝、肾经。

【功能主治】杀虫，攻毒。主治疥癣、梅毒、恶疮、痔瘘等。

【用法用量】外用适量，与他药研细末点，搽患处。

【用药警戒或禁忌】

1. 本品大毒，不宜内服。外用亦不可过量或久用。用于溃疡创面时尤须注意，以免吸收中毒。

2. 孕妇禁用，年迈体弱者慎用。

3. 畏信石，不宜与白砒石、红砒石同用；畏砒霜。

4. 生产、炮制加工时，注意防护。

5. 本品系毒性中药，应遵照《医疗用毒性药品管理方法》的有关规定使用。

【收载标准】《辽宁省中药饮片炮制规范》（1975 年版）、《甘肃省中药饮片炮制规范》（1980 年版）、《云南省中药饮片炮制规范》（1986 年版）、《全国中药炮制规范》（1988 年版）、《天津市中药饮片炮制规范》（2005 年版）、《广西中药饮片炮制规范》（2007 年版）、《上海市中药饮片炮制规范》（2008 年版）、《江西省中药饮片炮制规范》（2008 年版）、《湖南中药饮片炮制规范》（2010 年版）、《山东省中药饮片炮制规范》（2012 年版）、《黑龙江省中药饮片炮制规范》（2012 年版）、《天津市中药饮片炮制规范》（2012 年版）。

【贮藏】贮存于干燥容器，密封，置阴凉干燥处。专柜保管。

【参考文献】

［1］甘肃省食品药品监督管理局. 甘肃省中药材标准 [M]. 兰州：甘肃文化出版社，2009：365.

［2］湖南省食品药品监督管理局.湖南省中药材标准[M].2009年版.长沙：湖南科学技术出版社，2010：268.

［3］刘安.淮南子[M].哈尔滨：北方文艺出版社，2018.

［4］魏伯阳.周易参同契[M].长沙：岳麓书社，2012.

［5］陶弘景.名医别录[M].北京：人民卫生出版社，1986.

［6］国家中医药管理局《中华本草》编委会.中华本草[M].第一册第二卷.上海：上海科学技术出版社，1999：395.

［7］李时珍.本草纲目[M].校点本上册.北京：人民卫生出版社，1985：523.

［8］苏颂.本草图经[M].合肥：安徽科学技术出版社，1994.

［9］高天爱，马金安，刘如良.矿物药真伪图鉴及应用[M].太原：山西科学技术出版社，2014.

［10］郭晓庄.有毒中草药大辞典[M].天津：天津科技翻译出版公司，1992：124.

［11］中国医学科学院药用植物研究所等.中药志[M]：第六册.北京：人民卫生出版社，1998：304.

［12］江西省食品药品监督管理局.江西省中药饮片炮制规范[M].2008年版.上海：上海科学技术出版社，2009：526.

［13］河南省食品药品监督管理局.河南省中药饮片炮制规范[M].郑州：河南人民出版社，2005：492.

［14］四川省卫生厅.四川省中药材标准[M].成都：四川人民出版社.1987：62.

［15］上海市食品药品监督管理局.上海市中药饮片炮制规范[M].上海：上海科学技术出版社，2008：331.

［16］贵州省卫生厅.贵州省中药材质量标准[M].1988年版.贵阳：贵州人民出版社，1990：31.

银 朱 Vermilion

《本草纲目》

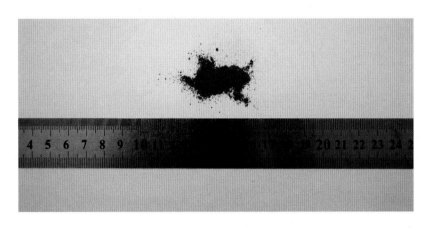

图10-14 银 朱

【正名】银朱（见图10-14）。

【别名】灵砂（《证类本草》），心红（《本草蒙筌》），水华朱（《胡演升丹炼药秘诀》），猩红、紫粉霜（《本草纲目》）。

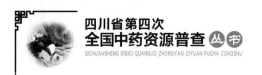

【藏药方名】无。

【使用历史】银朱始载于《本草纲目》。又称灵砂、心红、水华朱、猩红、紫粉霜。李时珍释名曰：昔人谓水银出于丹砂，熔化还复为朱者，即此也，名亦由此。

【原矿物】汞矿。

【来源】人工制成的赤色硫化汞。

【采收加工】由汞和硫经加热升华而得。

【成因及产地】主产贵州省贵阳市、思南县及四川、重庆。四川主产于九寨沟县。

【性状】本品为细粒或细粉状。红色、朱红色。具较强光泽。体重、质细腻、滑润、疏松，手触之染指，吸湿易结块。无臭、无味。

【鉴别要点】

1. 取本品粉末，用盐酸湿润后，在光洁的铜面上摩擦，铜面表面显银白色光泽。加热烘烤后，银白色即消失。

2. 本品不溶于水、盐酸与硝酸，易溶于王水及硫酸钠溶液。

3. 取本品 1 小块，微火逐渐加热，由棕色变黑色即停止加热，放冷后应恢复紫红色。

4. 红外光谱鉴别。取 6 g 左右样品粉末装入石英样品杯中，平铺均匀平整，采用积分球漫反射方法按以下条件进行图谱采集：分辨率 8 cm^{-1}，扫描波数范围 10 000 ～ 4 000 cm^{-1}，信号累积扫描 64 次。在 4 480 cm^{-1} 处有小且宽的吸收峰，5 272 cm^{-1} 处有较小的吸收峰（见图 10-15）。

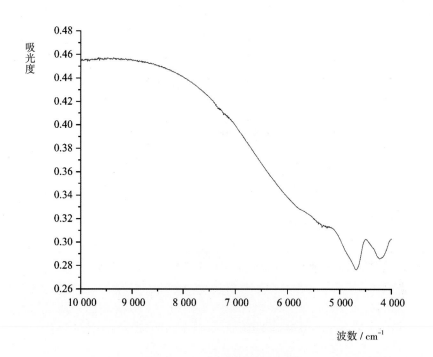

图10-15　银朱红外光谱图

5. 偏光显微鉴别。银朱粉末用偏光显微镜观察，在单偏光视野下，晶体颗粒呈极高的凸起，个体呈板柱状，观察到柱状方晶颗粒，无色透明或半透明，大颗粒晶体具有彩色光泽，大部分颗粒呈现橘红至橘黄色；在正交偏光镜下似荧光鲜红色，晶体颗粒光泽性较强；具有多色性；平行消光；

正延性（见图 10-16）。

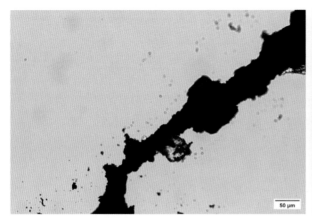 

单偏光　　　　　　　　　　　　　　　　　　　正交偏光

图10-16　银朱粉末偏光显微特征图（标尺为50 μm，放大倍数为40倍）

【品质评价】以体重、色红、鲜艳者为佳。

【药理】暂缺。

【毒理】暂缺。

【炮制】升炼银朱，用石亭脂 1 000 g，新锅内熔化，次下水银 500 g，炒作青砂，头炒不见星，研末，罐盛，石板盖住，铁线缚定，盐泥固济，大火煅之，待冷取出，贴罐者为银朱，贴口者为丹砂。

【性味与归经】味辛、性温；有毒；归心、肺、胃经。

【功能主治】攻毒，杀虫，燥湿，祛痰。主治疥癣，湿疮，痈疽，肿毒，溃疡，结胸，小儿内灼。

【用法用量】外用：研末调敷。内服：研末用微量入丸、散。

【用药警戒或禁忌】本品有毒，内服宜慎。《本草经疏》载：灵砂，凡胃虚呕吐，伤暑霍乱，肺热生痰，病属于虚，非关骤发者，咸在所忌。

【收载标准】《上海市中药材标准》（1994 年版）。

【贮藏】贮干燥容器内，置干燥处。

【参考文献】

［1］南京中医药大学 . 中药大辞典 [M]. 上海：上海科学技术出版社，2006.

［2］国家中医药管理局《中华本草》编委会 . 中华本草 [M]. 蒙药卷 . 上海：上海科学技术出版社，1999：49.

［3］贵州省卫生厅 . 贵州省中药材质量标准 [M]. 贵阳：贵州人民出版社，1988：67.

［4］上海市卫生局 . 上海市中药材标准 [M]. 上海：上海市卫生局（内部印刷），1994.

［5］吉林省卫生厅 . 吉林省药品标准 [M]. 长春：吉林科学技术出版社，1987：276.

［6］高天爱，马金安，刘如良 . 矿物药真伪图鉴及应用 [M]. 太原：山西科学技术出版社，2014.

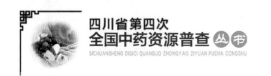
四
川
矿
物
药
图
鉴

第四节　含铜的矿物药

　　铜类矿物药是以单质铜及铜化合物为主要有效成分的一类临床应用十分广泛的矿物药，其种类较多，在临床运用上一直受到历代医药学家的重视。在四川有铜绿、胆矾、铜三种含铜矿物。

铜　绿 Malachitum

《嘉祐本草》

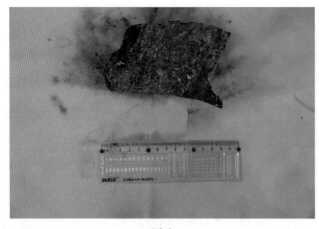

原矿

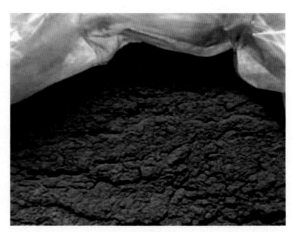

药材

图10-17　铜　绿

　　【正名】铜绿（见图 10-17）。

　　【别名】铜青（《抱朴子》），生绿（《经验方》）。

　　【藏药方名】无。

　　【使用历史】《本草拾遗》曰：生熟铜皆有青，即是铜之精华，大者即空绿，以次空青也。铜绿独在铜器上，绿色者是。《本草纲目》曰：近时人以醋制铜生绿，取收晒干货之。综上所述，可知铜绿系铜器与空气中二氧化碳、水蒸气或醋酸起化学作用而生成的绿色锈衣。

　　【原矿物】单斜晶系孔雀石。

　　【来源】铜器表面经二氧化碳或醋酸作用后生成的绿色碱式碳酸铜。此外，尚有一种加工铜绿，系用铜绿粉或绿青（即天然产的碱式碳酸铜）与熟石膏加水拌和压扁，切成块状，喷以高粱酒，使表面产生绿色而成。

【采收加工】取铜器久置潮湿处，或用醋喷在铜器上，至表面产生青绿色铜锈，刮取、干燥即为铜绿。

【成因及产地】各地皆产。四川主产于会理市。

【性状】为细丝状或小颗粒状的结晶性粉末。翠绿色，体重，质松脆，气微，味微涩。能溶于水及酸，不溶于醚。加工铜绿呈长方形块状，长约 5 cm，宽约 2 cm，厚约 5 mm。外表绿色，里面土黄色或淡绿色。质硬而脆。无臭，无味。

【鉴别要点】

1. 取本品粉末少许，置坩埚中加热，产生绿色火焰。

2. 取本品粉末约 1 g，加入 10 mL 稀盐酸，即泡沸，产生大量气体，将此气体通入氢氧化钙试液中，即生成白色沉淀（《中国药典》2020 年版四部通则 35 页 0301 一般鉴别试验）。

3. 取上述反应后的溶液，滤过。①取滤液滴加氨试液，生成淡蓝色沉淀；再加过量的氨试液，沉淀即溶解，呈深蓝色溶液。②取滤液，加亚铁氰化钾试液，即显红棕色（《中国药典》2020 年版四部通则 35 页 0301 一般鉴别试验）。

4. 本品水溶液遇硫化氢生成黑色沉淀。

5. 红外光谱鉴别。取 6 g 左右样品粉末装入石英样品杯中，平铺均匀平整，采用积分球漫反射方法按以下条件进行图谱采集：分辨率 8 cm^{-1}，扫描波数范围 10 000 ～ 4 000 cm^{-1}，信号累积扫描 64 次。在 5 237 cm^{-1} 和 4 407 cm^{-1} 处有 O—H 的特征吸收峰，CO$_3^{2-}$ 的特征吸收在 4 240 cm^{-1} 的小尖锐峰处（见图 10-18）。

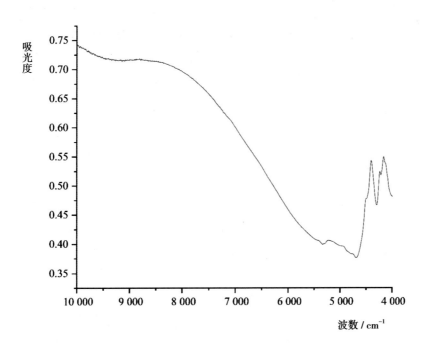

图10-18 铜绿红外光谱图

7. 偏光显微鉴别。铜绿粉末用偏光显微镜观察，在单偏光视野下，见细针状、柱状、粒状个体，晶粒为灰绿色调，边缘近无色；在正交偏光镜下，观察到灰色光团，晶体颗粒呈现以黄色、

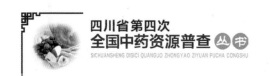

蓝色为主的彩色光泽。具多色性，个体更细小时，多色性不明显；近平行消光；正延性（见图10-19）。

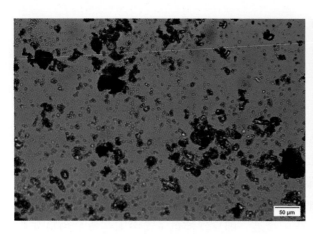
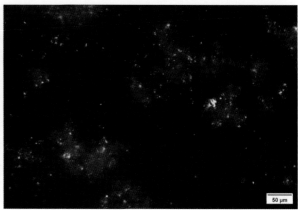

单偏光 　　　　　　　　　　　　　　　　　正交偏光

图10-19　铜绿粉末偏光显微特征图（标尺为50 μm，放大倍数为40倍）

【品质评价】以绿色、粉末状、无杂质者为佳。

【含量测定】取本品 1.1 g，精密称定，加稀硫酸 15 mL 使溶解，加水 100 mL，转移至 250 mL 量瓶中，加水至刻度，摇匀，滤过，精密量取续滤液 25 mL，置 250mL 锥形瓶中，加无水乙醇 25 mL，加 0.2% PAN 指示剂溶液。本品铜（Cu）的质量分数不得少于 25.0%。

【药理】能与蛋白质结合而成不溶性的蛋白化合物而沉淀，故其浓溶液对局部黏膜具有腐蚀作用，稀溶液则有收敛制泌作用。内服后能刺激胃壁神经，经反射至延髓呕吐中枢，引起反射性呕吐，故又为催吐药。

【毒理】小鼠静脉注射，LD_{50} 为 14.7 g/kg。

【炮制】取原药材，去净杂质，研成细粉，过 100 目筛。

【性味与归经】味酸、涩，微寒；小毒。归肝、胆经。

【功能主治】明目退翳，涌吐风痰，解毒祛腐，杀虫止痒。主治目翳，眼睑糜烂，中风痰壅，痈疽，鼻息肉，喉痹，牙疳，廉疮，狐臭，顽癣，痔瘘。

【用法用量】外用：研末撒或调敷。内服：入丸、散，3～5 g。

【用药警戒或禁忌】

1. 体弱血虚者忌服。

2. 不可多服，多量可引起剧烈呕吐、腹痛、血痢、痉挛等症，严重的可致虚脱。

【收载标准】《山东省中药材标准》（2012 年版）、《北京市中药材标准》（1998 年版）、《湖南省中药材标准》（2009 年版）、《湖北省中药材质量标准》（2018 年版）。

【贮藏】贮干燥容器内，密闭，置干燥处，防潮。

⚛ 民族医药使用（藏药）⚛

【名称】马息正扎，马恰正扎，邦玛，玛儿根。

【功能主治】治"黄水"病，食物中毒，脱发秃头，胬肉不敛，睾丸病（《藏本草》《中国藏药》）。

⚛ 民族医药使用（蒙药）⚛

【名称】吉森 – 吉卜。

【性味与归经】味酸、涩，性平。有毒。

【功能主治】去翳，止腐，提脓，燥协日乌素，愈伤，主治云翳，创伤，癣，协日乌素病。

⚛ 民族医药使用（维药）⚛

【名称】密斯德提。

【药性】四级干热，味酸、涩。

【功能主治】生干生热，除脓清疮，赤肤起泡，祛腐愈伤，软坚除肉，燥湿收敛，消除瘢痕。主治湿寒性或黏液质性疾病，如脓疡性皮肤病、白癜风、疮疡腐烂、痔疮、肛瘘及各种瘢痕等。

【参考文献】

［1］郭晓庄 . 有毒中草药大辞典 [M]. 天津：天津科技翻译出版公司，1992：503.

［2］李时珍 . 本草纲目 [M]. 校点本上册 . 北京：人民卫生出版社，1985.

［3］高天爱，马金安，刘如良 . 矿物药真伪图鉴及应用 [M]. 山西：山西科学技术出版社，2014.

［4］中华人民共和国卫生部药政管理局等 . 中药材手册 [M]. 北京：人民卫生出版社，1992：756.

［5］河南省食品药品监督管理局 . 河南省中药饮片炮制规范 [M]. 郑州：河南人民出版社，2005：538.

［6］国家中医药管理局《中华本草》编委会 . 中华本草 [M]. 蒙药卷 . 上海：上海科学技术出版社，1999：48.

［7］湖北省食品药品监督管理局 . 湖北省中药材质量标准 [M]. 北京：中国医药科技出版社，2018：212.

［8］杨淞年 . 中国矿物药图鉴 [M]. 上海：上海科学技术文献出版社，1990.

［9］内蒙古自治区卫生厅 . 内蒙古中药材标准 [M]. 呼和浩特：内蒙古自治区卫生厅（内部印刷），1988：195.

［10］贾敏如，张艺 . 中国民族药词典 [M]. 北京：中国医药科技出版社，2013：516.

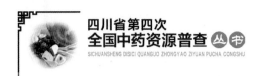
胆 矾 Chalcanthitum

《神农本草经》

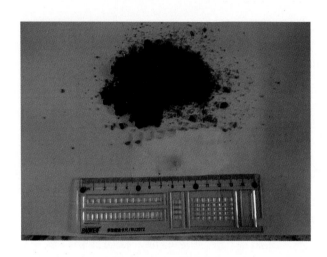

图10-20 胆 矾

【正名】胆矾（见图 10-22）。

【别名】石胆、毕石（《神农本草经》），君石（《李当之本草》），黑石、铜勒（《吴普本草》），碁石、棋石（《名医别录》），立制石（《本草经集注》），石液、制石液（《石药尔雅》），胆子矾（《本事方》），鸭嘴胆矾（《济生方》），翠胆矾（《本草蒙筌》），蓝矾、云胆矾（《中药材手册》），石胆矾（《四川中药志》），兰矾（《山西中草药》）。

【藏药方名】劈半（《四部医典》），南拉退卡（《鲜明注释》），莎卡字、尼拉托塔、撒合孜、撒合然木孜、措尔温、萨卡仁字、粗俄（《甘露本草明镜》），布合班、伯半（《青海省藏药炮制规范》），百完（《中国藏药》）。

【使用历史】胆矾始载于《神农本草经》，原名石胆，列为上品。《本草经集注》曰：今人时有采者，其色青绿，状如琉璃而有白文，易破折。梁州（今陕西、四川一带）、信都（今河北）无复有。俗用乃以青色矾石当之，殊无仿佛。《新修本草》云：此物出铜处有，形似曾青，兼绿相间。味极酸、苦。磨铁作铜色，此是真者。又云：真者出蒲州（今山西）虞乡县东亭谷窟及薛集窟中，有块如鸡卵者为真。《本草图经》曰：生于铜坑中，采得煎炼而成。又有自然生者，尤为珍贵。并深碧色。李时珍曰：石胆出蒲州山穴中，鸭嘴色者为上，俗呼胆矾；出羌里者，色少黑次之；信州又次之。此物乃生于石，其经煎煮，即多伪也。但以烧之成汁者，必伪也。据上述可知，宋代以前所用胆矾都为自然生成的矿物，宋代因原矿物极少，始用人工煎炼乃至人工制造的胆矾。

【原矿物】胆矾。

【来源】本品为三斜晶系硫酸盐类胆矾族矿物胆矾的矿石。主含五水硫酸铜（$CuSO_4 \cdot 5H_2O$）；开采铜、铅、锌等矿时选取，或用硫酸作用于铜片或氧化铜制成的五水硫酸铜结晶。

【采收加工】可于铜矿中挖得，选择蓝色、有玻璃光泽之结晶即可。又常存于矿水，蒸去水分即得。人工制造者，可用硫酸作用于铜片或氧化铜而制得。

【成因及产地】为含铜硫化物的氧化产物。常见于干燥地区铜矿床氧化带中，为次生矿物。开采后选择蓝色、有玻璃光泽之结晶体即可。四川主产于凉山、广元。人工制造之胆矾是选用铜屑、硫酸和水或氧化铜加热制备而成。

【性状】本品呈不规则斜方扁块状、棱柱状。表面不平坦，有的面具纵向纤维状纹理。淡蓝色或深蓝色，条痕白色或淡蓝色。半透明至透明。具玻璃光泽。质脆易碎，碎块呈棱柱形。气微，味涩。硬度 2.5。相对密度 2.1 ~ 2.3。

【鉴别要点】

1. 本品呈淡蓝色或淡绿色，不规则透明碎块近无色或淡蓝绿色，棱角清晰，边缘色暗；粉末呈灰黄绿色或淡黄绿色，微显光泽。用水和稀甘油装片，置显微镜下观察：①柱晶极多，细长，有时略呈针状，单根或数根成束，多已碎断，少数柱晶微弯曲或不甚平直，无色，透明。②颗粒状结晶，较细小，不规则形碎块状，少数呈类方形或多角形，无色，有时细小的颗粒状晶体相聚成松散的团块。

2. 置空气中放置易风化，易溶于水和甘油，不溶于乙醇。

3. 取本品加热灼烧，失去结晶水变为白色，遇水则又变蓝色。

4. 取本品约 1 g，加水 20 mL 使溶解，滤过，滤液显铜盐与硫酸盐（《中国药典》2010 年版一部附录 29 页、《中国药典》2020 年版四部 109 页硫酸盐检查法）的鉴别反应。

5. 红外光谱鉴别。取 6 g 左右样品粉末装入石英样品杯中，平铺均匀平整，采用积分球漫反射方法按以下条件进行图谱采集：分辨率 8 cm⁻¹，扫描波数范围 10 000 ~ 4 000 cm⁻¹，信号累积扫描 64 次。在 6 597 cm⁻¹ 和 5 923 cm⁻¹ 处有二重宽特征峰，在 4 984 cm⁻¹ 处也有一个较宽的特征峰（见图 10-21）。

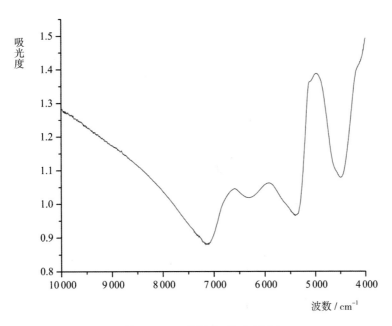

图10-21 胆矾红外光谱图

6. 偏光显微鉴别。胆矾粉末用偏光显微镜观察，在单偏光视野下，呈小板状及片状或不规则块状，无色至淡蓝色，胆矾表面有纵向交错的纹理，且附着少量更细小的颗粒物；在正交偏光镜下，呈无色透明样或白色强烈光亮，中部较厚部位呈紫红色至黑色（见图 10-22）。

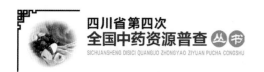
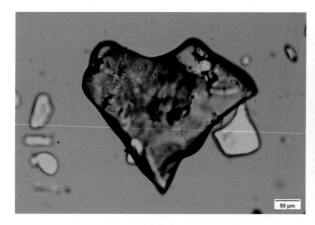

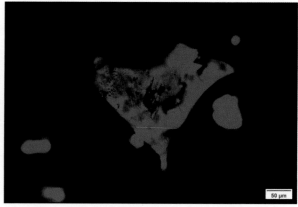

单偏光　　　　　　　　　　　　　　　　　正交偏光

图10-22　胆矾粉末偏光显微特征图（标尺为50 μm，放大倍数为40倍）

【品质评价】以块大、色深蓝、透明、质脆、无杂质者为佳。

【含量测定】取本品粉末 0.5 g，精密称定，置 250 mL 碘量瓶中。加水 100 mL 溶解后，加 1 mol/L 醋酸溶液 5 mL 和饱和的氟化钠溶液 10 mL。加碘化钾 1 g，摇匀后，暗处放置 5 min，立即用硫代硫酸钠滴定液（0.1 mol/L）滴定至溶液显淡黄色。加淀粉指示液 3 mL，继续滴定至溶液显浅蓝色。加入 10% 硫氰酸钾溶液 10 mL，剧烈振摇后滴定至浅蓝色消失而显米白色。每 1 mL 硫代硫酸钠滴定液（0.1 mol/L）相当于 24.97 mg 的 $CuSO_4 \cdot 5H_2O$。本品五水硫酸铜（$CuSO_4 \cdot 5H_2O$）的质量分数不得少于 90.0%。

【药理】

1. 利胆作用。胆管引流的麻醉大鼠，给予十二指肠胆矾 0.6 g/kg，有明显促进胆汁分泌的作用。

2. 催吐作用。内服后能刺激胃壁神经反射，引起呕吐。但因刺激性太强，损害黏膜，一般不采用。

3. 腐蚀作用。外用能与蛋白质结合，生成不溶性的蛋白化合物而沉淀，故胆矾浓溶液对局部黏膜具有腐蚀作用，可退翳。

4. 止血与修补血管缺损的作用。

【毒理】成人口服 15 g 可致死，有人服 10 g 即致死。200% 胆矾煎液小鼠灌胃，LD_{50} 为 279 mg/kg，静脉注射为 50 ～ 65 mg/kg。大鼠口服 LD_{50} 为 0.3 g/kg，也有报道为 0.96 g/kg。家兔静脉注射 LD_{50} 为 5 mg/kg。犬静脉注射 LD_{50} 为 27 mg/kg。

胆矾是多亲和性毒物，可作用于全身各系统。首先，对口腔、胃肠道有强烈的刺激作用，可引起局部黏膜充血、水肿、溃疡；对心、肝、肾有直接的毒性作用；对中枢神经系统亦有很强的亲和力。此外，还能引起急性溶血性贫血。胆矾中毒潜伏期 15 ～ 60 min，呕吐物和排泄物呈蓝色，继而出现呕血和黑便，严重者甚至危及生命，常于中毒后 5 ～ 7 d 死于循环衰竭。

【炮制】

净胆矾：除去杂质，砸成小块。用时捣碎或研细粉。

煅胆矾：取净胆矾，置耐火容器内，用武火煅至鼓起小泡，呈乳白色粉末，用时研细。或取净胆矾，研末，置锅内，文火加热至出白沫时取出，放凉即可。

【性味归经】味酸、辛，性寒；有毒。归肝、胆经。

【功能主治】涌吐，解毒，去腐。主治中风，癫痫，喉痹，喉风，痰涎壅塞，牙疳，口疮，烂弦风眼，痔疮，肿毒。煅胆矾：收敛燥湿，主治走马牙疳，烂弦风眼，甲疽等症。

【用法用量】内服：温汤化，0.3～0.6 g；催吐，限服1次；或入丸、散。外用：适量，研末撒，或调敷，或水溶化洗，或0.5%水溶液点眼。

【用药警戒或禁忌】

1. 体虚体弱患者忌用。

2. 该药具腐蚀性，内服过量能引起胃炎。

3. 内服外用都应控制剂量，不宜过量或久服，严防中毒。

4. 不宜与肉桂、芫花、辛夷同用。

【收载标准】《江苏省中药饮片炮制规范》（1980年版）、《吉林省中药饮片炮制规范》（1986年版）、《江苏省中药饮片炮制规范》（1992年版）、《河北省中药饮片炮制规范》（2003年版）、《安徽省中药饮片炮制规范》（第二版）（2005年版）、《浙江省中药炮制规范》（2005年版）、《天津市中药饮片炮制规范》（2005年版）、《重庆市中药饮片炮制规范及标准》（2006年版）、《北京市中药饮片炮制规范》（2008年版）、《上海市中药饮片炮制规范》（2008年版）、《山东省中药饮片炮制规范》（2012年版）。

【贮藏】贮藏于干燥容器内，密闭，防风化。

民族医药使用（藏族）

【名称】劈半、末拌、拜办。

【功能主治】原矿物药治翳障、癣病、风疹、眼病、痞瘤、疔疮、口疮、风痰壅塞、喉痹、癫痫、食物中毒、痈肿、瘤子、眼中胬肉、疔痈、痞瘤病、眼疾、云翳、疮热症、口病、口烂、疱疹，用于催吐；外用治风眼赤烂、痔疮、肿毒、杀虫。

【参考文献】

［1］国家药典委员会.中华人民共和国药典[M].1977年版一部.北京：人民卫生出版社，1978：424.

［2］山东省药品监督管理局.山东省中药材标准[M].济南：山东友谊出版社，2002：166.

［3］马继兴.神农本草经辑注[M].北京：人民卫生出版社，2013.

［4］梅彪.石药尔雅[M].北京：中华书局，1985.

［5］严用和.济生方[M].北京：人民卫生出版社，1956.

［6］国家中医药管理局《中华本草》编委会.中华本草[M].第一册第二卷.上海：上海科学技术出版社，1999.378.

［7］《四川中药志》协作编写组.四川中药志[M].成都：四川人民出版社，1979.

［8］山西省革命委员会卫生局.山西中草药[M].太原：山西人民出版社，1972.

［9］宇妥·元丹贡布.四部医典[M].西宁：青海民族出版社，2009.

［10］帝玛尔·丹增彭措.晶珠本草[M].上海：上海科学技术出版社，1986：148.

［11］国家中医药管理局《中华本草》编委会.中华本草[M].藏药卷.上海：上海科学技术出版社，2002：24.

［12］青海省卫生厅.青海省藏药标准[M].西宁：青海省卫生厅（内部印刷），1992：43.

［13］顾健.中国藏药[M].北京：民族出版社，2016.

［14］陶弘景.本草经集注[M].北京：人民卫生出版社，1994.

［15］苏敬.新修本草[M].上海：上海科学技术出版社，1957.

［16］苏颂.本草图经[M].合肥：安徽科学技术出版社，1994.

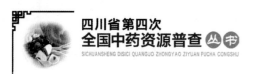

［17］李时珍.本草纲目 [M].校点本上册.北京：人民卫生出版社，1985：600.

［18］高天爱，马金安，刘如良.矿物药真伪图鉴及应用 [M].太原：山西科学技术出版社，2014.

［19］四川省食品药品监督管理局.四川省中药材标准 [M].2010年版.成都：四川科学技术出版社，2011：460.

［20］陈向明，何功倍.明矾、胆矾和皂矾利胆作用的比较研究 [J].中国中药杂志，1988（12）：1.

［21］郭晓庄.有毒中草药大辞典 [M].天津：天津科技翻译出版公司，1992：397.

［22］张保国.矿物药 [M].北京：中国医药科技出版社，2005：295.

［23］温玉麟.药物与化学物质毒性数据 [M].天津：天津科学技术出版社，1989：124.

［24］国家中医药管理局《中华本草》编委会.中华本草 [M].蒙药卷.上海：上海科学技出术出版社，2004：46.

［25］国家中医药管理局《中华本草》编委会.中华本草 [M].傣药卷.上海：上海科学技术出版社，2005：16.

［26］重庆市食品药品监督管理局.重庆市中药饮片炮制规范及标准 [M].重庆：重庆市食品药品监督管理局（内部印刷），2006：71.

［27］新疆维吾尔自治区食品药品监督管理局.新疆维吾尔自治区中药维吾尔药饮片炮制规范 [M].乌鲁木齐：新疆人民卫生出版社，2010：51.

［28］上海市食品药品监督管理局.上海市中药饮片炮制规范 [M].上海：上海科学技术出版社，2008：342.

［29］河北省食品药品监督管理局.河北省中药饮片炮制规范 [M].北京：学苑出版社，2004：104.

铜 Cuprum

《新修本草》

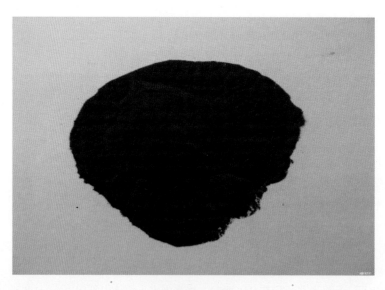

图10-23　铜

【正名】铜（见图10-23）。

【别名】赤铜（《新修本草》）。

【藏药方名】无。

【使用历史】本品为极少用中药，以赤铜始载于《新修本草》。李时珍曰：铜有赤铜，白铜，青铜。赤铜出川、广、云、贵诸处山中，土人穴山采矿炼取之。惟赤铜为用最多，且可入药。

【原矿物】黄铜矿。

【来源】本品为黄铜矿等冶炼的金属铜。主含铜（Cu）。

【采收加工】暂缺。

【产地】湖南、四川。

【性状】本品呈片状、条状或块状。黄色、黄棕色、红黄色或棕黄色。具金属光泽。质重，硬而有韧性。气微，味淡。

【鉴别要点】

1. 取本品少量，加硝酸适量使溶解生成褐色一氧化氮气体，溶液显绿色。以铁浸入此溶液中，其表面即镀上一层铜，取溶液加氨试液，即变为深蓝色。

2. 取本品少许，加稀盐酸 5 mL 使溶解，滤过，滤液应显铜盐的鉴别反应。

3. 红外光谱鉴别。取 6 g 左右样品粉末装入石英样品杯中，平铺均匀平整，采用积分球漫反射方法按以下条件进行图谱采集：分辨率 8 cm^{-1}，扫描波数范围 10 000 ～ 4 000 cm^{-1}，信号累积扫描 64 次。近红外光谱在 4 498 cm^{-1} 处有较尖锐的强吸收峰，在 5 116 cm^{-1} 处有宽峰（见图 10-24）。

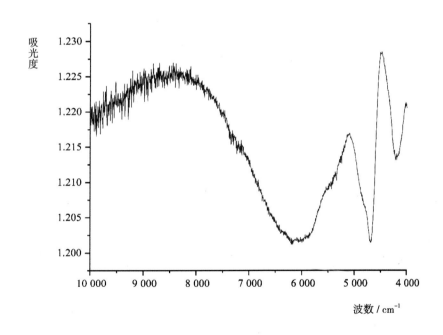

图10-24　铜粉红外光谱图

4. 偏光显微鉴别。铜的粉末用偏光显微镜观察，变现为弱非均质性；在单偏光视野下，颗粒粒度大小约为 50 μm，呈黑色不规则的块状、颗粒状碎屑样形状，观察到大部分颗粒呈现类似三角形；在正交偏光下，铜粉颗粒为黑色，不透光，断面偶有彩色光芒。此外，还观察到浅蓝的规则菱形结晶，边缘清晰，晶体完整（见图 10-25）。

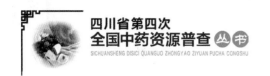
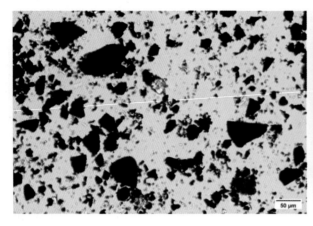

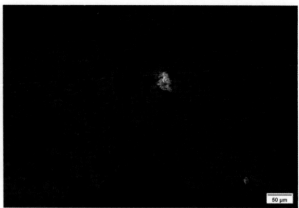

单偏光 正交偏光

图10-25 铜粉末偏光显微特征图（标尺为50 μm，放大倍数为40倍）

【品质评价】以红黄色或棕黄色、具光泽、质重、硬而有韧性为佳。

【炮制】以红铜火煅水淬，屑自落下，以水淘净，用好酒入砂锅内炒见火星，取研末用。

【性味归经】味苦，性平；有毒。归心、肝、胆经。

【功能主治】接骨散瘀。主治筋骨折伤，瘀血肿痛，外伤出血，烂弦风眼。

【用法用量】0.3 ～ 0.9 g。内服：醋煎，或淬酒或研细末酒冲。外用：调涂或煎水洗。

【用药警戒与禁忌】不可久服。

【收载标准】《湖南省中药材标准》（2009 年版），《内蒙古蒙药材炮制规范》（2020 年版）。

【贮藏】置容器内，防潮。

民族医药使用（蒙药）

【名称】铜灰。

【炮制】取纯净铜，砸成极薄片，加等量的沙棘汤（沙棘 30 g，加水 100 mL）煮沸，取出，晾干。取煮过的铜 100 g，硼砂 50 g，制硫黄 70 g，芝麻 50 g 拌匀，照焖煅法煅至灰放凉，取出。

【功能主治】燥脓、燥协日乌素、清热、消水肿。主治肺热、肝热、肺脓肿、肺结核、咯血、耳脓、水肿、痛风、游痛症等。

【参考文献】

［1］苏敬 . 新修本草 [M]. 太原：山西科学技术出版社，2013.

［2］内蒙古自治区药品监督管理局 . 内蒙古蒙药饮片炮制规范 [M]. 呼和浩特：内蒙古人民出版社，2020.

［3］高天爱，马金安，刘如良 . 矿物药真伪图鉴及应用 [M]. 太原：山西科学技术出版社，2014.

［4］湖南省食品药品监督管理局 . 湖南省中药材标准 [M]. 长沙：湖南科学技术出版社，2010：286.

第五节　含铁的矿物药

含铁的矿物药在临床应用中具有重要作用，如磁石主要含四氧化三铁，用于治疗惊悸失眠、头晕目眩、视物昏花、耳鸣耳聋、肾虚气喘等，自然铜主要含二硫化亚铁，用于治疗跌打损伤、筋骨折伤、瘀肿疼痛等。在四川，有磁石、赭石、自然铜、禹余粮、青矾、针砂六种矿物。

磁　石 Magnetitum

《神农本草经》

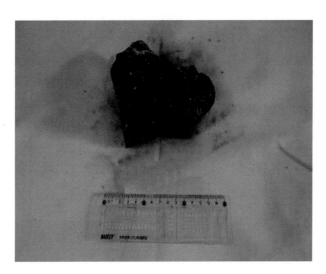

图10-26　磁　石

【正名】磁石（见图 10-26）。

【别名】玄石（《神农本草经》），磁君（《吴普本草》），处石（《名医别录》），延年沙、续未石（《雷公炮炙论》），拾针、绿秋、伏石母、玄武石、帝流浆、席流浆（《石药尔雅》），瓷石（《太平圣惠方》），爆铁石（《本草衍义》），吸铁石（《乾坤秘韫》），吸针石、慈石（《本草纲目》），灵磁石、活磁石（《外科大成》），雄磁石（《幼幼集成》），摄石（《药物出产辨》），戏铁石（《中药志》）。

【藏药方名】卡卜练（《四部医典》），阿卡地、阿亚干尔吧、脏吧（《甘露本草明镜》），卡林、卡布林、卡连、卡勒、长勘（《中国藏药》）。

【使用历史】磁石首载于《神农本草经》，列为中品。《名医别录》记载：磁石，生泰山川谷及慈山山阴，有铁处则生其阳。《雷公炮炙论》云：凡使，勿误用玄中石并中麻石，此二石俱似磁石，只是吸铁不得……真磁石一片，四面吸铁一斤者，此名延年沙；四面只吸铁八两者，名续采石；四面吸五两者，名磁石。《本草经集注》云：今南方亦有好者，能悬吸针，虚连三、四为佳。

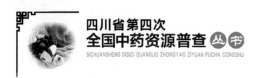
《本草图经》云：今磁州、徐州及南海傍山中皆有之。磁州者岁贡最佳，能吸铁虚连十数针，或一二斤刀器，回转不落者，尤良。采无时。其石中有孔，孔中黄赤色，其上有细毛，功用更胜。

【原矿物】晶体结构属等轴晶系磁铁矿。

【来源】氧化物类尖晶石族磁铁矿，主含四氧化三铁（Fe_3O_4）。

【采收加工】全年可采挖，采后去除杂质和铁锈即得。

【成因及产地】磁铁矿为自然界广泛分布且蕴藏量极丰富的氧化物矿物，形成于内生作用和变质作用过程，见于岩浆成因铁矿床，接触交代铁矿床，气化高温含稀土铁矿床，沉积变质铁矿床，以及一系列与火山作用有关的铁矿床的铁矿石中。主要产于河北、山东、辽宁、黑龙江、内蒙古、湖北、云南、广东、四川、山西、江苏等地。四川主产于巴中、都江堰。

【性状】为块状集合体，呈不规则块状或略带方形，多具棱角，大小不一。表面灰黑色或棕褐色，条痕褐色，具有金属光泽，或覆有少许棕色粉末而无光泽。体重，质坚硬，难破碎，断面不整齐，具磁性，日久磁性渐弱。有土腥气，味淡。硬度 5.5 ～ 6，性脆；相对密度 4.9 ～ 5.2。

【鉴别要点】1. 取本品细粉约 0.5 g，加盐酸 10 mL，振摇，静置。取上清液照下述方法试验。①取上清液 1 mL，加亚铁氰化钾试液，即生成深蓝色沉淀；分离，沉淀在稀盐酸中不溶，但加氢氧化钠试液，即分解成棕色沉淀（检查铁盐）。②取上清液 1 mL，加硫氰酸铵试液，即显血红色（检查铁盐）。③取上清液 1 mL，加铁氰化钾试液，即生成蓝色沉淀；分离，沉淀在稀盐酸中不溶，加氢氧化钠试液，即分解成棕色沉淀（检查亚铁盐）。④取上清液 1 mL，加 1% 邻二氮菲的乙醇溶液数滴，即显深红色（检查亚铁盐）。

2. 红外光谱鉴别。取 6 g 左右样品粉末装入石英样品杯中，平铺均匀平整，采用积分球漫反射方法按以下条件进行图谱采集：分辨率 8 cm^{-1}，扫描波数范围 10 000 ～ 4 000 cm^{-1}，信号累积扫描 64 次。在 5 185 cm^{-1} 和 4 095 cm^{-1} 处分别有极弱的宽峰和小尖峰，为磁石的特征吸收峰（见图 10-27）。

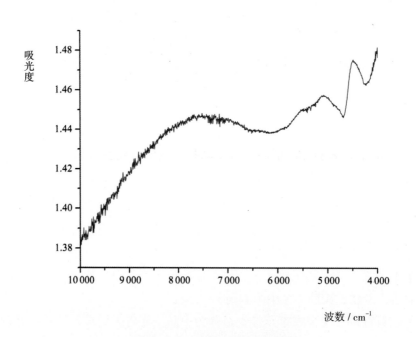

图10-27　磁石红外光谱图

3. 偏光显微鉴别。磁石粉末用偏光显微镜观察，在单偏光视野下，呈圆形、椭圆形或多角形，为钢灰色完整规则晶体，团块状集合体呈黑色不透明，晶体小颗粒透明状，或呈现以黄色为主的微彩光泽，大颗粒构造中层纹清晰可见，可观察到清晰的纵棱，边缘黑色；正交偏光镜下，细小颗粒呈现彩色星芒样光泽，大颗粒中部钢灰色半透明，表面光滑平整，偶见凹陷，并有彩色光泽，边缘为黑色区（见图10-28）。

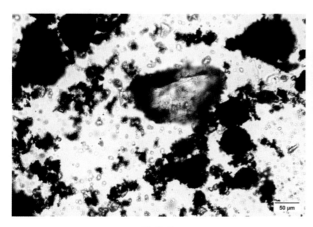 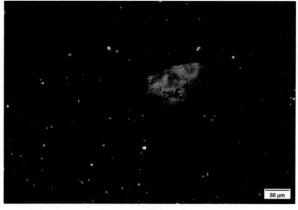

单偏光　　　　　　　　　　　　　　　　　正交偏光

图10-28　磁石粉末偏光显微特征图（标尺为50 μm，放大倍数为40倍）

【品质评价】以色黑、断面致密有光泽、吸铁能力强者为佳。

【化学成分】取本品细粉 0.25 g，精密称定，置锥形瓶中，加盐酸 15 mL 与 25% 氟化钾溶液 3 mL，盖上表面皿，加热至微沸，滴加 6% 氯化亚锡溶液，不断摇动，待分解完全，瓶底仅留白色残渣时，取下，用少量水冲洗表面皿及瓶内壁，趁热滴加 6% 氯化亚锡溶液至显浅黄色（如氯化亚锡加过量，可滴加高锰酸钾试液至显浅黄色），加水 100 mL 与 25% 钨酸钠溶液 15 滴，并滴加 1% 三氯化钛溶液至显蓝色，再小心滴加重铬酸钾滴定液（0.016 67 mol/L）至蓝色刚好褪尽，立即加硫酸—磷酸—水（2：3：5）10 mL 与二苯胺磺酸钠指示液 5 滴，用重铬酸钾滴定液（0.016 67 mol/L）滴定至溶液显稳定的蓝紫色。每 1 mL 重铬酸钾滴定液（0.016 67 mol/L）相当于 5.585 mg 的铁（Fe）。本品铁（Fe）的质量分数不得少于 50.0%。

【药理】

1. 对血液系统的影响。用超分散磁铁微粒（ultro-dispersed ferromagne ticparticles）大小为 0.2～1 μm 以 50 mg/kg 给大鼠静脉注射后，可使动物血液中血红蛋白水平、红细胞和白细胞数增加，血液凝固时间延长，血浆纤维蛋白分解活性增加，同时中性粒细胞吞噬反应增强。但是，同样大小的磁石微粒（magnetite particles）以 50 mg/kg 静脉注射，不出现上述变化，仅能增加中性粒细胞吞噬功能活性。

2. 镇静、抗惊厥作用。磁石炮制后镇静及抗惊厥作用明显增强。炮制后 100% 磁石溶液给小鼠灌胃，能显著延长异戊巴比妥钠睡眠时间。对士的宁引起的小鼠惊厥有对抗作用，使惊厥潜伏期明显延长。

3. 体内过程。磁石微粒（magnetite particles）直径在 0.1～0.5 μm，用 ^{99m}Te 和 ^{111}In 标记磁石，在电镜和 Mossbaner 分光镜下识别，当这些磁石微粒注入大鼠体内后，主要聚集于肝和肺两脏器。

【毒理】200% 磁石煎液小鼠静脉注射 LD_{50} 为 14.70 g/kg。

【炮制】

磁石：取原药材，除去杂质，砸碎。

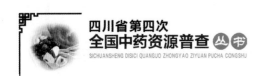

醋磁石：取净磁石，碎成小块，置无烟的炉火上或置适宜的容器内煅至红透，醋淬，研成粗粉。磁石每 100 kg 用醋 30 kg。煅后质酥脆，易于粉碎和煎出有效成分，具有镇惊安神、平肝潜阳、聪耳明目、纳气平喘等功效。

【性味与归经】味咸，性平。归肾、肝经。

【功能主治】平肝潜阳，安神镇惊，聪耳明目，纳气平喘。主治眩晕、目花、耳聋、耳鸣、惊悸、失眠、肾虚喘逆。

【用法用量】内服：煎汤，10～30 g，打碎先煎；或入丸剂。外用：适量，研末敷。

【用药警戒或禁忌】脾胃虚者，不宜多服、久服。

【收载标准】《中国药典》（1963 年版、1977 年版、1985 年版、1990 年版、1995 年版、2000 年版、2005 年版、2010 年版、2015 年版、2020 年版）一部。

【贮藏】贮干燥容器内，置干燥处，防尘。

民族医药使用（朝药）

【名称】扎塞克。

【功能主治】治周痹（周痹）、风湿病、肢节肿痛、不可持物，洗酸痹，除大热、烦满及耳聋、痈肿、鼠瘘、颈核、喉痛、小儿惊痫。

民族医药使用（藏药）

【名称】卡卜练、卡勒、长勘。

【炮制】将药物砸碎，置于美丽乌头的药液中煎煮约 2 h，过滤，滤渣洗净，再置于火硝的药液中煎煮约 2 h，过滤，去滤液，取滤渣，多次洗净，干燥备用。

【药性】味涩，性凉、锐、泻。

【功能主治】脑骨伤，脉病，骨伤，筋络痛，拔出箭头，骨折，祛除弹片入肉，头晕目眩，耳鸣耳聋，虚喘，惊痫，怔忡。

民族医药使用（蒙药）

【名称】扫仁金。

【功能主治】镇静，愈伤，接骨，清脑。主治白脉病、中风、颅脑损伤、骨折、耳脓。

民族医药使用（维药）

【名称】麻格尼提，特西。

【药性】一级干，三级热，味辛、咸。

【功能主治】生干生热，强筋健肌，镇惊止痛，补肝补脾，消炎退肿，止血，止泻，止带，排石，催产，解毒愈伤。主治湿寒性或黏液质性疾病，如瘫痪，关节疼痛，小关节疼痛，髋关节疼痛，肝脾两虚，各种炎肿，各种出血，腹泻，白带过多，内脏结石，难产，刀伤中毒，伤口不收等。

【参考文献】

［1］中国医学科学院药用植物研究所等 . 中药志 [M]. 北京：人民卫生出版社，1998：386.

［2］李鸿超等.中国矿物药 [M].北京：地质出版社，1988：422.

［3］中国科学院四川分院中药研究所.四川中药志 [M].第三册.成都：四川人民出版社，1962：2428.

［4］国家中医药管理局《中华本草》编委会.中华本草 [M].藏药卷.上海：上海科学技术出版社，2002：35.

［5］青海省食品药品监督管理局.青海省藏药炮制规范 [M].2010年版.西宁：青海人民出版社，2010：25.

［6］青海省生物研究所等.青藏高原药用图鉴 [M].第一册.西宁：青海人民出版社，1972：437.

［7］高天爱，马金安，刘如良.矿物药真伪图鉴及应用 [M].太原：山西科学技术出版社，2014.

［8］杨淞年.中国矿物药图鉴 [M].上海：上海科学技术文献出版社，1990.

［9］地质部地质辞典办公室.地质辞典（二）[M].矿物·岩石·地球化学分册.北京：地质出版社，1981：57.

［10］南京中医药大学.中药大辞典 [M].上海：上海科学技术出版社，2006.

［11］国家药典委员会.中华人民共和国药典 [M].北京：中国医药科技出版社，2020.

［12］国家中医药管理局《中华本草》编委会.中华本草 [M].第一册第二卷.上海：上海科学技术出版社，1999：359.

［13］国家中医药管理局《中华本草》编委会.中华本草 [M].蒙药卷.上海：上海科学技术出版社，2004：43.

［14］黄璐琦，李军德，张志杰.新编中国药材学 [M].第八卷.北京：中国医药科技出版社，2020.

赭 石 Haematitum

《神农本草经》

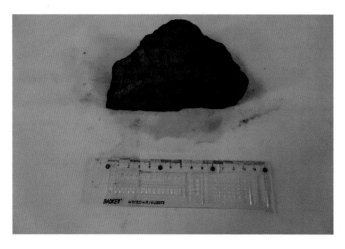

图10-29　赭　石

【正名】赭石（见图10-29）。

【别名】须丸（《神农本草经》），赤土（《说文》），血师（《名医别录》），丁头代赭（《本草图经》），紫朱、赭石（《普济方》），土朱（《仁斋直指方》），铁朱（《本草纲目》），钉头赭石、钉赭石（《中药志》），赤赭石（《四川中药志》）。

【藏药方名】木保贝加（《四部医典》），多甲木保、多支（《医学千万舍利》），支雅木材、支玛木保（《晶珠本草》），多嘎布（《奇美眼饰》）。

【使用历史】本品始载于《神农本草经》，原作代赭，列为下品。《名医别录》曰：代赭生齐国山谷，赤红青色，如鸡冠有泽，染爪甲不渝者良。《本草图经》曰：今医家所用多择取大块，其

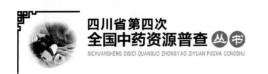

上纹头有如浮沤丁者为胜，谓之丁头代赭。李时珍曰：赭石，处处山中有之，以西北出者为……良研之作朱色，可点书，又可罨金益色赤。综上所述，古代所用赭石的产地及色泽暗红、表面有类圆形凸起、习称钉头等特征，均与现今所用赭石相符。

【原矿物】三方晶系赤铁矿。

【来源】为氧化物类刚玉族赤铁矿。

【采收加工】全年均可采。采后选取表面有钉头的部分，除去泥土、杂石。

【成因及产地】赤铁矿是自然界分布很广的铁矿物之一，可以形成于各种地质作用中，但以热液作用、沉积作用或区域变质作用为主。作为药用的蛹状、豆状、肾状集合体赤铁矿系沉积作用的产物。主产于河北、山西、广东、广西、四川等地。四川主产于达川、宁南、冕宁。

【性状】多呈不规则扁平状，大小不一。全体暗棕红色或灰黑色，条痕樱红色或红棕色，有的具有金属光泽。一面有圆形凸起，习称钉头，另一面与凸起的相对应处有同样大小的凹窝。体重，质硬，砸碎后断面显层叠状，且每层均依"钉头"而呈波浪状弯曲，用手抚摸，则有红棕色粉末黏手，在石头上摩擦呈樱桃色。气微，味淡。

【鉴别要点】

1. 取粉末 0.1g，加盐酸 2 mL，振摇，滤过，取滤液 2 滴，加硫氰酸铵试液 2 滴，溶液即显血红色；另取上清液 2 滴，加亚铁氰化钾试液 1 ～ 2 滴，即生成蓝色沉淀；再加 25% 氢氧化钠溶液 5 ～ 6 滴，沉淀变成棕色；钉头代赭石和煅钉头代赭石 X 射线衍射曲线为相同的衍射线，仅石英线有所增强，与无钉头代赭石 X 射线的矿物组分不同。取本品粉末，过 200 目筛，采用溴化钾压片测其红外光谱，本品特征吸收峰为 1 020 cm^{-1}、525 cm^{-1}、445 cm^{-1}，数据与赤铁矿标准光谱相似。

2. 红外光谱鉴别。取 6 g 左右样品粉末装入石英样品杯中，平铺均匀平整，采用积分球漫反射方法按以下条件进行图谱采集：分辨率 8 cm^{-1}，扫描波数范围 10 000 ～ 4 000 cm^{-1}，信号累积扫描 64 次。在红外指纹图谱中，赭石在高频区噪声较强，主要特征峰为 4 503 cm^{-1} 的小尖峰，5 143 cm^{-1} 的 O—H 特征吸收峰（见图 10-30）。

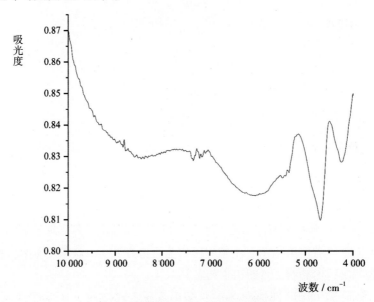

图10-30　赭石红外光谱图

3. 偏光显微鉴别。赭石粉末用偏光显微镜观察，在单偏光视野下，晶体颗粒可见到血红色或橙红色，透明，光泽性很强，具微弱多色性；在正交偏光镜下，大部分颗粒为黑色样，大颗粒晶体为岩浆样鲜亮橘红色光泽，或呈现浅紫色；一轴晶，负光性（见图10-31）。

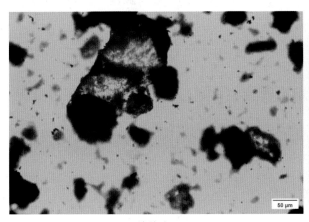 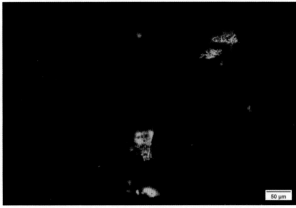

单偏光　　　　　　　　　　　　　　正交偏光

图10-31　赭石粉末偏光显微特征图（标尺为50 μm，放大倍数为40倍）

【品质评价】以色棕红、断面层次明显、有钉头、无杂石者为佳。

【含量测定】取本品细粉 0.25 g，精密称定，照磁石（含量测定）项下的方法测定，即得。本品铁（Fe）的质量分数不得少于 45.0%。

【药理】

1. 具收敛和保护胃肠黏膜的作用，并能促进红细胞及血红蛋白的新生，又具有镇静中枢神经的作用。

2. 麻醉兔注射赭石溶液对其血压影响不大，可使肠蠕动亢进，对离体豚鼠小肠也有明显的兴奋作用。对离体蛙心，量大时有抑制作用。

3. 升高白细胞作用。15% ～ 30% 生赭石及炙赭石混悬液给小鼠灌胃（1 mL/20 g），每天 1 次，连续 5 d，均可升高白细胞数，同剂量组间，生品比炙品为强。

【毒理】

1. 用 15% ～ 30% 生赭石及炙赭石混悬液给小鼠灌胃（1 mL/20 g）5 d 后，均见小鼠肺叶有颗粒状白色泡，部分肝脏也有粒状白点，可见对肺和肝脏有损害作用。

2. 赭石粉末给豚鼠气管内吸入，50 d 后可引起肺线粒体蛋白质含量和细胞色素 C 氧化酶活性增加，线粒体呈肿胀状态。

【炮制】

生赭石：取原药材，除去杂质，随成碎块或碾成粉末。生用以重镇潜阳为主。

醋赭石：取净赭石碎块，置无烟炉火上或适宜的容器中，用无烟武火加热煅至红透后，取出立即倒入醋内淬酥。如此反复煅淬数次，直至酥脆，取出干燥，碾成细粉。赭石每 100 kg，用醋 30 kg。经醋淬后质地酥脆，易于粉碎和煎出。醋制以平肝止血为主。

【性味与归经】味苦、甘，性微寒。归肝、胃、心经。

【功能主治】平肝潜阳，重镇降逆，凉血止血。主治头痛，眩晕，心悸，癫狂，惊痫，呕吐，噫气，呃逆，噎膈，咳嗽，吐血，鼻衄，崩漏，便血，尿血。

【用法用量】内服：煎汤，15 ～ 30 g，打碎先煎；研末，每次 3 g；或入丸、散。外用：适量，研末撒或调敷。一般生用，止血煅用。

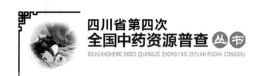

【用药警戒或禁忌】虚寒证及孕妇慎服。

【收载标准】《中国药典》（2020 年版）一部、《台湾中药典》第三版（2019 年版）、《四川省中药材标准》（1987 年版）增补本。

【贮藏】贮干燥容器内，置干燥处，防尘。

民族医药使用（蒙药）

【名称】乌兰—吉兰—朝鲁。

【炮制】煅赭石：取净赭石，砸碎，煅至红透，醋淬，碾成细粉（赭石每 50 kg，用醋 15 L）。

【药性】味苦，性寒。

【功能主治】愈伤，接骨，干脓，燥协日乌素，祛云翳。主治颅脑损伤，外伤疮口化脓，筋或白脉损伤所致的肢体拘挛，视物模糊，昏蒙症，目翳，眼睑干性糜烂。

民族医药使用（藏药）

【名称】木保贝加。

【药性】味涩，消化后味苦。

【功能主治】排黄水，干脓愈疮，接骨。主治跌打损伤引起的骨伤，骨折，脑外伤。

民族医药使用（维药）

【名称】沙德乃吉。

【炮制】取赭石适量，研成细粉，放在陶瓷碗中加水溶化，溶液倒在另碗中，沉淀物中再加水又溶化，反复多次，将赭石全部溶出，将沙子等杂物去掉，将溶化液静放一夜，使赭石沉淀在碗底后将水小心地倒掉，留下赭石，晒干即可。

【药性】二级干寒。

【功能主治】燥湿清热，收敛生肌，凉血止血，明目止泻。主治湿热性疾病及血液质偏盛疾病，如：痢疾腹泻、脓疮恶疮、月经过多，各种内外出血，鼻血，吐血，便血，结膜炎，视物不清。

【参考文献】

［1］李时珍.本草纲目[M].校点本上册.北京：人民卫生出版社，1985：586.

［2］浙江省食品药品监督管理局.浙江省中药炮制规范[M].2005 年版.杭州：浙江科学技术出版社，2006：443.

［3］国家中医药管理局《中华本草》编委会.中华本草[M].藏药卷.上海：上海科学技术出版，2002：16.

［4］青海省食品药品监督管理局.青海省中药炮制规范[M].2010 年版.西宁：青海人民出版社，2010：6.

［5］青海省药品检验所，青海省藏医药研究所.中国藏药[M].第二卷.上海：上海科学技术出版社，1996：190.

［6］国家中医药管理局《中华本草》编委会.中华本草[M].第一册.上海：上海科学技术出版社，1999：356–359.

［7］地质部地质辞典办公室.地质辞典（二）[M].矿物·岩石·地球化学分册.北京：地质出版社，1981：50.

［8］高天爱，马金安，刘如良.矿物药真伪图鉴及应用[M].太原：山西科学技术出版社，2014.

［9］国家药典委员会.中华人民共和国药典[M].北京：中国医药科技出版社，2020.

［10］毕焕春.矿物中药与临床 [M].北京：中国医药科技出版社，1992：81.

［11］江苏新医学院.中药大辞典 [M].上海：上海科学技术出版社，1991：659.

［12］国家中医药管理局《中华本草》编委会.中华本草 [M].第一册.上海：上海科学技术出版社，2002：16.

［13］黄璐琦，李军德，张志杰.新编中国药材学 [M].第八卷.北京：中国医药科技出版社，2020.

自然铜 Pyritum

《开宝本草》

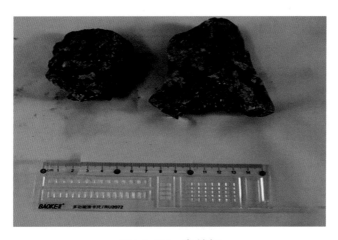

图10-32　自然铜

【正名】自然铜（见图 10-32）。

【别名】石髓铅（《雷公炮炙论》），金牙（《名医别录》），括石（《本草别说》），金色自然铜（《儒门事亲》），接骨丹（《中药志》），方块铜（《药材学》），半两钱、然铜（《甘肃中草药手册》）。

【藏药方名】主西（《藏药标准》），志玉（《青海省藏药标准》），帕旺龙铺。

【使用历史】本品为常用中药，始载于《开宝本草》。马志曰：其色青黄如铜，不从矿炼，故号自然铜。苏颂谓：今市人多以石为自然铜，烧之成青焰如硫黄者是也。其所描述的为现今所用之黄铁矿。

【原矿物】黄铁矿，又称硫铁矿。

【来源】本品为硫化物类矿物黄铁矿族黄铁矿，主含二硫化铁（FeS_2）。采挖后，除去杂石及有黑锈者。

【采收加工】全年可采挖，去净泥土、杂石即可。

【成因及产地】

1.在岩浆岩中，黄铁矿呈细小浸染状，为岩浆期后溶液活动的结果。

2.在各种接触交代矿床中，黄铁矿常与其他硫化物共生，形成于后期热液阶段。

3.在热液矿床中，黄铁矿与各种硫化物、氧化物、自然元素矿物共生，可形成黄铁矿的巨大堆

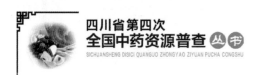
积。此时，黄铁矿呈致密块状，与黄铜矿等硫化物和石英共生。

4.外生成因的黄铁矿见于沉积岩、沉积矿床和煤层中，往往成结核状和团块状。

5.在变质岩中黄铁矿是变质作用的新生成物。

6.在地表氧化条件下，黄铁矿不稳定，易于分解而形成各种铁的硫酸盐和氢氧化物。

主产辽宁、山西、河北、四川、广东、湖南、湖北、甘肃、安徽等地。四川主产于绵阳、广元等地。

【性状】本品晶形多为立方体，集合体呈致密块状。表面亮淡黄色，有金属光泽；有的黄棕色或棕褐色，无金属光泽。具条纹，条痕绿黑色或棕红色。体重，质坚硬或稍脆，易砸碎，断面黄白色，有金属光泽；或断面棕褐色，可见银白色亮星。气微，味淡。硬度 $6 \sim 6.5$，相对密度 $4.9 \sim 5.2$。

【鉴别要点】

1.取本品粉末 1 g，加稀盐酸 4 mL，振摇，滤过，滤液显铁盐（《中国药典》四部通则 36 页 0301 一般鉴别反应）的鉴别反应。

2.红外光谱鉴别。取 6 g 左右样品粉末装入石英样品杯中，平铺均匀平整，采用积分球漫反射方法按以下条件进行图谱采集：分辨率 8 cm^{-1}，扫描波数范围 10 000 $\sim$ 4 000 cm^{-1}，信号累积扫描 64 次。自然铜指纹图谱在 4499 cm^{-1} 处小的宽峰，推测其为 Fe—OH 的特征吸收峰。除此以外，其在高频区有较为明显的噪声（见图 10-33）。

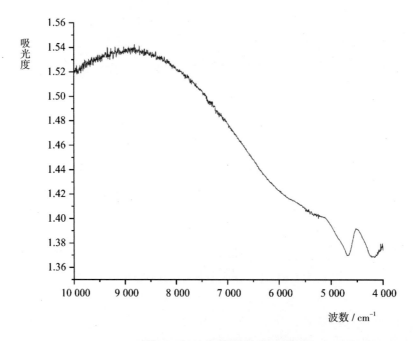

图10-33　自然铜红外光谱图

3.偏光显微鉴别。自然铜粉末用偏光显微镜观察，表现为均质性；在单偏光视野下，大多呈现黑绿色团块，分离的晶体颗粒为不规则样集合体大颗粒，浅棕色、浅黄铜色或无色透明，显示出金属光泽，光泽性较强，无解理。正交偏光下，部分区域为成片黑色，晶体颗粒观察到彩色发散光芒，白色金属光泽更透彻光亮，矿物颜色更凸显，呈现出蓝色、紫色、绿色、棕色等多种光泽（见图 10-34）。

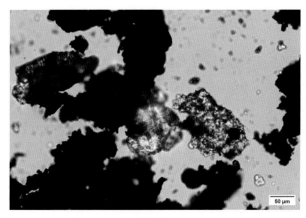 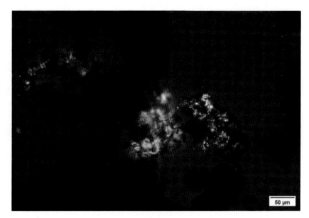

单偏光　　　　　　　　　　　　　　　　正交偏光

图10-34　自然铜粉末偏光显微特征图（标尺为50 μm，放大倍数为40倍）

【品质评价】以块整齐、色亮黄、质重、表面光滑、断面有金属光泽、无杂石者为佳。

【含量测定】取本品细粉 0.25 g，精密称定，置瓷坩埚中，在 650℃灼烧约 30 min，取出，放冷，将灼烧物转移至锥形瓶中，加盐酸 15 mL 与 25% 氟化钾溶液 3 mL，盖上表面皿，加热至微沸，滴加 6% 氯化亚锡溶液，不断振摇，待分解完全，瓶底仅留白色残渣时，用少量水洗涤表面皿及瓶内壁，趁热滴加 6% 氯化亚锡溶液至显浅黄色（如氯化亚锡过量，可滴加高锰酸钾试液至显浅黄色），加水 100 mL 与 25% 钨酸钠溶液 15 滴，并滴加 1% 三氯化钛溶液至显蓝色，再小心滴加重铬酸钾滴定液（0.016 67 mol/L）至蓝色刚好褪尽，立即加硫酸—磷酸—水（2∶3∶5）10 mL 与 0.5% 二苯胺磺酸钠溶液 10 滴，用重铬酸钾滴定液（0.016 67 mol/L）滴定至溶液显稳定的蓝紫色。每 1 mL 重铬酸钾滴定液（0.016 67 mol/L）相当于 5.585 mg 的铁（Fe）。

【药理】

1. 促进骨折愈合作用。

（1）以自然铜为主药的接骨散有增加骨折愈合强度的作用，横牵引力可加强 36% ～ 53%，旋转牵引力可加强 60%。

（2）自然铜对家兔人工骨折有促进骨痂的生长和成熟、加速骨折愈合的作用。

（3）自然铜药液（生药 1 g/mL），给骨折家兔用药 5 ～ 20 d，能加快骨痂的胶原合成和促进钙、磷沉积及增强生物力学强度，故有加速骨折愈合作用。

（4）能促进骨髓本身及其周围血液中网状细胞和血色素的增生。

（5）将手术造成双侧桡骨 3 mm 横断缺损的 48 只家兔分为单纯磁疗、磁疗加口服自然铜两个试验组，多种指标综合判断显示，磁疗加口服自然铜对骨折愈合的效果较其他为佳。认为磁疗与自然铜并用，有着相辅相成的作用。

2. 抗真菌作用。在试管内，自然铜对供试品多种病原性真菌均有不同程度的作用，尤其对石膏样毛癣菌、土曲霉菌等丝状真菌作用较强。自然铜对豚鼠实验性体癣也有一定治疗效果。

【毒理】小鼠静脉注射自然铜煎剂的 LD_{50} 为 1.92 g/kg，煅自然铜则为 3.83 g/kg。

【炮制】净自然铜除去杂质，洗净，干燥，用时砸碎。

煅自然铜：取净自然铜，照煅淬法（《中国药典》2020 年版四部通则 31 页 0213 炮制通则）煅至暗红，醋淬（反复 3 ～ 5 次）至表面呈黑褐色，光泽消失并酥松。每 100 kg 自然铜，用醋

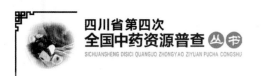

30 kg。煅自然铜为不规则的碎粒，呈黑褐色或黑色无金属光泽；质地酥脆，有醋气，碾碎后呈无定型黑色粉末。

【性味归经】味辛，性平。归肝经。

【功能主治】散瘀止痛，续筋接骨。主治跌打损伤，筋骨折伤，瘀肿疼痛。

【用法用量】3～9 g，多入丸散服，若入煎剂宜先煎。外用适量，研末调敷。

【用药警戒或禁忌】

1. 长期服用或过量，可引起中毒，并对支配器官有害。

2. 本品煅淬应在通风处操作，因硫化铁加热分解会产生有毒的二氧化硫气体。应采取必要的防护措施。

3. 阴虚火旺和血虚无瘀者禁服。

【收载标准】《中国药典》（1963 年版、1977 年版、1985 年版、1990 年版、1995 年版、2000 年版、2005 年版、2010 年版、2015 年版、2020 年版）、《藏药标准》（西藏、青海、四川、甘肃、云南、新疆六局合编）

【贮藏】置干燥处，防尘。

【参考文献】

［1］国家药典委员会. 中华人民共和国药典 [M]. 北京：中国医药科技出版社，2020.

［2］广东省药材公司编. 常用中药材真伪鉴别 [M]. 广州：广东科技出版社. 1990：208.

［3］甘肃省食品药品监督管理局. 甘肃省中药饮片炮制规范 [M]. 兰州：甘肃省卫生厅（内部印刷），1980：144.

［4］青海省食品药品监督管理局. 青海省藏药炮制规范 [M]. 西宁：青海人民出版社，2010：8.

［5］高天爱，马金安，刘如良. 矿物药真伪图鉴及应用 [M]. 太原：山西科学技术出版社，2014：214-217

［6］地质部地质辞典办公室. 地质辞典（二）[M]. 矿物·岩石·地球化学分册. 北京：地质出版社，1981：48.

［7］杨淞年. 中国矿物药图鉴 [M]. 上海：上海科学技术文献出版社，1990：39-40.

［8］天津市食品药品监督管理局. 天津市中药饮片炮制规范 [M]. 天津：天津科学技术出版社. 2005：353.

［9］北京市药品监督管理局. 北京市中药饮片标准 [M]. 北京：北京科学技术出版社，2000：403.

［10］浙江省食品药品监督管理局. 浙江省中药炮制规范 [M]. 2005 年版. 杭州：浙江科学技术出版社，2006：430.

［11］北京医学院. 中药(接骨散)对实验性骨折愈合的研究 [J]. 北京医学院学报，1959（1）：149.

［12］《全国中草药汇编》编写组. 全国中草药汇编 [M]. 北京：人民卫生出版社，1975：366.

［13］王智兴，蔡亚，张凤华. 自然铜对家兔骨折后骨痂中胶原、钙、磷等的影响 [J]. 上海第二医学院学报，1985，16（4）：262.

［14］李轩贞，王智兴. 不同来源自然铜炮制的研究 [J]. 中国中药杂志，1995，20（8）：3.

［15］刘海起. 磁与自然铜促进骨折愈合的初步实验研究 [J]. 中华外科杂志，1983，21（1）：1-4.

［16］国家中医药管理局《中华本草》编委会. 中华本草 [M]. 蒙药卷. 上海：上海科学技术出版社，2004：40.

［17］国家中国药管理局《中华本草》编委会. 中华本草 [M]. 第一册第二卷. 上海：上海科学技术出版社，1999：362.

［18］国家中医药管理局《中华本草》编委会. 中华本草 [M]. 维吾尔药卷. 上海：上海科学技术出版社，2005：24.

［19］李时珍. 本草纲目 [M]. 校点本上册. 北京：人民卫生出版社，1985：466.

［20］黄璐琦，李军德，张志杰. 新编中国药材学 [M]. 第八卷. 北京：中国医药科技出版社，2020.

禹余粮 Limonitum

《神农本草经》

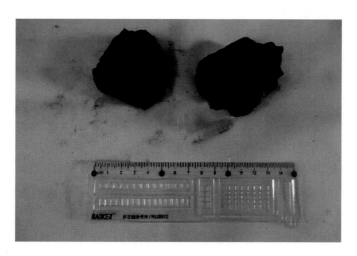

图10-35　禹余粮

【正名】禹粮石（见图10-35）。

【别名】太一余粮、石脑（《神农本草经》），太一禹余粮、禹哀（《吴普本草》），白余粮（《名医别录》），石中黄子（《新修本草》），天师食、山中盈脂、石饴饼（《石药尔雅》），石中黄（《本草衍义》），白禹粮（《中国医学大辞典》），禹粮石、余粮石（《中药志》），禹粮土（南药《中草药学》）。

【藏药方名】生代拉。

【品种考证】禹余粮始载于《神农本草经》，原作禹余粮、太一余粮（石脑）两条，功效记载大体一致。《本草纲目》载：本草有太一余粮、禹余粮两种，治体相同。《吴普本草》只见太一禹余粮条。《名医别录》记载两者产地不同：禹余粮（白余粮）生东海及山岛中，或池泽中；太一禹余粮生太山。《本草纲目》中提到：晋宋以来，不分山谷、池泽所产，故通呼为太一禹余粮。《新修本草》首次讨论了石中黄子、禹余粮与太一余粮之间的联系：太一余粮及禹余粮，一物而以精、粗为名尔。其壳如瓷，方圆不定。初在壳中未凝结，犹是黄水，名石中黄子。久凝乃有数色，或青或白，或赤或黄。年多变赤，因赤渐紫，白赤及紫俱名太一，其诸色通谓余粮。《本草衍义》针对石中黄子的子字指出：子当作水……太一余粮者则是兼石言之者也。今医家用石中黄，只石中干者及细末者即便是。若用禹余粮石，即用其壳。从上述记载可以看出，禹余粮与太一余粮、太一禹余粮并作禹余粮使用由来已久。蒙医使用的禹粮土为氧化物类矿物赤铁矿的矿石。藏医用药材禹粮土（森德拉）为高岭石、氧化铁、绢云母等组成的红棕色黏土岩石，名称易与禹余粮（禹粮石）相混淆，两者原矿物及其化学成分、功能相差甚远，不能互相代用。

【原矿物】褐铁矿。

【来源】为氢氧化物类矿物褐铁矿，主含碱式氧化铁。

【采收加工】全年可采挖，挖出后去净杂石、泥土即得。

【成因及产地】主要形成于地表风化，是含铁矿物经过氧化和分解而成。按形成分类，常见的

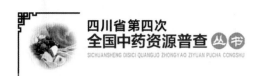

四川矿物药图鉴

褐铁矿类型有淋滤浸染型（原发型结核禹余粮）、热液蚀变岩型、沉积型和风化型。主产于河南、江苏、四川、湖北、山西等地。四川主产于绵阳、广元等地。

【性状】本品为块状集合体，呈不规则的斜方块状，长 5～10 cm，厚 1～3 cm。表面红棕色、灰棕色或浅棕色，多凹凸不平或附有黄色粉末。条痕棕黄色。断面多显深棕色与淡棕色或浅黄色相间的层纹，各层硬度不同，质松部分指甲可划动。体重，质硬，易碎，气微，味淡，嚼之无砂粒感。硬度 3～5，相对密度 3.3～4.3。

【鉴别要点】

1. 性状鉴别。本品呈卵球形的结核状，有核心或中空，但完整者少见；通常壳层与核心分离，壳层碎成不规则斜方块状或扁块状；大小厚薄不等；表面多凹凸不平；土黄色、黄褐色、褐色；内表面粗糙，附有土黄色细粉；体重质坚，但可砸碎。断面层状，色泽不一，土黄色、褐色、紫褐色、灰青色；各层厚薄不等，一般褐色层或紫褐色层最厚。中心结核近圆球形，表面粗糙，附有细粉；黄褐色至褐色；断面不呈层次，而有许多蜂窝状小孔；有的砸破后，无核心，具黄粉，手触之污指，略有滑感。土腥气，味淡。

2. 显微鉴别。反射偏光镜下矿物组分由水针铁矿、石英、长石、岩屑等碎屑组成。外壳褐铁矿含量较中心部少。

3. 理化鉴别。取本品粉末 0.1 g，加盐酸 2 mL，振摇，滤过，滤液显铁盐的鉴别反应。

4. 红外光谱鉴别。取 6 g 左右样品粉末装入石英样品杯中，平铺均匀平整，采用积分球漫反射方法按以下条件进行图谱采集：分辨率 8 cm^{-1}，扫描波数范围 10 000～4 000 cm^{-1}，信号累积扫描 64 次。在光谱指纹图谱中，禹余粮在 4 528 cm^{-1} 处有 Fe-OH 的特征吸收峰。在 7 067cm^{-1}，5 164 cm^{-1}（宽而强的吸收峰）处有特征吸收峰（见图 10-36）。

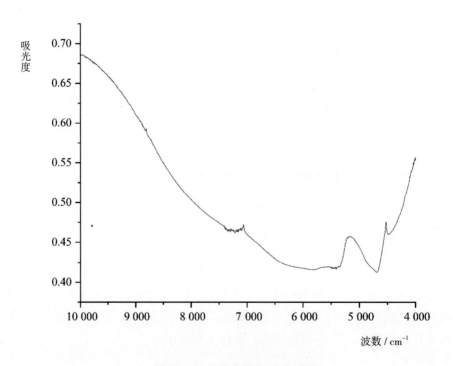

图10-36　禹余粮红外光谱图

5. 偏光显微鉴别。禹余粮粉末用偏光显微镜观察，在单偏光视野下，呈细粒状或团块状集合体分布，不透明至半透明，呈现黄褐色至暗褐色，甚至为黑色，此外，画面区域中观察到多个漩涡状图像；正交偏光镜下，大颗粒中观察到光亮浅黄色的光泽，其余多数颗粒为暗褐色（见图10-37）。

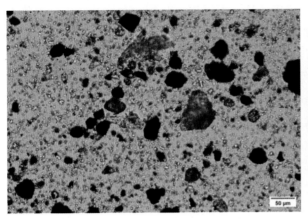

单偏光　　　　　　　　　　　　　　　　　　正交偏光

图10-37　禹余粮粉末偏光显微特征图（标尺为50 μm，放大倍数为40倍）

【品质评价】以灰黄色或红棕色相间、质松、整齐不碎、易打碎成粉、粉末暗棕红色、断面显层纹、无杂石者为佳。

【含量测定】取样品（过100目筛）0.25 g，精密称定于锥形瓶中，加盐酸15 mL，25% 氟化钾溶液3 mL，盖上表面皿，加热近沸，滴加6% 氯化亚锡溶液助溶，待分解完全后（瓶底仅留白色残渣），停止加热，取下锥形瓶，用少量水荡洗表面皿及瓶内壁，趁热滴加氯化亚锡至浅黄色（如氯化亚锡加过量，可滴加高锰酸钾液至浅黄色，加水100 mL，25% 钨酸钠溶液15滴，滴加三氯化钛溶液1 ~ 20滴至显蓝色，再滴加重铬酸钾液至蓝色刚好褪去，立即加硫磷混酸10 mL，0.2% 二苯胺磺酸钠指示液5滴，用0.016 67 mol/L 重铬酸钾液滴定至溶液显稳定的蓝紫色，即得每1 mL 的0.016 67 mol/L 重铬酸钾溶液相当于5.585 mg 的全铁。

【药理】

1.抑制肠蠕动。用100% 禹粮石的生品、煅品、醋淬品水煎液0.25 mL/10 g 分别给小鼠灌胃，观察小鼠胃肠道推进运动，发现三者均能抑制肠蠕动，其移行率分别为61.3%、50.6%、5.6%，而对照组为80.9%。

2.止血作用。100% 禹余粮的生品、煅品、醋淬品水煎液按0.1 mL/10 g 灌胃，每天1次，连续5 d，同时测定凝血时间及出血时间。生品禹余粮对两者均有明显缩短作用，而禹余粮经煅制后，则出现延长作用。

3.在胃肠中能收敛管壁新膜制止黏液分泌吸收入血，能促进红细胞新生。

4.抗肿瘤作用。禹余粮可抑制肿瘤细胞生长和促进非特异性抗肿瘤功能。

【毒理】小鼠静脉注射禹余粮煎剂的 LD_{50} 为8.25 g/kg，中毒症状有拒食、肺充血和肝大。

【炮制】

禹余粮：除去杂石，洗净泥土，干燥，即得。

煅禹余粮：取净禹余粮，砸成碎块，煅淬法煅至红透。每100 kg 禹余粮，用醋30 kg。

【性味归经】味甘、涩，性微寒。归脾、胃、大肠经。

【功能主治】涩肠止泻，收敛止血。主治久泻久痢，大便出血，崩漏带下。

【用法用量】内服：煎汤，9 ~ 15 g，宜先煎去渣，取汁再入其他药煎煮；或入丸、散。外用

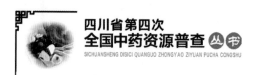
适量，研末撒或调敷。

【用药警戒或禁忌】暴病实邪不宜使用；孕妇慎服。感表邪未解者忌服；有涩肠作用，湿热泻痢及湿热带下者忌用；内有实热积滞者忌服；血虚血燥者忌用。

【收载标准】《中国药典》（1963 年版、1977 年版、1985 年版、1990 年版、1995 年版、2000年版、2005 年版、2010 年版、2015 年版、2020 年版）、《贵州省中药饮片炮制规范》（2005 年版）、《重庆市中药饮片炮制规范及标准》（2006 年版）、《广西中药饮片炮制规范》（2007 年版）、《北京市中药饮片炮制规范》（2008 年版）、《江西省中药饮片炮制规范》（2008 年版）、《湖南省中药饮片炮制规范》（2010 年版）、《山东省中药饮片炮制规范》（2012 年版）、《黑龙江省中药饮片炮制规范》（2012 年版）、《浙江省中药饮片炮制规范》（2015 年版）、《陕西省中药饮片标准》第二册。

【贮藏】贮干燥容器内，密闭，置干燥处，防尘。

【参考文献】

［1］李时珍 . 本草纲目 [M]. 校点本上册 . 北京：人民卫生出版社，1985：589.

［2］中国医学科学院药用植物研究所等 . 中药志 [M]. 第六册 . 北京：人民卫生出版社，1998：349.

［3］张贵君 . 常用中药鉴定大全 [M]. 哈尔滨：黑龙江科学技术出版社，1993：629.

［4］李鸿超等 . 中国矿物药 [M]. 北京：地质出版社，1988：173.

［5］国家中医药管理局《中华本草》编委会 . 中华本草 [M]. 上海：上海科学技术出版社，1999：366.

［6］青海省生物研究所 . 青藏高原药用图鉴 [M]. 第一册 . 西宁：青海人民出版社 . 1972：435.

［7］马继兴 . 神农本草经辑注 [M]. 北京：人民卫生出版社，1995：161-164.

［8］李时珍 . 本草纲目 [M]. 合肥：安徽科学技术出版社，2001：348-350.

［9］吴普 . 吴普本草 [M]. 北京：人民卫生出版社，1987：4.

［10］陶弘景 . 名医别录 [M]. 北京：中国中医药出版社，2013：10-11.

［11］苏敬 . 新修本草 [M]. 合肥：安徽科学技术出版社，2004：55-56.

［12］刘圣金，杨欢，吴德康等 . 矿物药禹余粮的本草考证与研究进展 [J]. 中国现代中药，2014，16(10)：788-792.

［13］何春松，齐曼丽，韩来敏等 . 蒙药中的矿物药 [J]. 中国民族医药杂志，2000(S1)：55-56.

［14］张耀南 . 禹余粮石初探 [J]. 花木盆景 · 盆景赏石，2002（1）：40-42.

［15］高天爱，马金安，刘如良 . 矿物药真伪图鉴及应用 [M]. 太原：山西科学技术出版社，2014：165-170.

［16］国家药典委员会 . 中华人民共和国药典 [M]. 北京：中国医药科技出版社，2020：273.

［17］杨淞年 . 中国矿物药图鉴 [M]. 上海：上海科学技术文献出版社，1990：97-99.

［18］国家中医药管理局《中华本草》编委会 . 中华本草 [M]. 第一册第二卷 . 上海：上海科学技术出版社，1999：366.

［19］国家药典委员会 . 中华人民共和国药典 [M]. 北京：中国医药科技出版社，2020：273.

［20］周继法，朱育凤，任仁安 . 中药禹余粮的鉴定和含量测定 [J]. 江苏药学与临床研究，1996（1）：55-57.

［21］毕焕春 . 矿物中药与临床 [M]. 北京：中国医药科技出版社，1992：121.

［22］张保国 . 矿物药 [M]. 北京：中国医药科技出版社，2005：315.

［23］李兴广 . 常用中药宜忌速查 [M]. 北京：人民军医出版社，2011：289.

［24］黄璐琦，李军德，张志杰 . 新编中国药材学 [M]. 第八卷 . 北京：中国医药科技出版社，2020.

皂 矾 Melanteritum

《图经本草》

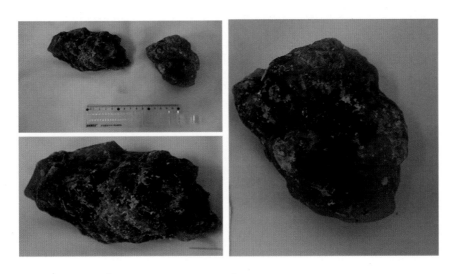

图10-38 皂 矾

【**正名**】皂矾（见图 10-38）。

【**别名**】青矾（《新修本草》）、皂荚矾（《传信适用方》）、绿矾（《全国中草药汇编》）。

【**藏药方名**】无。

【**使用历史**】皂矾始载于《图经本草》。《新修本草》载：矾石有五种：青矾、白矾、黄矾、黑矾、绛矾……其绛矾本来绿色，新出窟未见风者，正如琉璃……烧之赤色，故名绛矾矣。出瓜州（今甘肃一带）。《本草纲目》载：绿矾可以染皂色，故谓之皂矾。绿矾，晋地、河内（今河南黄河以北地）、西安、沙州（今甘肃敦煌一带）皆出之，状如焰消。其中炼出深青莹净者，即为青矾；煅过变赤，则为绛矾……昔人往往以青矾为石胆，误矣。综上所述，皂矾入药分生品、煅品，皂矾生品古代已有天然矿石及人工制品两类。如唐时青矾、宋《日华子》绿矾，均指天然矿石水绿矾；宋《本草图经》已有煎炼成的品种。今市售品虽均为化工产品，但在我国西北、内蒙古等地民间所用，仍有天然产品。至于绛矾自古即用皂矾经煅制而成的加工品，皂矾煅制成绛矾，温度约为770 ℃，失重率约为 26%。

【**原矿物**】水绿矾。

【**来源**】为硫酸盐类水绿矾族矿物水绿矾或其人工制品（绛矾）。

【**采收加工**】采得后，除去杂质。宜密闭贮藏，防止变色或受潮。皂矾经煅制后即成绛矾（又名矾红）。

【**成因及产地**】典型的风化产物，在氧化不足的情况下，为硫酸过饱和溶液中结晶析出物，故多形成于氧化带以下富含黄铁矿半分解矿石的裂隙中。主产山东、湖南、甘肃、新疆、陕西、安徽等地。四川主产于凉山、甘孜等地。

【**性状**】本品为不规则碎块。浅绿色或黄绿色，半透明，具光泽，表面不平坦。质硬脆，断面

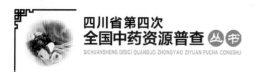
具玻璃样光泽。有铁锈气，味先涩后微甜。硬度2，相对密度1.89。

【鉴别要点】

1.本品粉末淡绿色。半透明，有光泽，可见到贝壳状断口。

2.易溶于水，不溶于乙醇，在空气中易失去水分，变成无水硫酸铁，褪色并变成粉状。

3.取本品约2g，置闭口管中，灼烧，管壁有水生成。

4.取本品约0.5g，加水约5mL使溶解，滤过，滤液显亚铁盐与硫酸盐（中国药典2020年版四部通则35页0301一般鉴别反应）的鉴别反应。

5.红外光谱鉴别。取6g左右样品粉末装入石英样品杯中，平铺均匀平整，采用积分球漫反射方法按以下条件进行图谱采集：分辨率8 cm^{-1}，扫描波数范围10 000～4 000 cm^{-1}，信号累积扫描64次。近红外指纹图谱表明其在6 792处有小宽峰，在5 050 cm^{-1}的大宽峰推测是与O—H的吸收有关（见图10-39）。

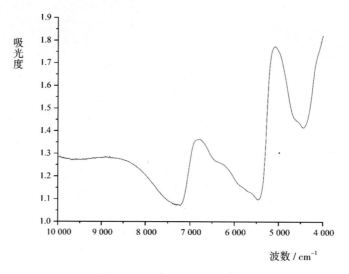

图10-39 皂矾红外光谱图

6.偏光显微鉴别。青矾粉末用偏光显微镜观察，在单偏光视野下，粉末晶体呈针状、块状，无色透明；正交偏光镜下，针状或块状晶体可见白色或淡彩色光晕，大颗粒针状晶体呈现黄色、绿色、紫色等彩色光芒，边界清晰整齐，晶体表面光滑平坦，无其他附着物（见图10-40）。

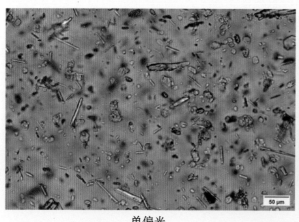
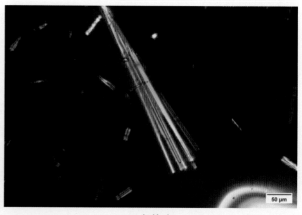

单偏光　　　　　　　　　　正交偏光

图10-40 皂矾粉末偏光显微特征图（标尺为50 μm，放大倍数为40倍）

【品质评价】以色绿、质脆、无杂者为佳。

【含量测定】取本品细粉 0.8 g，精密称定，置 100 mL 量瓶中，加稀硫酸 10 mL 与水适量使溶解，加水至刻度，摇匀，用干燥滤纸滤过，精密量取续滤液 50 mL，加邻二氮菲指示液数滴，立即用硫酸铈滴定液（0.1 mol/L）滴定至溶液由浅红色转变为淡绿色。每 1 mL 硫酸铈滴定液（0.1 mol/L）相当于 27.80 mg 的含水硫酸亚铁（$FeSO_4 \cdot 7H_2O$）。本品含水硫酸亚铁（$FeSO_4 \cdot 7H_2O$）的质量分数不得少于 85.0%。

【药理】皂矾内服，部分可溶性铁被血液吸收，并刺激造血机能使红细胞新生旺盛。外用能使蛋白质沉淀，其稀薄液有收敛作用，浓厚者则产生刺激。此外，皂矾制剂疗缺铁性贫血，疗效与硫酸亚铁组基本相似，不良反应以胃肠道症状为主。

【毒理】暂缺。

【炮制】

皂矾：取原药材，除去杂质，打碎。

煅青矾：取净皂矾，照明煅法（中国药典 2020 年版四部通则 0213）煅至红透。

【性味归经】味酸，性凉。归肝、脾经。

【功能主治】解毒燥湿，杀虫补血。主治黄肿胀满，疳积久痢，肠风便血，血虚萎黄，湿疮疥癣，喉痹口疮。

【用法用量】0.8 ～ 1.6 g。外用适量。

【用药警戒或禁忌】本品多服能引起呕吐、腹痛、腹泻、头晕等不良反应，胃弱及孕妇慎服。内服多用绛矾，对肠胃刺激作用较轻。服药期间禁饮茶水。

【收载标准】《中国药典》（2010 年版、2015 年版、2020 年版）、《中华人民共和国卫生部药品标准》中药成方制剂第二册、《上海市中药材标准》（1994 年版）、《北京市中药材标准》（1998 年版）、《山东省中药材标准》（2002 年版）、《湖南省中药材标准》（2009 年版）。

【贮藏】贮干燥容器内，密闭，置阴凉干燥处，防潮，防尘。

民族医药使用（藏药）

【名称】那措尔。

【药性】味酸、咸，性平。

【功能主治】愈疮，祛瘤。主治伤口腐肉，胃痞瘤，牙龈及口腔病。也用于染发。

【参考文献】

［1］苏颂 . 本草图经 [M]. 北京：学苑出版社，2017.

［2］四川省卫生厅 . 四川省中药材标准 [M]. 成都：四川人民出版社，1987.

［3］重庆市食品药品监督管理局 . 重庆市中药饮片炮制规范及标准 [M]. 重庆市：重庆市食品药品监督管理局（内部印刷），2006.

［4］山东省药品监督管理局 . 山东省中药材标准 [M]. 济南：山东友谊出版社，2002.

［5］国家中医药管理局《中华本草》编委会 . 中华本草 [M]. 第一册第二卷 . 上海：上海科学技术出版社，1999.

［6］杨淞年 . 中国矿物药图鉴 [M]. 上海：上海科学技术文献出版社，1990：39–40.

［7］高天爱，马金安，刘如良 . 矿物药真伪图鉴及应用 [M]. 太原：山西科学技术出版社，2014：214–217.

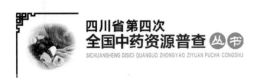
［8］地质部地质辞典办公室.地质词典（二）[M].矿物·岩石·地球化学分册.北京：地质出版社，1981：93.

［9］国家中医药管理局《中华本草》编委会.中华本草[M].维吾尔药卷.上海：上海科学技术出版社，2005.

［10］国家中医药管理局《中华本草》编委会.中华本草[M].蒙药卷.上海：上海科学技术出版社，2004.

［11］国家药典委员会.中华人民共和国药典[M].北京：中国医药科技出版社，2020.

［12］国家中医药管理局《中华本草》编委会.中华本草[M].藏药卷.上海：上海科学技术出版社，2002.

［13］黄璐琦，李军德，张志杰.新编中国药材学[M].第八卷.北京：中国医药科技出版社，2020.

针 砂 Pulvis Aci

《本草拾遗》

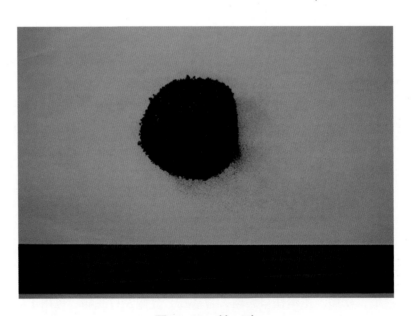

图10-41　针　砂

【正名】针砂（见图10-41）。

【别名】钢砂（《本草拾遗》），铁砂（《医学入门本草》），铁针砂（《中国医学大辞典》）。

【使用历史】针砂，首见于《本草拾遗》，云：针砂……飞为粉，功用如铁粉。《本草图经》在铁条下注曰：作针家磨镵细末谓之针砂。据上述制作过程及形态考证，古代针砂是钢铁作针磨下的粉末。

【藏药方名】无。

【原矿物】铁类化合物，主含铁（Fe）。采集后，过3号筛，筛去较粗的碎片及杂质。

【来源】为制钢针时磨下的细屑。

【采收加工】现多从各制针厂中收集。

【产地】主产于江苏镇江、上海等地，四川主产于攀枝花、凉山。

【性状】本品为细粉状，黑色、灰黑色或钢灰色。不透明，具金属光泽。用手捻之具砂质感，不染手。体重，质坚。气微，味弱。

【鉴别要点】

1.取本品少许，置入已烧热的瓷蒸发皿内，立即迸裂四射，并发出响声。

2.取本品少许，平铺于白纸上，用磁针吸起成长条串。

3.取本品约 50 mg，置试管中，加盐酸 5 mL，振摇使溶解，取上清液 1 mL，加亚铁氰化钾试液 7～8 滴，生成蓝色沉淀，再加 20% 氢氧化钠溶液 5 mL，生成棕褐色沉淀。

4.粒度。取本品约 100 g，照粒度测定法（《中国药典》2020 年版四部通则 145 页 0982 粒度和粒度分布测定法）测定，通过三号筛的细粉质量，不得少于 99.5%。

5.红外光谱鉴别。取 6 g 左右样品粉末装入石英样品杯中，平铺均匀平整，采用积分球漫反射方法按以下条件进行图谱采集：分辨率 8 cm^{-1}，扫描波数范围 10 000～4 000 cm^{-1}，信号累积扫描 64 次。针砂主要成分为单质 Fe，其在近红外光谱中无特征吸收峰，在高频区有较明显的噪声。推测在 5 155 cm^{-1} 和 4 468 cm^{-1} 处的吸收峰与其含有的吸附水有关（见图 10-42）。

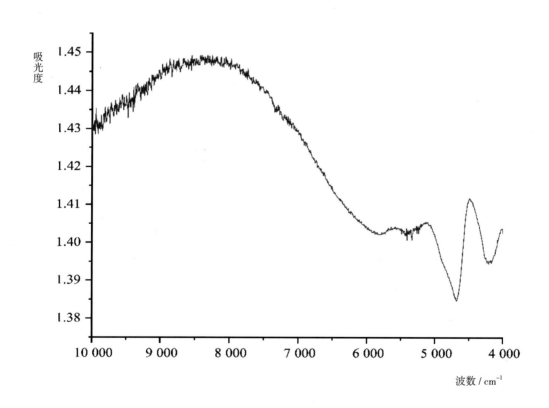

图10-42　针砂红外光谱图

6.偏光显微鉴别。针砂粉末用偏光显微镜观察，在单偏光视野下，粉末颗粒极细，呈黑色聚集块状，外形表现为类似磁场状的小分支，可见其他矿物晶体，呈棱方形晶体，无色透明，完整规则，棱边清晰；正交偏光下矿物粉末表现为黑色，无光泽（见图 10-43）。

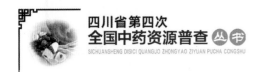

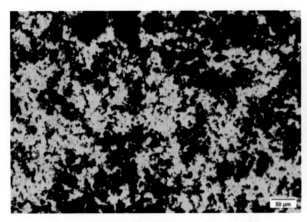

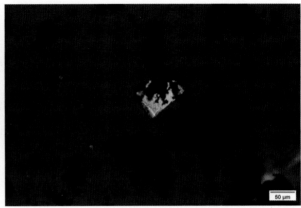

单偏光　　　　　　　　　　　　　　　　　　　　正交偏光

图10-43　针砂粉末偏光显微特征图（标尺为50 μm，放大倍数为20倍）

【品质评价】以体重、质细、色黑者为佳。

【含量测定】取本品约 0.15 g，精密称定，置锥形瓶中，加盐酸 15 mL 与 25% 氟化钾溶液 3 mL，盖上表面皿，加热至微沸，滴加 6% 氯化亚锡溶液，不断振摇。待反应完全，瓶底仅留白色残渣时，取下，用少量水冲洗表面皿及瓶内壁，趁热滴加 6% 氯化亚锡溶液至溶液呈浅黄色（如氯化亚锡过量，可滴加高锰酸钾试液至溶液呈浅黄色）。加水 100 mL、25% 钨酸钠溶液 15 滴，并滴加 1% 三氯化钛溶液至溶液呈蓝色，再逐滴加入重铬酸钾滴定液（0.016 67 mol/L）至蓝色恰好消褪，立即加入硫磷酸溶液（取硫酸 20 mL、磷酸 30 mL，缓缓加入 50 mL 水中，并不断振摇，放冷）10 mL 与 0.2% 二苯胺磺酸钠指示液 5 滴，用重铬酸钾滴定液（0.016 67 mol/L）滴定至溶液呈蓝紫色，即得。每 1 mL 的重铬酸钾滴定液（0.016 67 mol/L）相当于 5.585 mg 的 Fe。

【炮制】

针砂：取原药材，除去杂质，洗净，干燥。

醋针砂：取净针砂置适宜的容器内，用无烟武火加热煅至红透，趁热倒入醋内浸淬，取出，晾干。每 100 kg 针砂，用醋 20 kg。

【性味归经】味辛、酸、咸，性微寒。归肝、脾、大肠经。

【功能主治】镇心平肝，健脾消积，补血，利湿，消肿。主治惊悸癫狂，血虚黄肿，泄泻下痢，尿少水肿，风湿痹痛，项下气瘿。

【用法用量】内服：煎汤，9～15 g；或入丸、散。外用：适量，和药熨敷。

【用药警戒或禁忌】

1. 脾胃无湿热积滞者忌用。

2. 一般外用，入汤剂先煎。入丸、散时应水飞为细粉。

【收载标准】《中华人民共和国卫生部药品标准》中药成方制剂第十一册、《四川省中药材标准》（1987 年版）增补本、《江苏省中药材标准》（1989 年版）、《上海市中药材标准》（1994 年版）、《重庆市中药饮片炮制规范及标准》（2006 年版）、《江苏省中药材标准》（2016 年版）、《上海市中药饮片炮制规范》（2018 年版）。

【贮藏】贮干燥容器内，置干燥处，防尘。

【参考文献】

［1］江苏省药品食品监督管理局.江苏省中药材标准[M].南京：江苏凤凰科学技术出版社，2016：311-313.

［2］李时珍.本草纲目[M].校点本上册.北京：人民卫生出版社，1985：489.

［3］胡浩彬，孙文倩.中药针砂的调查与鉴定[J].中国药科大学学报，1996（01）：4-5.

［4］四川省食品药品监督管理局.四川省中药材标准[M].2010年版.成都：四川科学技术出版社，2011：49-50.

［5］高天爱，马金安，刘如良.矿物药真伪图鉴及应用[M].太原：山西科学技术出版社，2014：188-191.

［6］四川省卫生厅.四川省中药材标准[M].1987年版增补本.成都：成都科技大学出版社，1992：49.

［7］重庆市食品药品监督管理局.重庆市中药饮片炮制规范及标准[M].重庆：重庆市食品药品监督管理局（内部印刷），2006：403.

［8］国家中医药管理局《中华本草》编委会.中华本草[M].第一册第二卷.上海：上海科学技术出版社，1999：352.

［9］中国科学院四川分院中医中药研究所.四川中药志[M].第三册.成都：四川人民出版社，1962：2408.

［10］江苏省卫生厅.江苏省中药材标准[M].南京：江苏科学技术出版社,1989：115.

第六节　含钙的矿物药

钙类矿物药是指以钙及其化合物为主要有效成分的一类矿物药，具有悠久的应用历史，优良的临床应用价值。在四川，含钙矿物药资源丰富，有石膏、钟乳石、玄精石、方解石、花蕊石、紫石英六种。

石　膏 Gypsum

《神农本草经》

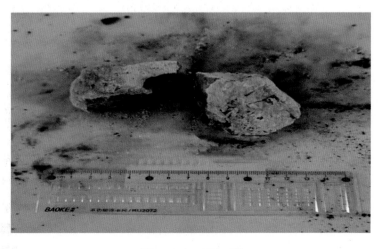

图10-44　石　膏

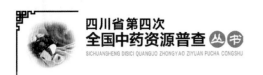
【正名】石膏（见图10-44）。

【别名】细石、细理石（《名医别录》），软石膏（《本草衍义补遗》），寒水石（《本草纲目》），白虎（《药品化义》），烂石膏（《外科启玄》），白石膏（《医宗金鉴》），玉灵片、王灵片（《和汉药考》），纤维石膏（《药材学》），土石膏（《四川中药志》），冰石（《矿物药与丹药》）。

【藏药方名】无。

【使用历史】石膏始载于《神农本草经》，列为中品。《名医别录》云：细理白泽者良，黄者令人淋。生齐山山谷及齐卢山、鲁蒙山，采无时。《本草图经》云：石膏自然明莹如玉石，此有异也。《本草纲目》曰：石膏有软、硬二种。软石膏，大块生于石中，作层如压扁米糕形，每层厚数寸，有红白二色，红者不可服，白者洁净、细文短密如束针，正如凝成白蜡状，松软易碎，烧之即白烂如粉。又曰：今人以石膏收豆腐，乃昔人所不知。以上记载的形态、产状等与现今所用石膏的特征相符。

【原矿物】石膏。

【来源】为硫酸盐类矿物石膏族石膏。

【采收加工】一般于冬季采挖，挖出后，去净泥土及杂石。

【成因及产地】主要是盐湖中化学沉积作用的产物，与石盐、硬石膏等共生。此外，硬石膏在外部压力降低的情况下，受地面水作用，也可形成大量石膏。主产于湖北应城，安徽凤阳，山东、河南、山西、甘肃、云南、四川、贵州等省也产。四川主产于乐山、眉山等地。

【性状】本品为纤维状的集合体，呈长块状、板块状或不规则块状。白色、灰白色或淡黄色，有的半透明。体重，质软，纵断面具绢丝样光泽。气微，味淡。

【鉴别要点】

1. 取本品一小块（约2 g），置具有小孔软木塞的试管内，灼烧，管壁有水生成，小块变为不透明体。

2. 取本品粉末0.2 g，加稀盐酸10 mL，加热使溶解，溶液显钙盐与硫酸盐（《中国药典》2020年版四部通则0301）的鉴别反应。

3. 取本品粉末适量，溴化钾压片法制备供试品，照红外分光光度法（《中国药典》通则0402）试验，供试品的红外吸收图谱应与二水硫酸钙对照品（$CaSO_4 \cdot 2H_2O$）具有相同的特征吸收峰。

4. 红外光谱鉴别。取6 g左右样品粉末装入石英样品杯中，平铺均匀平整，采用积分球漫反射方法按以下条件进行图谱采集：分辨率8 cm^{-1}，扫描波数范围10 000 ～ 4 000 cm^{-1}，信号累积扫描64次。石膏在6 915 cm^{-1}，6 707 cm^{-1}，6 507 cm^{-1}处有三重峰，推测为其杂质中的Fe–OH特征吸收，为其指纹特征。除此之外，石膏还在8 288 cm^{-1}处有小宽峰，5 715 cm^{-1}处有中强峰，5 141 cm^{-1}处有较强的吸收峰，4 508/4 408 cm^{-1}有二重小尖峰，均为其特征吸收峰（见图10-45）。

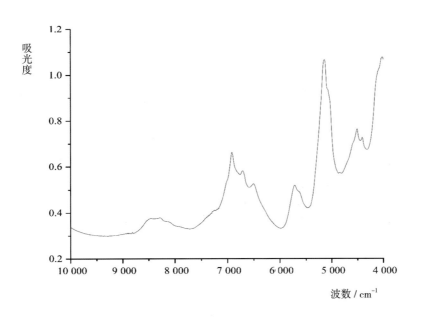

图10-45 石膏红外光谱图

5. 偏光显微鉴别。石膏粉末用偏光显微镜观察，在单偏光视野下，矿物形态为板状、粒状、条粒状、纤维状，边沿整齐，无色透明，大颗粒较厚者呈黄白色透明，能清楚看到层状纹理；正交偏光下，较小者呈白色，较厚者中心黄红色，较薄者层状重叠部分深蓝紫色或蓝色，能看到其中裂痕。负低凸起，具不显著的糙面；正或负延性，多为斜消光，有时为平行消光；干涉色一级黄（见图10-46）。

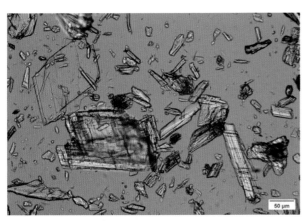 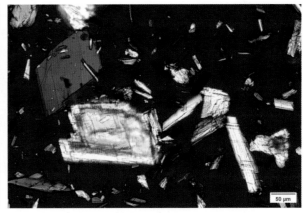

单偏光   正交偏光

图10-46 石膏粉末偏光显微特征图（标尺为50 μm，放大倍数为10倍）

【品质评价】以块大白色半透明、纵断面纤维状、具丝绢样光泽、无杂质者为佳。

【含量测定】取本品细粉约0.2 g，精密称定，置锥形瓶中，加稀盐酸10 mL，加热使溶解，加水100 mL与甲基红指示液1滴，滴加氢氧化钾试液至溶液显浅黄色，再继续多加5 mL，加钙黄绿素指示剂少量，用乙二胺四醋酸二钠滴定液（0.05 mol/L）滴定，至溶液的黄绿色荧光消失，并显橙色。每1 mL乙二胺四醋酸二钠滴定液（0.05 mol/L）相当于8.608 mg的二水硫酸钙（$CaSO_4 \cdot 2H_2O$）。本品二水硫酸钙（$CaSO_4 \cdot 2H_2O$）的质量分数不得少于95.0%。

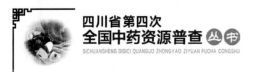

四川矿物药图鉴

【药理】

1. 解热作用。本品水煎剂对发热家兔有解热作用，尤其运用于高热，解热作用较持久。对石膏及麻杏石甘汤中各单味药用兔试验，发现单味石膏即可退热，甚至用煎过的再生石膏碾碎仍可退热；有人发现石膏退热作用随致热物质及受试动物发热状态而有不同，可见退热显著、一般或不退热诸种报道；有人认为石膏两个结晶水的存在可能是生石膏药性大寒的重要原因，其最终因素在于各质点组成的电子云密度分布的有序性，清热作用则与结晶水的存在、钙离子和其他一些无机元素（Fe、Co、S 等）均有一定的关系。

2. 增强机体免疫功能。石膏能加强离体兔肺泡巨噬细胞对白色葡萄球菌及胶体金的吞噬能力，并能促进吞噬细胞成熟；石膏煎剂可使烧伤大鼠 T 淋巴细胞数增加，淋转率增高，并使腹腔巨噬细胞吞噬功能加强。

3. 石膏内服经胃酸作用，一部分变成可溶性钙盐，至肠吸收入血能增加血清内钙离子浓度，可抑制神经应激能力（包括体温调节中枢神经）和减轻血管渗透性，故能清热泻火，除烦止渴。小鼠和大鼠的离体肠管中石膏的上清液所含钙的透过率比硫酸钙、氯化钙、葡萄糖酸钙、辛酸钙都大。

4. 据报道，天然石膏中含有较多的 δ34S，在体内 ATP 存在下，经酶和 APG 的作用，产生硫同位素的分馏，使 δ34S 在血中浓度增大，石膏抗病毒作用可能与此有关，有待进一步研究证实。

5. 研究发现在感染高热时应用含铁、铜等较多的石膏等清热降火药，可能在内源性白细胞递质（LEM）的作用下，加快铁、锌流入肝细胞内和导致铜蓝蛋白复合物及急性期反应蛋白合成加速，增强杀伤微生物和机体防御能力，有助于控制感染。

6. 止渴作用。采用实验性口渴大鼠，皮下注射利尿药或服高渗盐水使大鼠口渴，此时给予 4% 石膏上清液可减轻其口渴状态。

7. 石膏上清液对家兔的离体小肠和子宫平滑肌显示双向作用，能抑制小鼠小肠内容物的输送，静脉注射能缩短家兔血液凝固时间。口服上清液 0.5 mL/10 g，使尿量显著增多。石膏上清液还能明显抑制大鼠胆汁的排泄。

8. 镇痛作用。生石膏具有明显的镇痛作用。其制剂对电刺激隐神经 C 类纤维传入冲动引起的大脑皮质体感区诱发电位引起的疼痛反应（C–CEP），有明显的抑制作用。

9. 抗病毒。用斑点杂交法试验，石膏煎剂 25% ～ 100% 浓度，有降低乙型肝炎病毒脱氧核糖核酸（HBVDNA）含量的作用。

10. 扩张血管。石膏上清液能使蟾蜍、兔的离体心脏心率加快，收缩振幅加大，并使兔耳廊、后肢和肠系膜灌流量增加，具扩张血管作用。石膏具有降血压作用。

【毒理】生石膏煎液小鼠静脉注射的 LD_{50} 为 14.70 g/kg。

【炮制】

生石膏：去净杂石，洗净泥土，打碎成小块。

煅石膏：取石膏，照明煅法（《中国药典》2020 年版四部通则 0213）煅至酥松。

【性味归经】生石膏味甘、辛，性大寒；归肺、胃经。煅石膏味甘、辛、涩，性寒；归肺、胃经。

【功能主治】生石膏功效：清热泻火，除烦止渴。主治外感热病，高热烦渴，肺热喘咳，胃火亢盛，头痛，牙痛。煅石膏功效：收湿，生肌，敛疮，止血。外治溃疡不敛，湿疹瘙痒，水火烫伤，外伤出血。

【用法用量】生石膏：15 ～ 60 g，先煎。煅石膏：外用适量，研末撒敷患处。

【用药警戒或禁忌】

1. 外用过量可导致皮肤干燥。

2. 凡阳虚寒证，脾胃虚弱及血虚、阴虚发热者慎服。

【收载标准】《中国药典》（1963 年版、1977 年版、1985 年版、1990 年版、1995 年版、2000年版、2005 年版、2010 年版、2015 年版、2020 年版）一部、《维吾尔药材标准》（1993 年版）、《台湾中药典》（第二版）、《台湾中药典》（第三版）。

【储藏】贮干燥容器内，置通风干燥处，防尘。

【参考文献】

［1］陶弘景.名医别录 [M].北京：人民卫生出版社，1986.

［2］朱震亨.本草衍义补遗 [M].北京：中国中医药出版社，2021.

［3］李时珍.本草纲目 [M].校点本上册.北京：人民卫生出版社，1985：543.

［4］贾所学.药品化义 [M].北京：中国中医药出版社，2015.

［5］申斗垣.外科启玄 [M].北京：人民卫生出版社，1955.

［6］吴谦.医宗金鉴 [M].沈阳：辽宁科学技术出版社，1997.

［7］小泉荣次郎.增订和汉药考 [M].日本：生生舍出版部，1972.

［8］南京药学院药材教研组.药材学 [M].北京：人民卫生出版社，1960.

［9］中国科学院四川分院中医中药研究所.四川中药志 [M].成都：四川人民出版社，1962：2379.

［10］刘友棵.矿物药与丹药 [M].上海：上海科学技术出版社，1962.

［11］顾观光辑，杨鹏举校注.神农本草经 [M].北京：学苑出版社，2007.

［12］苏颂.本草图经 [M].合肥：安徽科学技术出版社，1994.

［13］国家药典委员会.中华人民共和国药典 [M].一部.北京：中国医药科技出版社，2020：98.

［14］地质部地质辞典办公室.地质辞典（二）[M].矿物·岩石·地球化学分册.北京：地质出版社，1981：92.

［15］高天爱，马金安，刘如良.矿物药真伪图鉴及应用 [M].太原：山西科学技术出版社，2014：201-208.

［16］杨群智，田瑞泉，章京等.石膏再生前后、石膏及麻杏石甘汤之退热作用研究 [J].中成药，1984（6）：21-26.

［17］张树峰，郭晓庄.中药石膏退热作用研究概况 [J].临床医学杂志，1988（3）：48-49.

［18］万定荣，陈家春，余汉华.湖北药材志 [M].第一卷.武汉：湖北科学技术出版社，2002：95.

［19］国家中医药管理局《中华本草》编委会.中华本草 [M].蒙药卷.上海：上海科学技术出版社，2004：33.

［20］中国医学科学院药用植物研究所等.中药志 [M].第六册.北京：人民卫生出版社，1998：311.

［21］国家中医药管理局《中华本草》编委会.中华本草 [M].维吾尔药卷.上海：上海科学技术出版社，2005：17.

［22］北京中医学院中药鉴定教研室.中药鉴定学补充教材 [M].下册.北京：北京中医学院（内部印刷），1984：204.

［23］高衍裔，葛志荣.石膏、知母等微量元素含量及其抗感染作用探讨 [J].中国中西医结合杂志，1988（2）：92.

［24］肖培根.新编中药志 [M].第四卷.北京：化学工业出版社，2002：374.

［25］国家中医药管理局《中华本草》编委会.中华本草 [M].第一册第二卷.上海：上海科学技术出版社，1999：296.

［26］黄璐琦，李军德，张志杰.新编中国药材学 [M].第八卷.北京：中国医药科技出版社，2020.

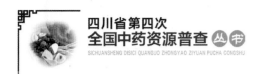
钟乳石 Stalactitum

《神农本草经》

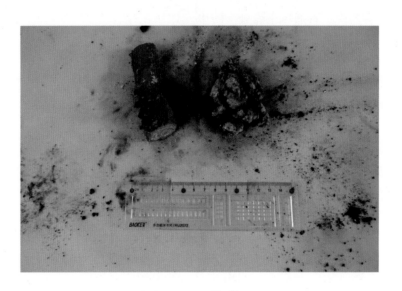

图10-47　钟乳石

【正名】钟乳石（见图10-47）。

【别名】石钟乳（《神农本草经》），留公乳（《太平御览》引《神农本草经》），虚中、钟乳（《吴普本草》），公乳、芦石、夏石（《名医别录》），黄石砂（《药性论》），卢布、夏乳根（《石药尔雅》）。

【藏药方名】帕奴（《四部医典》），拉拉参保其如（《鲜明注释》），多智旦（《甘露本草明镜》），哇奴，毛君。

【使用历史】钟乳石原名石钟乳，始载于《神农本草经》，列为上品。历代本草对其产地、产状以及形态、品质优劣等均有详细记载。如《吴普本草》曰：生太山山谷阴处，岸下聚溜汁所成，如乳汁，黄白色，空中相通，二月三月采，阴干。《名医别录》曰：生少室（今河南登封市）及太山，采无时。《本草经集注》曰：第一出始兴（今广东），而江陵及东境名山石洞，亦皆有。惟通中轻薄如鹅翎管，碎之如爪甲，中无雁齿，光明者为善。长挺乃有一二尺者，色黄，以苦酒洗刷则白。范成大《桂海虞衡志》所说更为详明，云：桂木接宜，融山（今广西）中洞穴至多……仰视石脉涌起处，即有乳床如玉雪，石液融结所为也。乳床下垂，如倒数峰小山，峰端渐锐且长，如冰柱。柱端轻薄中空如鹅翎，乳水滴沥不已，且滴且凝，此乳之最精者。这些特征与当前所用生于石灰岩洞顶向下垂、形如钟乳状冰柱的钟乳石完全相符。

【原矿物】钟乳石系含碳酸钙的水溶液，经石灰岩裂隙，从溶洞顶滴下，因水分蒸发，二氧化碳散逸，使析出的碳酸钙沉积而成，且自上向下逐渐增长，倒垂于洞顶。

【来源】为碳酸盐类方解石族矿物方解石的钟乳状集合体下端较细的圆柱状管状部分。

【采收加工】石灰岩山洞中采集，除去杂石，洗净，晒干。

【成因及产地】钟乳石系含碳酸钙的水溶液，经石灰岩裂隙，从溶洞顶滴下，因水分蒸发，二氧化碳散逸，使析出的碳酸钙沉积而成，且自上向下逐渐增长，倒垂于洞顶。本矿物钟乳状集合体附着于石上的粗大根盘为殷孽，细管状集合体为鹅管石。主产于广西、广东、湖北、四川、贵州、云南、山西、西藏、青海等地。四川主产于广元。

【性状】本品为钟乳状集合体，略呈圆锥形或圆柱形。表面白色、灰白色或棕黄色，粗糙，凹凸不平。体重，质硬，断面较平整，白色至浅灰白色，对光观察具闪星状的亮光，近中心常有一圆孔，圆孔周围有多数浅橙黄色同心环层。气微，味微咸。硬度3，相对密度 $2.6 \sim 2.8$。

【鉴别要点】

1. 取本品，滴加稀盐酸，即产生大量气泡，溶液显钙盐（《中国药典》2020年版四部35页一般鉴别试验）的鉴别反应。

2. 红外光谱鉴别。取6 g左右样品粉末装入石英样品杯中，平铺均匀平整，采用积分球漫反射方法按以下条件进行图谱采集：分辨率 $8 \ cm^{-1}$，扫描波数范围 $10\ 000 \sim 4\ 000\ cm^{-1}$，信号累积扫描64次。钟乳石指纹图谱中，有方解石的典型特征吸收峰在 $4\ 273\ cm^{-1}$ 处。在 $5\ 144\ cm^{-1}$ 处有吸附水的吸收峰（见图10-48）。

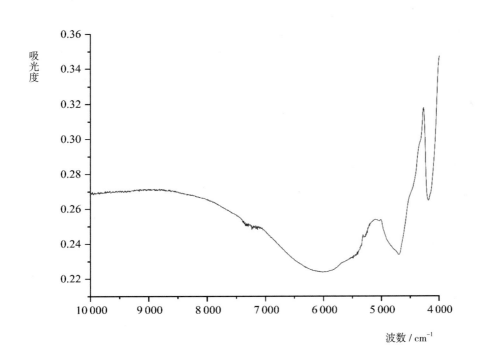

图10-48　钟乳石红外光谱图

3. 偏光显微鉴别。钟乳石粉末用偏光显微镜观察，在单偏光视野下，呈圆滑的颗粒状，边缘整齐，颗粒之间边界清晰，细小颗粒多白色或具有微弱的彩色光泽，大颗粒彩色光泽更显著，有些可见整齐规律的横条状纹理，并呈现彩色光芒；正交偏光下光感较强，颜色更加凸显，具有较强的光泽感（见图10-49）。

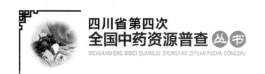

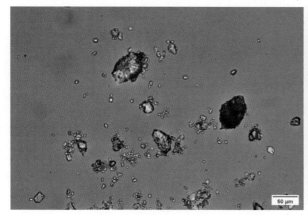

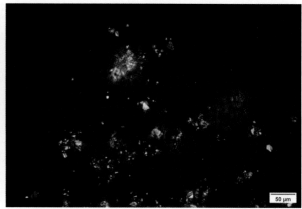

单偏光 　　　　　　　　　　　　正交偏光

图10-49　钟乳石粉末偏光显微特征图（标尺为50 μm，放大倍数为40倍）

【品质评价】以色白或灰白、圆锥形、断面具闪星状亮光者为佳。

【含量测定】取本品细粉 0.12 g，精密称定，置锥形瓶中，加稀盐酸 5 mL，加热使溶解，加水 150 mL 与甲基红指示液 1 滴，滴加氢氧化钾试液至溶液显黄色，再继续多加 10 mL，加钙黄绿素指示剂少量，用乙二胺四醋酸二钠滴定液（0.05 mol/L）滴定至溶液的黄绿色荧光消失，并显橙色。每 1 mL 乙二胺四醋酸二钠滴定液（0.05 mol/L）相当于 5.004 mg 的碳酸钙（$CaCO_3$）。本品碳酸钙（$CaCO_3$）的质量分数不得少于 95.0%。

【药理】

1. 在胃中能中和过多的胃酸，至肠吸收后能增加血中的钙离子，并能兴奋交感神经。

2. 抗肿瘤作用。含钟乳石的凋瘤方剂，可通过体液免疫抑制肿瘤的生长，对荷瘤小鼠的抑瘤率达 54.20%。

【毒理】邯郸产钟乳石（煅），急性毒性静脉注射，LD_{50} 为 16.70 g/kg。

【炮制】钟乳石：洗净，砸成小块，干燥。煅钟乳石：取净钟乳石块，照明煅法（《中国药典》通则 0213）至红透。

【性味归经】味甘，性温。归肺、肾、胃经。

【功能主治】温肺，助阳，平喘，制酸，通乳。主治寒痰咳喘，阳虚冷喘，腰膝冷痛，胃痛泛酸，乳汁不通。

【用法用量】3 ～ 9 g，先煎。

【用药警戒或禁忌】不可久服；阴虚火旺，肺热咳嗽者禁服。

【收载标准】《中国药典》（1963 年版、1977 年版、1985 年版、1990 年版、1995 年版、2000 年版、2005 年版、2010 年版、2015 年版、2020 年版）。

【贮藏】贮干燥容器内，置干燥处，防潮，防尘。

民族医药使用（藏药）

【名称】帕奴。

【炮制】取本品，除去杂质，碎成小块，放入铁锅中，加美丽乌头 250 g、火硝 5 g 及适量水，文火煎煮约 2 h，取出后用水多次洗净，晒干备用。

【药性】味涩，性温。

【功能主治】补筋络，愈韧带。主治肌肉韧带破裂、创伤。

【参考文献】

［1］顾观光辑，杨鹏举校注 . 神农本草经 [M]. 北京：学苑出版社，2007.

［2］吴普 . 吴普本草 [M]. 北京：人民卫生出版社，1987.

［3］陶弘景 . 名医别录 [M]. 北京：中国中医药出版社，2013.

［4］高晓山 . 中药药性论 [M]. 北京：人民卫生出版社，1992.

［5］梅彪 . 石药尔雅 [M]. 上海：商务印书馆，1937.

［6］宇妥·云丹贡布 . 四部医典 [M]. 南京：江苏科学技术出版社，2016.

［7］噶玛群培 . 甘露本草明镜 [M]. 拉萨：西藏人民出版社，2014.

［8］青海省食品药品监督管理局 . 青海省藏药炮制规范 [M]. 2010 年版 . 西宁：青海人民出版社，2010：14.

［9］青海省药品检验所，青海省藏医药研究所 . 中国藏药 [M]. 第二卷 . 上海：上海科学技术出版社，1996：242.

［10］陶弘景 . 本草经集注 [M]. 北京：人民卫生出版社 . 1994.

［11］杨淞年 . 中国矿物药图鉴 [M]. 上海：上海科学技术文献出版社，1990：20-21.

［12］高天爱 . 矿物药及其应用 [M]. 北京：中国中医药出版社，1997：163.

［13］高天爱，马金安，刘如良 . 矿物药真伪图鉴及应用 [M]. 太原：山西科学技术出版社，2014：255-259.

［14］国家药典委员会 . 中华人民共和国药典 [M]. 北京：中国医药科技出版社，2020.

［15］国家中医药管理局《中华本草》编委会 . 中华本草 [M]. 傣药卷 . 上海：上海科学技术出版社，2005：15.

［16］国家中医药管理局《中华本草》编委会 . 中华本草 [M]. 蒙药卷 . 上海：上海科学技术出版社，2004：45.

［17］岳旺，刘文虎，王兰芬等 . 中国矿物药的急性毒性（LD_{50}）测定 [J]. 中国中药杂志 . 1989，14（2）：44.

［18］国家中医药管理局《中华本草》编委会 . 中华本草 [M]. 藏药卷 . 上海：上海科学技术出版社，2002. 23.

［19］黄璐琦，李军德，张志杰 . 新编中国药材学 [M]. 第八卷 . 北京：中国医药科技出版社，2020.

［20］武一曼，周凡，林树良等 . 凋瘤方剂对荷瘤小鼠影响的实验研究 [J]. 福建中医学院学报 . 2000，10（4）：28-30.

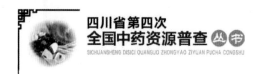
寒水石 Calcitum

《神农本草经》

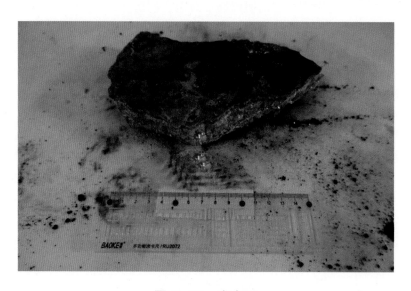

图10-50　寒水石

【正名】寒水石（见图 10-50）。

【别名】凝水石、白水石（《神农本草经》），凌水石（《名医别录》），盐精（《丹房镜源》），水石、冰石（《石药尔雅》），鹊石（《本事方》），盐精石、泥精、盐枕、盐根（《本草纲目》）。

【藏药方名】君西（《四部医典》），如巴塔亚根、司百强参嘎布、参母伟坚（《鲜明注释》），穷奶吉都、达瓦普、拉普刊、多达玛、堆君、司百刊、多塔其、如巴索、多刺普、刺普塔亚根（《晶珠本草》）。

【使用历史】寒水石之名始见于《吴普本草》，即《神农本草经》凝水石之又名。《名医别录》云：色如云母，可析者良，盐之精也。生常山山谷又中水县及邯郸。《本草经集注》云：常山属并州，中水县属河间郡，邯郸即赵郡，并属冀州城，此处地皆咸卤，故云盐精，而碎之亦似朴硝。此石末置水中，夏月能为冰者佳。据此所述，凝水石（寒水石）乃咸卤地所产之盐精。近人考证认为其矿物来源是白钠镁矾（$Na_2SO_4 \cdot MgSO_4 \cdot 4H_2O$），有人认为是硫酸镁硫酸钾的复盐（$MgSO_2 \cdot K_2SO_4 \cdot 4H_2O$）等，尚无定论。唐《新修本草》却说：此石有两种，有纵理横理色清明者为佳，或云纵理为寒水石，横理为凝水石。今出同州（今陕西大荔）韩城色青黄理如云母为良，出澄城（今陕西）者斜理文色白为劣也。据其所记产地、形态，已不是盐精之凝水石了。因此，《本草纲目》指出：唐宋诸医不识此石，而以石膏、方解石为注，误矣。又云：苏恭、苏颂、寇宗奭、阎孝忠四家所说，皆是软石膏之寒水石。王隐君所说，则是方解石。诸家不详本文盐精之说，不得其说，遂以石膏、方解石指为寒水石。唐宋以来，相承其误，通以二石为用，而盐精之寒水，绝不知用，此千载之误也。尽管如此，目前的用药情况依然是北方以红石膏作寒水石，南方以方解石作寒水石。

【原矿物】

1. 红石膏（Gypsum）。晶体结构属单斜晶系。单个晶体呈板状，集合体呈块状、片状、纤维状或粉末状。无色或白色、粉红色。有时透明，具玻璃光泽，解理面显珍珠光泽，纤维状者显丝绢光泽。硬度2，薄片具挠性。相对密度2.3～2.37。

广泛形成于沉积作用，如海盆或湖盆地中化学沉积的石膏，常与石灰岩、红色页岩、泥灰岩等成层出现。产于内蒙古、甘肃、新疆、山东、安徽、湖北、湖南、广东、广西、四川、云南、西藏等地。四川主产于峨眉山。

2. 方解石（Calcite）。晶体结构属三方晶系。晶体为菱面体，也有呈柱状及板状者。常以钟乳状或致密粒状集合体产出。多为无色或乳白色，如有混杂物，则成灰、黄、玫瑰、红、褐等各种色彩。具玻璃光泽，透明至不透明，有完全的解理，晶体可沿三个不同的方向劈开。断口贝壳状，硬度3，性脆，相对密度2.6~2.8，是内生热液矿脉及沉积的碳酸盐类岩石的重要组成部分。产于沉积岩和变质岩中，金属矿脉中也多有存在，而且晶体较好。主产于山东、新疆、内蒙古、甘肃、河北、山西。四川主产于广元等地。

【来源】为硫酸盐类石膏族矿物红石膏或为碳酸盐类方解石族矿物方解石。前者称"北寒水石"，后者称"南寒水石"。

【采收加工】石膏采出后选出粉红色、灰白色、块状或纤维状集合体即红石膏药用，称北寒水石。方解石采出后多选无色、透明或白色解理状块体药用，称南寒水石。

【成因及产地】北寒水石广泛形成于沉积作用，分布于蒸发作用所形成的湖相沉积物中，为天然产出的硫酸盐矿物硬石膏族红石膏或纤维石膏，常与石灰岩、红色页岩、泥灰岩等成层出现。南寒水石产于石灰岩附近及花岗岩中，为碳酸盐类矿物方解石族方解石。

【性状】北寒水石呈不规则的扁平块状，大小不等，半透明。表面粉红色，凹凸不平。常黏附灰色泥土。质硬脆，用手指甲可以刻划。敲击时垂直向断裂，断面有纵纹理，状如纤维，略带泥土气，味淡稍咸，嚼之显粉性。

南寒水石见方解石项。

【鉴别要点】

1. 北寒水石为纤维状集合体，呈扁平块状或厚板状。大小不一，厚0.5～3.5 cm。淡红色，有的为白色；条痕白色。表面凹凸不平，侧面呈纵系纹理，具丝绢光泽。质较软，指甲可刻划成痕；易砸碎，断面显直立纤维状，粉红色。气微，味淡。

2. 北寒水石在投射偏光镜下，薄片中无色透明。

3. 北寒水石取一小块（约0.2 g），置具有小孔软木塞的试管中，灼烧，管壁有水生成，小块变成不透明体。（检查结晶水）

4. 红外光谱鉴别。取6 g左右样品粉末装入石英样品杯中，平铺均匀平整，采用积分球漫反射方法按以下条件进行图谱采集：分辨率8 cm^{-1}，扫描波数范围10 000～4 000 cm^{-1}，信号累积扫描64次。寒水石主要成分为方解石（$CaCO_3$），其主要有四个较弱的特征吸收峰，分别位于5 330 cm^{-1}，5 008 cm^{-1}，4 620 cm^{-1}和4 275 cm^{-1}（见图10–51）。

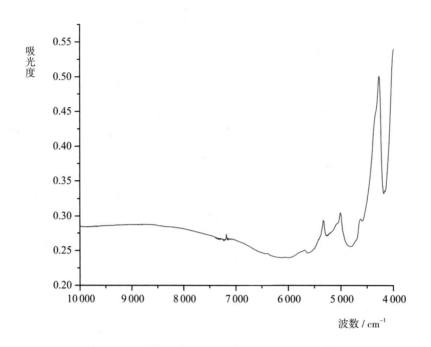

图10-51　寒水石红外光谱图

5. 偏光显微鉴别。寒水石粉末用偏光显微镜观察，在单偏光视野下，颗粒粒径较大，可见明显的板层状结构，颗粒较小者呈不规则颗粒状，表面干净光滑，颗粒与颗粒接触边缘整齐，镜下能明显观察到寒水石颗粒表面呈现细脉状，有的颗粒表面具有菱形条纹。大部分无色透明或呈灰蓝紫色，较厚者中心有彩色样光泽；正交偏光下块状薄片呈紫红色，彩色光泽显著，光泽颜色表现为明显环层状（见图10-52）。

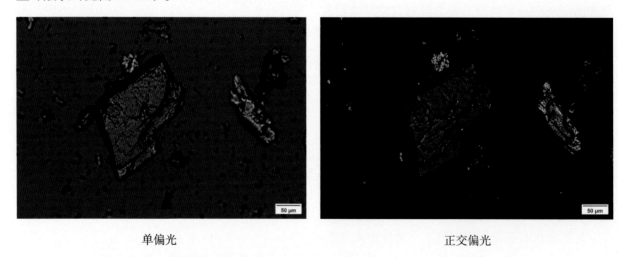

单偏光　　　　　　　　　　　　　　　　　　　　　正交偏光

图10-52　寒水石粉末偏光显微特征图（标尺为50 μm，放大倍数为20倍）

【品质评价】北寒水石以肉红色、纯净薄片状、细丝纹、有光泽者为佳。南寒水石以色白、透明、有光泽、砸碎后呈斜方形、具棱角者为佳。

【含量测定】取本品细粉 0.12 g，精密称定，置锥形瓶中，加稀盐酸 5 mL，振摇使溶解，加水 100 mL 与甲基红指示液 1 滴，滴加氢氧化钾试液至溶液显浅黄色，再继续加 10 mL，加钙紫红素指示剂 0.1 g，用乙二胺四醋酸二钠液（0.05 mol/L）滴定至溶液由紫红色转变为纯蓝色，并将滴定的结果用空白试验校正，即得。每 1 mL 的乙二胺四醋酸二钠液（0.05 mol/L）相当于 5.005 mg 的 $CaCO_3$。本品碳酸钙（$CaCO_3$）的质量分数不得少于 95.0%。

【药理】碳酸盐类寒水石具有平喘、化痰、下乳作用，经煅烧研末的粉末，具有杀菌、消毒、收敛等作用。

【毒理】使用寒水石时，如剂量过大，易发生胃肠道不良反应，如恶心、腹泻等。

【炮制】

寒水石：取原药材，除去杂质，洗净，干燥，用时打碎。

煅寒水石：取净寒水石，置适宜的耐火容器中，用无烟武火加热，煅至红透，取出放凉，碾碎或打碎。形如寒水石，质酥松，无光泽。手捻易碎。

姜寒水石：取生姜洗净，捣碎取汁，略加清水，再加入寒水石入锅内共煮至汁干，取出，晒干，研细。寒水石每 100 kg，用生姜 10 kg。形如寒水石，微有姜气。

醋寒水石：取净寒水石，置武火上煅至红透取出，淬入醋中，冷后取出，晾干，研细，过筛。寒水石每 100 kg，用醋 10 kg。形如煅寒水石，微有醋气。

【性味归经】味辛、咸，性寒。归心、胃、肾经。

【功能主治】清热降火，利窍，消肿。主治时行热病，壮热烦渴，水肿，尿闭，咽喉肿痛，口舌生疮，痈疽，丹毒，烫伤。

【用法用量】内服：煎汤，6～15 g；或入丸、散。外用：适量，研末掺；或调敷。

【用药警戒或禁忌】脾胃虚寒者慎服。

【收载标准】《四川省中药材标准》（1987 年版）、《山西中药材标准》（1987 年版）、《贵州省中药材质量标准》（1988 年版）、《江苏省中药材标准》（1989 年版）、《黑龙江省中药材标准》（2001 年版）、《贵州省中药材民族药材质量标准》（2003 年版）、《藏药标准》（西藏、青海、四川、甘肃、云南、新疆六局合编）。

【贮藏】置干燥处，防尘。

⸨ 民族医药使用（藏药）⸩

【名称】君西。

【炮制】

1. 热制。寒水石除去其土石等杂物，砸碎成蚕豆大小，加美丽乌头与火硝，用净水煮沸 3 h，倾去滤液，用清水漂洗 3～4 次，至杂物清除为止，将寒水石在阳光下晒干。

2. 寒制（奶制）。加工方法同上，晒干后的寒水石研成细粉，每年藏历八月十五日，月光下用犊牛奶搅拌，调成糊状，然后做成小圆饼，阴干于当晚月光下，即得。猛炙寒水石打碎如拇指大小，放在炭火中煅烧，必须煨烧至呈白色，然后用水等淬之，取去淬液之后，药渣晒干，备用。若用酒淬，则性热；若用水淬，则性寒；若用酸酪淬，则性平。

【药性】寒水石总的性味涩，消化后味苦；猛炙制寒水石，味涩，微辛，消化后味苦；奶制寒水石，味涩，微甘，消化后味亦苦。

【功能主治】消化不良引起的各种胃病和胃溃疡，痞瘤，浮肿，腹泻，外伤；煅后治泄泻。热性痰症，消化不良。热性腹泻，培根热性病，木布病，对一切寒热病如甘露，有补骨作用。

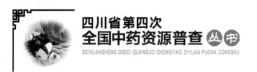
【参考文献】

［1］顾观光辑，杨鹏举 校注 . 神农本草经 [M]. 北京：学苑出版社，2007.

［2］陶弘景 . 名医别录 [M]. 北京：中国中医药出版社，2013.

［3］梅彪 . 石药尔雅 [M]. 上海：商务印书馆，1937.

［4］许叔微 . 普济本事方 [M]. 北京：中国中医药出版社，2018.

［5］中国医学科学院药用植物研究所等 . 中药志 [M]. 第六册 . 北京：人民卫生出版社，1998.

［6］宇妥·元丹贡布 . 四部医典 [M]. 南京：江苏科学技术出版社，2016.

［7］帝玛尔·丹增彭措 . 晶珠本草 [M]. 西宁：青海民族出版社，2017.

［8］吴普 . 吴普本草 [M]. 北京：人民卫生出版社，1987.

［9］陶弘景 . 本草经集注 [M]. 北京：人民卫生出版社，1994.

［10］苏敬 . 新修本草 [M]. 西安：陕西科学技术出版社，2013.

［11］国家中医药管理局《中华本草》编委会 . 中华本草 [M]. 上海：上海科学技术出版社，1999：305–307.

［12］江苏省卫生厅 . 江苏省中药材标准 [M]. 南京：江苏科学技术出版社，1989：253–255.

［13］黄璐琦，李军德，张志杰 . 新编中国药材学 [M]. 第八卷 . 北京：中国医药科技出版社，2020.

玄精石 Selenitum

《新修本草》

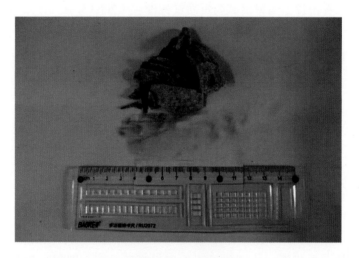

图10-53　玄精石

【正名】玄精石（见图 10-53）。

【别名】太阴玄精（《开宝本草》），太阴玄精石（《本草衍义》），太乙玄精石、阴精石、玄英石（《本草纲目》），龟背玄精石（《全国中草药汇编》）。

【藏药方名】无。

【使用历史】玄精石在《新修本草》中即有记载，曰：近地亦有，色赤青白，片大不佳。至宋代则正式收载于《开宝本草》，云：其色青白，龟背者良，出解县（今山西）。《本草图经》记载曰：太阴玄精出解县，今解池及通、泰州（今江苏）积盐仓中亦有之。其色青白龟背者佳，采无时。《本草纲目》又曰：玄精是碱卤津液流渗入土，年久结成石片，片状如龟背之形。蒲、解出者，其色青白通彻。蜀中赤盐之液所结者，色稍红光。

【原矿物】为年久所结小型片状石膏族矿石石膏。

【来源】硫酸盐类石膏族矿物石膏的晶体。

【采收加工】全年可采挖，去净泥土、杂石即可。

【成因及产地】为我国盐池地带之卤水经年久沉积所结成的小形片状石膏。主产于山西、陕西、甘肃、青海、内蒙古、四川等地。四川主产于乐山、眉山等地。

【性状】本品呈六边形、椭圆形、菱形或不规则片状，边薄中厚，大小不一。一般长 0.5～2.5 cm，宽 0.4～2 cm，厚 0.1～0.5 cm。青白色、灰白色、灰绿色或略带浅棕色，中间多显黑色，形似龟背，半透明，质硬而脆，砸之易纵裂成不整齐的菱形。硬度 1.5～2，相对密度 2.3～2.37。

【鉴别要点】

1. 本品粉末灰白色。为不定型微黄色透明薄片，有顺直纹理，层纹明显，似多层重叠的透明薄片。

2. 取本品灼烧，则纵裂成白色片状。

3. 取本品粉末 10 mL，加稀盐酸 10 mL，搅拌使溶解，滤过，溶液显钙盐和硫酸盐（《中国药典》2020 年版四部通则 109 页硫酸盐检查法）的鉴别反应。

4. 红外光谱鉴别。取 6 g 左右样品粉末装入石英样品杯中，平铺均匀平整，采用积分球漫反射方法按以下条件进行图谱采集：分辨率 8 cm^{-1}，扫描波数范围 10 000～4 000 cm^{-1}，信号累积扫描 64 次。玄精石中水连接硫酸根离子和钙离子形成双层结构，光谱指纹图谱中，在 6 915 cm^{-1}、5 715 cm^{-1}、5 146 cm^{-1}、4 509 cm^{-1} 有 4 个强吸收特征峰。在 4 509 cm^{-1} 和 4 408 cm^{-1} 处有二重小尖峰（见图 10-54）。

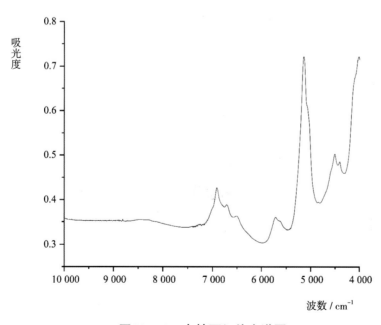

图10-54 玄精石红外光谱图

5. 偏光显微鉴别。玄精石粉末用偏光显微镜观察，在单偏光视野下，呈现不规则团块状、类球形，粒径多为 0.05～0.1 mm，无色透明，光亮晶体颗粒，光泽性较强，较厚者表现为黑色；正交偏光下，画面整体为黑色，小颗粒现象不明显，较大颗粒者呈现白色光亮，光泽性更强；负低凸起，

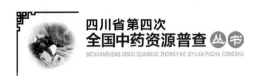
常为一组解离；负延长符号；二轴晶；正光性（见图10-55）。

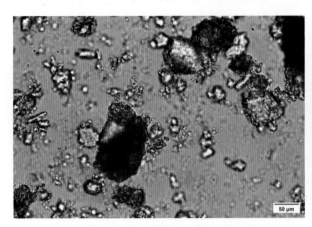
单偏光

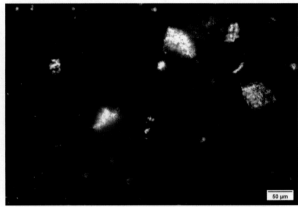
正交偏光

图10-55　玄精石粉末偏光显微特征图（标尺为50 μm，放大倍数为40倍）

【品质评价】以块整齐、色青白、片薄、片如龟背、中间显黑色者为佳。

【含量测定】取本品细粉 0.2 g，精密称定，置锥形瓶中，加稀盐酸 10 mL，加热使溶解，加水 100 mL 与甲基红指示液 l 滴，滴加氢氧化钾试液至溶液显浅黄色，再继续多加 5 mL，加钙黄绿素指示剂少量，用乙二胺四醋酸二钠滴定液（0.05 mol/L）滴定，至溶液的黄绿色荧光消失，并显橙色。每 1 mL 乙二胺四醋酸二钠滴定液（0.05 mol/L）相当于 8.608 mg 的含水硫酸钙（$CaSO_4 2 \cdot H_2O$）。本品含水硫酸钙（$CaSO_4 \cdot 2H_2O$）的质量分数不得少于 90.0%。

【药理】内服至肠能使黏液分泌增加，有缓下作用，吸收后有镇静、解热、利尿作用。

【毒理】急性毒性静脉注射，LD_{50} 为 12.90 g/kg。

【炮制】

玄精石：除去杂质，洗净，干燥，捣碎如黄豆粒大小。

煅玄精石：取玄精石，照煅法（《中国药典》通则0213）炮制，煅至红透，取出，放凉，研成细粉。

醋淬玄精石：取净玄精石装入瓦缸，置炭火中，煅至红透倒出，用醋喷匀，研细。玄精石每 100 kg，用醋 10 kg。

【性味归经】玄精石：味咸，性寒。归肾经。煅玄精石：味甘、咸、涩，性寒。归肾、肺、脾、大肠、胃经。

【功能主治】

玄精石：清热，明目，消痰。主治阳盛阴虚，壮热烦渴，头风脑痛，目赤涩痛，翳障遮睛，重舌，木舌，咽喉肿痛，头疮，水火烫伤。

煅玄精石：滋阴，降火，软坚，消痰。主治阳盛阴虚，壮热烦渴，头风脑痛，目赤障翳，重舌，木舌，咽喉生疮，烫火伤。

【用法用量】内服：煎汤，10～15 g；或入丸、散。外用：适量，研末撒或调敷。

【用药警戒或禁忌】脾胃虚寒及无热邪者忌（慎）服。

【收载标准】《中国药典》（1963 年版）一部、《四川省中药材标准》（1987 年版）、《宁夏中药材标准》（1993 年版）、《上海市中药材标准》（1994 年版）、《北京市中药材标准》（1998 年版）、《山东省中药材标准》（2002 年版）、《甘肃省中药材标准》（2008 年版）、《甘肃省中药材标准》（2009 年版）、《四川省中药材标准》（2010 年版）、《湖北省中药材质量标准》（2018 年版）。

【贮藏】贮干燥容器内，密闭，置阴凉干燥处。

【参考文献】

［1］中国医学科学院药用植物研究所等 . 中药志 [M]. 第六册 . 北京：人民卫生出版社，1998：306.

［2］《全国中草药汇编》编写组 . 全国中草药汇编 [M]. 北京：人民卫生出版社，1975.

［3］李时珍 . 本草纲目 [M]. 校点本上册 . 北京：人民卫生出版社，1985：640.

［4］杨淞年 . 中国矿物药图鉴 [M]. 上海：上海科学技术文献出版社，1990：39-40.

［5］高天爱，马金安，刘如良 . 矿物药真伪图鉴及应用 [M]. 太原：山西科学技术出版社，2014：214-217.

［6］国家药典委员会 . 中华人民共和国药典 [M]. 1963 版 . 北京：中国医药科技出版社，1963.

［7］北京市卫生局 . 北京市中药材标准 [M]. 北京：首都师范大学出版社,1998：101.

［8］四川省食品药品监督管理局 . 四川省中药材标准 [M]. 2010 年版 . 成都：四川科学技术出版社，2011：168.

［9］山东省药品监督管理局 . 山东省中药材标准 [M]. 2002 年版 . 济南：山东友谊出版社，2009：71.

［10］四川省卫生厅 . 四川省中药材标准 [M]. 1987 年版 . 成都：四川人民出版社，1987.

［11］黄璐琦，李军德，张志杰 . 新编中国药材学 [M]. 第八卷 . 北京：中国医药科技出版社，2020.

方解石 Calcite

《名医别录》

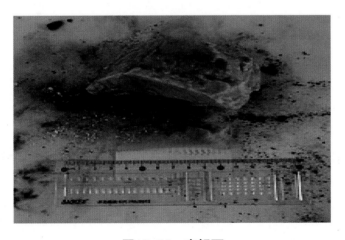

图10-56　方解石

【正名】方解石（见图 10-56）。

【别名】黄石（《名医别录》），分解石（《中药材之研究》）。

【藏药方名】泡君。

【使用历史】本品为极少用中药，始载于《名医别录》。也为蒙医、藏医习用药材。蒙药始载于《认药白晶鉴》，状如残马牙，坚硬而重，质如脂，色浅黄者称额热一壮西。《无误蒙药鉴》谓：不管怎样砸碎，粒粒大小皆四方，状如光明盐且坚硬，有玻璃样光泽者质佳，状如石英者质次。上述矿物药形态特征与方解石基本一致，故历代蒙医药文献所载的跑壮即额热一壮西（方解石）。

【原矿物】方解石。

【来源】为碳酸盐类矿物方解石族方解石，主含碳酸钙（$CaCO_3$）。

【采收加工】一般于冬季采挖，挖出后，去净泥土及杂石。

【成因及产地】是内生热液矿脉及沉积的碳酸盐类岩石的重要组成部分。产于沉积岩和变质岩中，金属矿脉中也多有存在。主产于河南、河北、江苏、浙江、江西、湖南、四川、广东、湖北等地。四川主产于广元、绵阳等地。

【性状】呈不规则的平板状或斜方柱状的结晶体，具棱角，断面平坦，光滑，有玻璃样光泽。白色或黄白色，多数透明或略透明。质坚硬，击后碎成小块，多为方形或长方形。无臭无味。加盐酸则发出二氧化碳气泡。

【鉴别要点】

1.取本品粉末少许，滴加稀盐酸，即发生大量气泡（二氧化碳气），此气入氢氧化钙试液中，即生成白色沉淀。

2.取本品水溶液，加酚酞指示液，即显深红色。

3.取铂丝，用盐酸湿润后，蘸取本品粉末少许，在无色火焰中燃烧，火焰即显砖红色。

4.取本品水溶液，滤过，滤液加草酸铵试液，分离，所得沉淀不溶于醋酸，但溶于盐酸。

5.红外光谱鉴别。取 6 g 左右样品粉末装入石英样品杯中，平铺均匀平整，采用积分球漫反射方法按以下条件进行图谱采集：分辨率 8 cm⁻¹，扫描波数范围 10 000 ～ 4 000 cm⁻¹，信号累积扫描 64 次。方解石为碳酸钙类矿物药的一种类型，其表现为具有 4 个方解石的典型特征吸收峰，分别在 4 276 cm⁻¹、4 631 cm⁻¹、5 005 cm⁻¹、5 322 cm⁻¹ 处。其在 4 276 cm⁻¹ 处的吸收峰较为尖锐，5 252 cm⁻¹ 的吸收峰较宽（见图 10-57）。

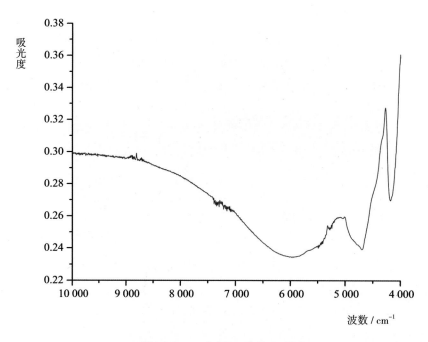

图10-57　方解石红外光谱图

6.偏光显微鉴别。方解石粉末在单偏光下，呈现不规则团块状，具玻璃样光泽，边缘不规则，表面不平坦。在正交偏光下，方解石粉末可被观察得较为完整，可见裂隙，具有黄色斑点，透光呈现白色区；波状消光或鱼鳞状消光（见图 10-58）。

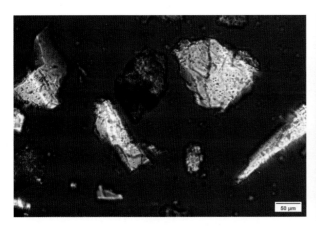
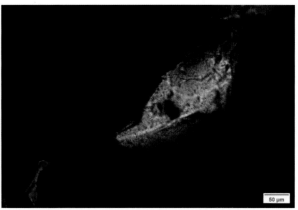

| 单偏光 | 正交偏光 |

图10-58　方解石粉末偏光显微特征图（标尺为50 μm，放大倍数为40倍）

【品质评价】以色白、透明、易碎者为佳。

【含量测定】取本品细粉 0.12 g，精密称定，置锥形瓶中，加稀盐酸 5 mL，振摇使溶解，加水 100 mL 与甲基红指示液 1 滴，滴加氢氧化钾试液至溶液显浅黄色，再继续加 10 mL，加钙紫红素指示剂 0.1 g，用乙二胺四醋酸二钠滴定液（0.05 mol/L）滴定至溶液由紫红色转变为纯蓝色，并将滴定的结果用空白试验校正，即得。每 1 mL 的乙二胺四醋酸二钠滴定液（0.05 mol/L）相当于 5.005 mg 的碳酸钙（$CaCO_3$）。本品碳酸钙（$CaCO_3$）的质量分数不得少于 95.0%。

【药理】内服后与胃液相遇，能中和其胃酸而成氯化钙，至肠被吸收入血而奏镇静解热之效。

【毒理】动物实验表明：能使小鼠活动减少，肺缺血。

【炮制】

煅制方解石：取净方解石，砸成小块，照明煅法（《中国药典》2020 年版四部通则 31 页 0213 炮制通则）煅至白色，投入水中淬酥，取出，晾干。

奶制方解石：取净方解石，砸成小块，置无烟炉火上煅至白色，投入牛奶中，取出，晾干。

酒制方解石：取净方解石，砸成小块，置无烟炉火煅至白色，投入白酒中，取出，晾干。

酸奶制方解石：取净方解石，砸成小块，照明煅法（《中国药典》2020 年版四部通则 31 页 0213 炮制通则）煅至白色，投入脱脂酸奶中，取出，晾干。

热制法：取方解石 1 000 g，粉碎成蚕豆粒大小，加入火硝 10 g 和清水适量，煮沸 3 h 后，倾去火硝液，用清水漂洗十余次，至洗液清澈为止，晒干，粉碎成细末。

盐炒法：取上法在火硝液煮后的方解石，粉碎成青稞粒大小，放入铁锅中与等量食盐拌炒，至发烫后，加入浓青稞酒，使方解石浸没为度，密闭，放凉后取出，阴干，粉碎成细末。

【性味归经】味苦、辛，性寒。归肺、胃经。

【功能主治】止吐，止泻，消食，解毒破痞，愈伤，接骨，调元。主治暖气，泛酸，消化不良，呃逆，腹泻，痞，体虚衰弱，骨折外伤；清热泻火解毒。胸中烦热，口渴，黄疸。

【用法用量】内服：炮制后，研末，入丸、散；或煎汤，10 ～ 30 g。

【用药警戒或禁忌】《本草经集注》：恶巴豆。

【收载标准】《内蒙古蒙药材标准》（1986 年版）、《四川省中药材标准》（1987 年版）、《山西中药材标准》（1987 年版）、《贵州省中药材质量标准》（1988 年版）、《江苏省中药材标

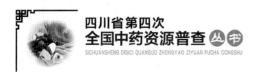

准》（1989年版）、《卫生部药品标准》中药材第一册（1992年版）、《贵州省中药材民族药材质量标准》（2003年版）、《江苏省中药材标准》（2016年版）、《藏药标准》（西藏、青海、四川、甘肃、云南、新疆六局合编）。

【贮藏】置干燥处，防尘。

【参考文献】

［1］内蒙古自治区卫生厅.内蒙古蒙药材标准[M].1986年版.赤峰：内蒙古科学技术出版社，1987：380.

［2］国家中医药管理局《中华本草》编委会.中华本草[M].第一册第二卷.上海：上海科学技术出版社，1999：304.

［3］青海省药品检验所，青海省藏医药研究所.中国藏药[M].第三卷.上海：上海科学技术出版社，1996：191.

［4］高天爱，马金安，刘如良.矿物药真伪图鉴及应用[M].太原：山西科学技术出版社，2014：214-217.

［5］国家中医药管理局《中华本草》编委会.中华本草[M].蒙药卷.上海：上海科学技术出版社，2004：32.

［6］国家中医药管理局《中华本草》编委会.中华本草[M].第一册第二卷.上海：上海科学技术出版社，1999：305.

［7］重庆市食品药品监督管理局.重庆市中药饮片炮制规范及标准[M].重庆：重庆市食品药品监督管理局（内部印刷），2006：127.

［8］河南省食品药品监督管理局.河南省中药饮片炮制规范[M].郑州：河南人民出版社，2005：517.

［9］江苏省卫生厅.江苏省中药材标准[M].南京：江苏科学技术出版社，1989：253.

［10］杨淞年.中国矿物药图鉴[M].上海：上海科学技术文献出版社，1990：39-40.

花蕊石 Ophicalcitum

《嘉祐本草》

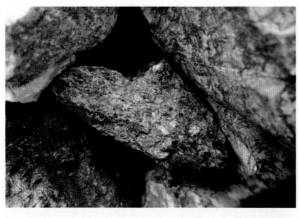
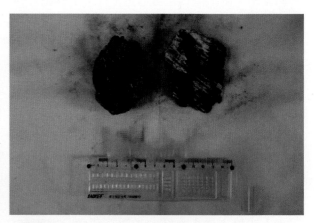

图10-59　花蕊石

【正名】花蕊石（见图10-59）。

【别名】花乳石（《嘉祐本草》），白云石（《全国中草药汇编》）。

【使用历史】始载于宋《嘉祐本草》。掌禹锡曰：花乳石出陕、华诸郡。色正黄，形之大小方圆无定。《本草图经》曰：出陕州阌乡县（今河南）。体至坚重，色如硫黄，形块有极大者，人用琢器。《本草衍义》曰：黄石中间有淡白点，以此得花之名。《本草纲目》引《玉册》云：花乳石，阴石也。生代州（今山西）山谷中，有五色。蜀中汶山、彭县（今四川）亦有之。从古代本草对其形状、产地、用途等方面的考证可知与目前习用的花蕊石相符，也就是含蛇纹石的大理岩。其中晶莹的白点是由方解石组成的大理岩，黄色的花斑或花纹即是蛇纹石。

【藏药方名】底嚓色保。

【原矿物】蛇纹石大理岩主要由矿物方解石形成的大理岩与蛇纹石组成。

【来源】为变质岩类岩石蛇纹石大理岩。

【采收加工】采挖后，敲去杂石，选取有淡黄色或黄绿色彩晕的小块作药用。

【成因及产地】为变质岩类岩石含蛇纹石大理岩的石块。内生热液矿脉及沉积的碳酸盐类岩石的重要组成部分。产于沉积岩和变质岩中，金属矿脉中也多有存在，而且晶体较好。主要有方解石和白云石。主产于陕西、河南、四川、辽宁等地，四川主产于成都等地。

【性状】本品为粒状和致密块状的集合体，呈不规则的块状，具棱角，而不锋利。白色或浅灰白色，其中夹有点状或条状的蛇纹石，呈浅绿色或淡黄色，习称"彩晕"，对光观察有闪星状光泽。体重，质硬，不易破碎。气微，味淡。硬度 3～3.5，相对密度 2.5～3.6。

【鉴别要点】

1. 取本品粗粉 1 g，加稀盐酸 10 mL，即泡沸，发生二氧化碳气体，导入氢氧化钙试液中，即生成白色沉淀。

2. 取本品细粉 0.2 g，置锥形瓶中，加稀盐酸 5 mL，取上层澄清液 1 滴，置载玻片上，加硫酸溶液 1 滴，静置片刻，显微镜下可以观察到针状结晶。

3. 取本品粉末 0.2 g，加稀盐酸 5 mL，滴加氢氧化钠试液，即生成白色沉淀。分离，沉淀分成两份，一份中加过量的氢氧化钠试液，沉淀不溶解，另一份中加碘试液，沉淀变为红棕色。

4. 红外光谱鉴别。取 6 g 左右样品粉末装入石英样品杯中，平铺均匀平整，采用积分球漫反射方法按以下条件进行图谱采集：分辨率 8 cm^{-1}，扫描波数范围 10 000～4 000 cm^{-1}，信号累积扫描 64 次。方解石的四个典型特征峰位于 4 281 cm^{-1}、4 691 cm^{-1}、5 063 cm^{-1}、5 213 cm^{-1} 处。另外在 4 300 cm^{-1} 处有尖吸收峰，为白云石的碳酸根的特征吸收（见图 10-60）。

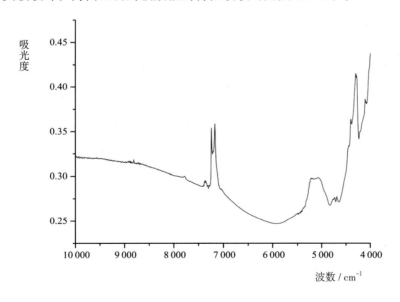

图10-60　花蕊石红外光谱图

5. 偏光显微鉴别。花蕊石粉末用偏光显微镜观察，在单偏光视野下，为无色透明矿物，呈星散

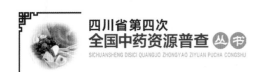

状分布，呈不规则颗粒状、短柱状，整体色调为紫色，转动载物台，可见花蕊石表面凸起有正有负，当其表面呈正凸起时比较粗糙，对光的折射率＞1.54，当其表面呈负凸起时，对光的折射率＜1.54；存在斜消光和正光性；正交偏光下具有云彩样光芒，主色调为紫色，小颗粒光泽性较强，似星空般璀璨。一轴晶，负光性（见图10-61）。

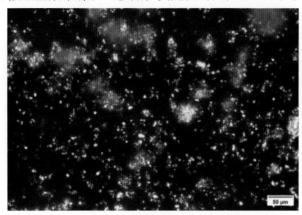

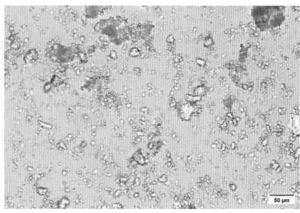

单偏光　　　　　　　　　　　　　　　　　　正交偏光

图10-61　花蕊石粉末偏光显微特征图（标尺为50 μm，放大倍数为40倍）

【品质评价】以块整齐、夹有黄绿色斑纹者为佳。

【含量测定】取本品细粉 0.2 g，精密称定，置锥形瓶中，加稀盐酸 5 mL，加热使溶解，加水 100 mL 与甲基红指示剂 1 滴，滴加 10% 氢氧化钾溶液至溶液显黄色，再继续多加 10 mL，并加钙黄绿素指示剂约 20 mg，用乙二胺四醋酸二钠滴定液（0.05 mol/L）滴定至溶液的黄绿色荧光消失，并显橙色。每 1 mL 乙二胺四醋酸二钠滴定液（0.05 mol/L）相当于 5.004 mg 碳酸钙（$CaCO_3$）。本品碳酸钙（$CaCO_3$）的质量分数不得少于 40.0%。

【药理作用】

1. 抗惊厥作用。20% 花蕊石混悬液给小鼠灌胃 0.2 mL/10 g，每天 1 次，连续 4 d 后，对回苏灵诱发的惊厥有明显抑制作用，且优于龙骨、龙齿。

2. 凝血作用。用上述给药方法及剂量给小鼠后，毛细管法测定血凝时间，表明花蕊石有缩短正常小鼠凝血时间的作用。

【毒理】花蕊石煎剂给小鼠静脉注射的 LD_{50} 为 4.22 g/kg，静脉注射煅花蕊石煎剂的 LD_{50} 则为 21.5 g/kg。

【炮制】

花蕊石：洗净，干燥，砸成碎块。

煅花蕊石：取净花蕊石，照明煅法煅至红透。

醋淬花蕊石：取净花蕊石，装入罐中，置武火上煅至红透，趁热倾入醋中淬透，冷后研碎。净花蕊石每 100 kg，用醋 25 kg。

【性味归经】味酸、涩，性平。归肝经。

【功能主治】化瘀止血。主治咯血，吐血，外伤出血，跌扑伤痛。

【用法用量】4.5～9 g，多研末服。外用适量。

【用药警戒或禁忌】脾胃虚弱无瘀滞者忌服，孕妇禁服。

【收载标准】《中国药典》（2020 年版）、《贵州省中药饮片炮制规范》（2005 年版）、《重庆市中药饮片炮制规范及标准》（2006 年版）、《江西省中药饮片炮制规范》（2008 年版）、《北京市中药饮片炮制规范》（2008 年版）、《广西中药饮片炮制规范》（2007 年版）、《黑龙江省中药饮片炮制规范》（2012 年版）、《湖南中药饮片炮制规范》（2010 年版）、《浙江省中药炮制规范》（2015 年版）、《上海市中药饮片炮制规范》（2018 年版）。

【贮藏】贮干燥容器内，置干燥处，防尘。醋淬花蕊石，密闭，置阴凉干燥处。

民族医药使用（藏药）

【名称】底嚓色保。

【功能主治】治眼疾云翳，视物昏暗，"黄水"病，疮疖肿毒，吐血，衄血，便血，崩漏，产后血晕，死胎，胞衣不下，金创出血。

【参考文献】

［1］高天爱，马金安，刘如良.矿物药真伪图鉴及应用 [M].太原：山西科学技术出版社，2014：221-225.

［2］《全国中草药汇编》编写组.全国中草药汇编 [M].北京：人民卫生出版社，1978：298.

［3］李时珍.本草纲目 [M].校点本上册.北京：人民卫生出版社，1985：613.

［4］巩江，付玲，白晗等.花蕊石的药学研究概况 [J].宁夏农林科技，2013，54（7）：75-77.

［5］南京中医药大学.中药大词典 [M].上海：上海科学技术出版社，2006：1478.

［6］国家药典委员会.中华人民共和国药典 [M].北京：中国医药科技出版社，2020：167.

［7］国家中医药管理局《中华本草》编委会.中华本草 [M].第一册第二卷.上海：上海科学技术出版社，1999：314.

［8］黄璐琦，李军德，张志杰.新编中国药材学 [M].第八卷.北京：中国医药科技出版社，2020.

［9］罗达尚.中华藏本草 [M].北京：民族出版社，1997.

紫石英 Fluoritum

《神农本草经》

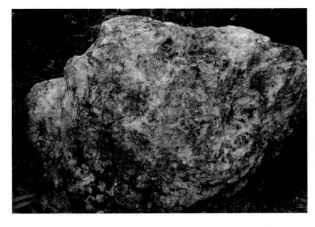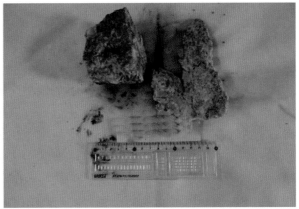

图10-62　紫石英

【正名】紫石英（见图 10-62）。

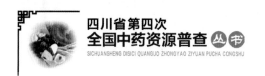

【别名】萤石、氟石、莹石、赤石英、银华、紫石、水碧、水苍玉、芘石、紫玉英、蓝宝石、苍瑛、弗石（《矿物药》）。

【藏药方名】无。

【使用历史】紫石英始载于《神农本草经》，列为上品。最早记述紫石英形色产地的是《吴普本草》，曰：紫石英生太山（今山东）或会稽（今浙江）。采无时。欲令如削，紫色达头，如樗蒲者。其后，陶弘景在《本草经集注》中云：今第一用太山石，色重澈，下有根。次出雹零山，亦好。又有南城石，无根……会稽诸暨石，形色如石榴子。先时井杂用。《本草图经》云：陇州（今广东罗定市）山中多紫石英，其色淡紫，其质莹澈，随其大小皆五棱，两头如箭镞。《本草纲目》曰：按《太平御览》云：自大岘（今山东临朐县东南）至太山，皆有紫石英……永嘉（今浙江）固陶村小山所出，芒角甚好，但小薄尔。说明紫石英在古代本草中记载的就不止一种。其中形如削、两头如箭镞、紫色、下有根、质莹澈、芒角甚好者，与硅酸盐类石英族矿物石英中的紫色石英的特征相符。又据《清一统志》载：安顺府（今贵州安顺市）土产有紫石英，大小不一，皆六方两角，亦为矿物紫色石英。尤其是《本草图经》、《本草纲目》所绘的六角形晶状的紫石英图，更与石英晶体的六方柱聚形、六方双锥相吻合。这种紫石英直到20世纪50年代药材市场上尚有销售。

此外，吴普说会稽产紫石英，陶弘景又说会稽诸暨石，形色如石榴子，则是另一种紫石英，今浙江所产紫石以含氟化钙的萤石最著名，因此，吴普及陶弘景所称的会稽石，也就是浙江产的萤石。所谓形色如石榴子，当是萤石的粒状块状集合体。另外，李时珍云：紫石英须用火煅赤，醋淬七次，水飞用；而张璐《本经逢原》却说：紫石英经火则毒，要生研极细，水飞七次用。也说明了两种紫石英的不同性状。李时珍所说是指紫色石英，硬度大（硬度7），需火煅醋淬才能水飞。而张氏所指乃是萤石，其硬度较小（硬度4），可以生研，不必火煅醋淬；且萤石主含氟化钙，火煅时可有气态氟产生，对鼻、咽喉有剧烈刺激性，故云经火则毒。可见紫石英药材，早在南北朝时期就有紫色石英和萤石两种，但历代均以紫色石英为正品，如陶弘景云：今第一用太山石。《本草图经》也说：太山石，最佳，会稽，最下。直至20世纪50年代仍以用紫色石英为主流。但至目前除了山东、四川、云南等个别地区使用矿物紫色石英作紫石英外，全国绝大多数地区均以萤石作紫石英用。《中国药典》1995年版已将萤石作为紫石英的标准药材。

【原矿物】以萤石为主，部分药材中含石英。萤石（CaF_2）等轴晶系。

单晶常呈立方体、八面体，菱形十二面体或它们的聚形。多为粒状集合体。无色及紫、绿、红、黑、淡蓝、绿黄、乳白等色，条痕白。透明。玻璃光泽，断面（解理面）油脂光泽。解理完全、断口呈贝壳状，硬度4。相对密度3.18，脆。无味，不溶于盐酸及水，与浓硫酸起反应产生氢氟酸（HF），灼热崩裂，或有荧光。

【来源】为卤素化合物氟化物类萤石族矿物萤石。

【采收加工】采挖后，拣选紫色的入药。洗净外附的砂砾及黏土。

【成因及产地】萤石是一种多成因的矿物，不同成因的萤石在成分、颜色上均有所不同。主要成因是热液作用形成，与中低温的金属硫化物和碳酸盐共生。热液型萤石矿床有两类：一类见于石英岩中的萤石脉，其杂质成分主要是 $CaCO_3$ 和少量 SiO_2；另一类见于流纹岩、花岗岩、片岩中产出的萤石脉，杂质中以 SiO_2 为主，含少量 $CaCO_3$。主产于浙江、甘肃、河南、湖南等地，辽宁、山东、山西、广东、福建等地亦有分布。四川主产于凉山、广元等。

【性状】本品为块状或粒状集合体。呈不规则块状，具棱角。紫色或绿色，深浅不匀，条痕白色。半透明至透明，有玻璃样光泽。表面常有裂纹。质坚脆，易击碎。气微，味淡。硬度4，相对密度3.18。

【鉴别要点】

1. 取本品细粉0.1 g，置烧杯中，加盐酸2 mL与4%硼酸溶液5 mL，加热微沸使溶解。取溶液1滴，置载玻片上，加硫酸溶液（1→4）1滴，静置片刻，置显微镜下观察，可见针状结晶。

2. 取本品，置紫外光灯（365 nm）下观察，显亮紫色、紫色至青紫色荧光。

3. 取本品细粉20 mg与二氧化硅粉15 mg，混匀，置具外包锡纸的橡皮塞的干燥试管中，加硫酸10滴。另取细玻璃管穿过橡皮塞，玻璃管下端沾水一滴，塞置距试管底部约3.5 cm处，小心加热（在石棉板上）试管底部，见水滴上下移动时，停止加热约1 min，再继续加热，至有浓厚的白烟放出为止。放置2～3 min，取下塞与玻璃管，用2～3滴水冲洗玻璃管下端使流入坩埚内，加钼酸铵溶液［取钼酸铵3 g，加水60 mL溶解后，再加入硝酸溶液（1→2）20 mL，摇匀］1滴，稍加热，溶液显淡黄色，放置1～2 min后，加联苯胺溶液（取联苯胺1 g，加入10%醋酸使溶解成100 mL）1滴和饱和醋酸钠溶液1～2滴，即显蓝色或生成蓝色沉淀。

4. 红外光谱鉴别。取6 g左右样品粉末装入石英样品杯中，平铺均匀平整，采用积分球漫反射方法按以下条件进行图谱采集：分辨率8 cm⁻¹，扫描波数范围10 000～4 000 cm⁻¹，信号累积扫描64次。紫石英在近红外光谱指纹图谱中无特征吸收峰，因其含有吸附水，故在5 144 cm⁻¹处有O—H的特征吸收。在4 491 cm⁻¹处也有强而宽的吸收峰（见图10-63）。

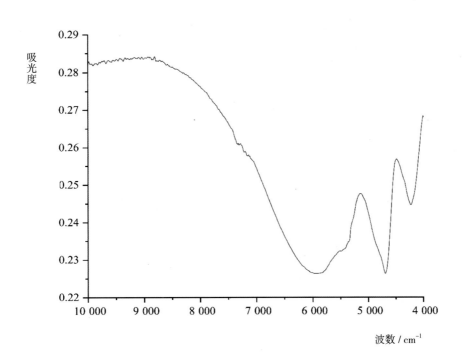

图10-63　紫石英红外光谱图

5. 偏光显微鉴别。紫石英粉末用偏光显微镜观察，表现为均质性矿物；在单偏光视野下，呈现不规则粒状、柱状或板状，也可见到方形或菱形，颗粒边缘整齐，边界清晰，薄片无色透明或略呈浅紫色、淡绿色，负高凸起，糙面显著，可见解离裂缝；正交偏光镜下全黑，少部分大颗粒呈现透射白光或蓝紫色（见图10-64）。

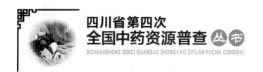
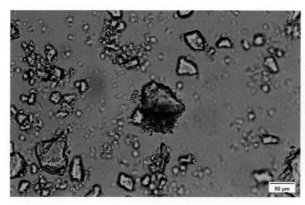
单偏光

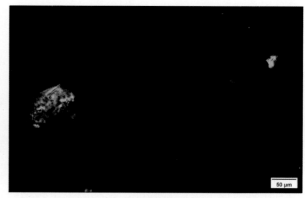
正交偏光

图10-64　紫石英粉末偏光显微特征图（标尺为50 μm，放大倍数为40倍）

【品质评价】以色紫、质坚、具玻璃光泽、无杂石者为佳。

【含量测定】取本品细粉约 0.1 g，精密称定，置锥形瓶中，加盐酸 2 mL 与 4% 硼酸溶液 5 mL，加热溶解后，加水 300 mL、10% 三乙醇胺溶液 10 mL 与甲基红指示剂 1 滴，滴加 10% 氢氧化钾溶液至溶液显黄色，再继续多加 15 mL，并加钙黄绿素指示剂约 30 mg，用乙二胺四醋酸二钠滴定液（0.05 mol/L）滴定至溶液黄绿色荧光消失而显橙色。每 1 mL 乙二胺四醋酸二钠滴定液（0.05 mol/L）相当于 3.904 mg 的氟化钙（CaF_2）。本品氟化钙（CaF_2）的质量分数不得少于 85.0%。

【药理】紫石英有兴奋中枢神经和促进卵巢分泌功能的作用。

【毒理】据研究，紫石英主含氟化钙。人体摄入氟过多，会对牙齿、骨骼、神经系统、肾脏、心血管及甲状腺有损害作用，不宜久服。

【炮制】

紫石英：除去杂石，砸成碎块。

煅紫石英：取净紫石英块，照煅淬法（《中国药典》通则 0213）煅透，醋淬。每 100 kg 紫石英，用醋 30 kg。

【性味归经】味甘，性温。归肾、心、肺经。

【功能主治】温肾暖宫，镇心安神，温肺平喘。用于肾阳亏虚，宫冷不孕，惊悸不安，失眠多梦，虚寒咳喘。

【用法用量】用 9 ～ 15 g，先煎。

【用药警戒或禁忌】只可暂用，不可久服。阴虚火旺及血分有热者慎服。

【收载标准】《中国药典》（2020 版）一部、《辽宁省中药饮片炮制规范》（1986 年版）、《重庆市中药饮片炮制规范》（2006 年版）、《贵州省中药饮片炮制规范》（2005 年版）、《广西壮族自治区中药饮片炮制规范》（2007 年版）、《北京市中药饮片炮制规范》（2008 年版）、《江西省中药饮片炮制规范》（2008 年版）、《湖南省中药饮片炮制规范》（2010 年版）、《山东省中药饮片炮制规范》（2012 年版）、《浙江省中药炮制规范》（2015 年版）、《上海市中药饮片炮制规范》（2018 年版）、《陕西省中药饮片标准》第二册。

【贮藏】贮干燥容器内，置干燥处，防尘。

【参考文献】

［1］郝近大. 中华人民共和国药典辅助说明 [M]. 2010 年一部: 药材及饮片. 北京: 中国中医药出版社, 2011: 540.

［2］毕焕春. 矿物中药与临床 [M]. 北京: 中国医药科技出版社, 1992: 66.

［3］李鸿超等.中国矿物药[M].北京：地质出版社，1988：236.

［4］顾观光辑，杨鹏举 校注.神农本草经[M].北京：学苑出版社，2007.

［5］赵渤年，张贞丽，袁敏等.中药紫石英原矿物本草考证及确认[J].中成药，2012，34(10)：1994-1998.

［6］陶弘景.本草经集注[M].北京：人民卫生出版社，1994：141.

［7］苏颂.本草图经[M].合肥：安徽科学技术出版社，1944：19-20.

［8］李时珍.本草纲目[M].北京：中医古籍出版社，1994：217.

［9］章鸿钊.古矿录[M].北京：地质出版社，1954.

［10］董维卿.紫石英及其混淆品的鉴别[J].基层中药杂志，1998，12(3)：2.

［11］张璐.本草逢原[M].上海：上海科学技术出版社，1959：9-10.

［12］高天爱，马金安，刘如良.矿物药真伪图鉴及应用[M].太原：山西科学技术出版社，2014：209-214.

［13］国家药典委员会.中华人民共和国药典[M].北京：中国医药科技出版社，2020：351.

［14］河南省食品药品监督管理局.河南省中药饮片炮制规范[M].郑州：河南人民出版社，2005：515.

［15］国家中医药管理局《中华本草》编委会.中华本草[M].第一册第二卷.上海：上海科学技术出版社，1999：323.

［16］叶定江，张世臣.中药炮制学[M].北京：人民卫生出版社，1999：169.

［17］黄璐琦，李军德，张志杰.新编中国药材学[M].第八卷.北京：中国医药科技出版社，2020.

［18］罗达尚.中华藏本草[M].北京：民族出版社，1997.

第七节　含硅的矿物药

硅类矿物药是指含硅及其化合物为主要成分的一类矿物药，临床常用的有滑石、阳起石、石英等。四川有阳起石、白石英、东壁土、软滑石、滑石等矿物。

阳起石 Actinolitum

《神农本草经》

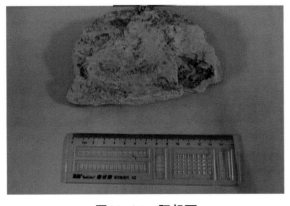

图10-65　阳起石

【正名】阳起石（见图10-65）。

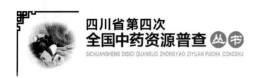
【别名】白石（《神农本草经》），羊起石、石生（《名医别录》），阳石、起阳石（《炮制大法》）。

【藏药方名】多居，多居嘎保。

【使用历史】阳起石始载于《神农本草经》，列为中品。《名医别录》曰：云母根也，生齐山（今山东）山谷及琅邪（琊），或云山、阳起山、采无时。《本草经集注》云：此所出即与云母同，而甚似云母。但厚实尔。今用乃出益州，与矾石同处。《新修本草》曰：此石以白色肌理似殷，仍夹带云母滋润者为良，故《神农本草经》一名白石……白者独出齐州。唐末《南海药谱》谓：惟太山（今山东泰安市）所出黄者绝佳，邢州（今河北邢台市）鹊山出白者亦好。《本草图经》曰：今惟出齐州，他处不复有……以白色明莹若野狼牙者为上，亦有挟他石作块者不堪……旧说是云母根，其中犹带云母。《本草纲目》引《庚辛玉册》云：齐州拣金山出者胜，其尖似箭镞者力强，如狗牙者力微。《本草蒙筌》曰：（阳起石）有云头雨脚及鹭鸶毛者尤佳。综合以上记述的形态特征，古本草所载阳起石与今之透闪石及透闪石石棉为主要组分的矿物相符。

通常透闪石岩较坚硬，折断面参差不齐，似箭镞、狼牙，而透闪石棉质较轻，经风化后疏松易碎裂，有的上端由于外力碰撞而散开似绒状，其基部与底部常附有土黄色杂质，与古人所描述的云头雨脚、鹭鸶毛形态一致。

【原矿物】透闪石。

【来源】为硅酸盐类角闪石族矿物透闪石及其异种透闪石石棉。

【采收加工】采得后，去净泥土、杂石。

【成因及产地】由接触交代变质作用形成的，主要赋存在矽卡岩型矿床中。

常产于火成岩或白岩之接触带，也常见于结晶质灰岩和白云岩及结芯片岩等变质岩中。主产湖北、河南、山西。四川主产于广元、绵阳等地。

【性状】本品为长柱状、针状、纤维状集合体，呈不规则块状、扁长条状或短柱状。大小不一。白色、浅灰白色或淡绿白色，具丝绢样光泽。体较重，质较硬脆，有的略疏松。可折断，碎断面不整齐，纵面呈纤维状或细柱状。气微味淡。

【鉴别要点】

1. 取本品粉末约 0.5 g，滴加稀盐酸 3～4 滴，不得产生气泡，或不得加热后产生大气泡。

2. 红外光谱鉴别。取 6 g 左右样品粉末装入石英样品杯中，平铺均匀平整，采用积分球漫反射方法按以下条件进行图谱采集：分辨率 8 cm^{-1}，扫描波数范围 10 000～4 000 cm^{-1}，信号累积扫描 64 次。阳起石在 4 192 cm^{-1}、4 323 cm^{-1}、4 352 cm^{-1}、5 224 cm^{-1}、7 180 cm^{-1} 处有特征吸收峰。7 180 cm^{-1} 处强而尖的吸收峰可能由一部分氢氧根离子（OH$^-$）或水合氢离子（H$_3$O$^+$）与—OH 形成合成峰产生；4 192 cm^{-1}、4 323 cm^{-1}、4 352 cm^{-1} 处的吸收峰可能与 Mg—OH、Fe—OH 的吸收相关；5 224 cm^{-1} 处的吸收可能与水的吸收相关（见图 10-66）。

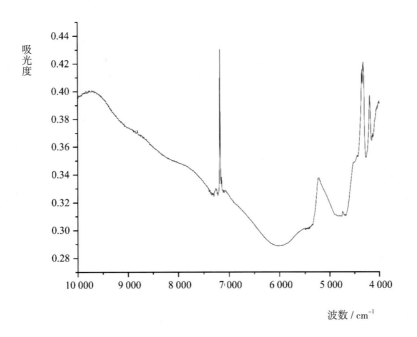

图10-66 阳起石红外光谱图

3. 偏光显微鉴别。阳起石粉末用偏光显微镜观察,在单偏光视野下,矿物形态为纤维状,晶体呈长柱状、细放射状、棒状或纤维状集合体,边界清晰整齐,大部分小颗粒多为白色或浅紫色,大颗粒显现彩色光泽;多色性显著。正交偏光下,大颗粒呈现蓝绿色、黄色、紫色等彩色光芒,小颗粒多为棕褐色或白色,中正凸起,正延性(见图10-67)。

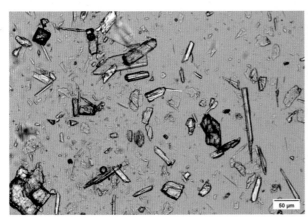
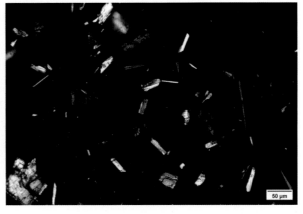

单偏光   正交偏光

图10-67 阳起石粉末偏光显微特征图(标尺为50 μm,放大倍数为40倍)

【品质评价】以针束状、色白、有光泽、无杂质者为佳。

【含量测定】主成分为含水硅酸钙(碱式硅酸镁钙),其中氧化铁(FeO)的质量分数为 6%～13%,氧化钙(CaO)的质量分数为 13.8%,氧化镁(MgO)的质量分数为 24.6%,二氧化硅(SiO$_2$)的质量分数为 58.8%,水(H$_2$O)的质量分数为 28%,并含少量的锰、铝、钛、铬、镍等杂质。

【药理】阳起石能增加血中矿物质,兴奋生殖系统功能。

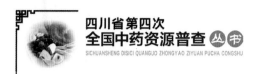

四
川
矿
物
药
图
鉴

【毒理】暂缺。

【炮制】

阳起石：洗净，砸碎。

煅淬阳起石：取洁净的阳起石块，置坩埚内，在无烟的炉火中煅红透，倒入黄酒内淬，取出，晾干，碾细。阳起石每 50 kg，用黄酒 10 kg。

制阳起石：取净阳起石，置入童便中煮制，取出，用水洗净，晾干，碾碎。阳起石每 100 kg，用童便 30 L。

【性味归经】味咸，性温。归肾经。

【功能主治】温肾壮阳。主治肾阳虚衰，腰膝冷痹，男子阳痿，女子宫冷，癥瘕崩漏。

【用法用量】内服：煎汤，3 ～ 5 g；或入丸、散。外用：适量，研末调敷。

【用药警戒与禁忌】阴虚火旺者忌服，内热、实热者忌服，不宜久服。

【收载标准】《中国药典》（1963 年版）一部、《中国药典》（1977 年版）一部、《卫生部药品标准》中药材第一册（1992 年版）、《山西省中药材标准》（1987 年版）。

【储藏】贮干燥容器内，置干燥处，防尘。

【参考文献】

［1］青海省食品药品监督管理局 . 青海省藏药炮制规范 [M]. 2010 年版 . 西宁：青海人民出版社，2010：8.

［2］青海省药品检验所，青海省藏医药研究所 . 中国藏药 [M]. 第二卷 . 上海：上海科学技术出版社，1996：95.

［3］苏敬 . 新修本草 [M]. 太原：山西科学技术出版社，2013：1.

［4］国家中国药管理局《中华本草》编委会，中华本草 [M]. 第一册，上海：上海科学技术出版社，1999：362.

［5］高天爱，马金安，刘如良 . 矿物药真伪图鉴及应用 [M]. 太原：山西科学技术出版社，2014：214-217.

［6］陈龙，袁明洋，陈科力 . 常见矿物药近红外漫反射光谱特征归纳与分析 [J]. 中国中药杂志，2016，41(19)：3528-3536.

［7］国家中医药管理局《中华本草》编委会 . 中华本草 [M]. 第一册第二卷 . 上海：上海科学技术出版社，1999：287.

［8］国家中医药管理局《中华本草》编委会 . 中华本草 [M]. 蒙药卷 . 上海：上海科学技术出版社，2004：41.

［9］杨淞年 . 中国矿物药图鉴 [M]. 上海：上海科学技术文献出版社，1990：39-40.

［10］中华人民共和国卫生部药典委员会 . 中华人民共和国卫生部药品标准 . 中药材 [M]. 第一册 . 北京：人民卫生出版社，1992：41.

［11］安徽省食品药品监督管理局 . 安徽省中药饮片炮制规范 [M]. 合肥：安徽科学技术出版社，2006：6.

滑 石 Talcum

《神农本草经》

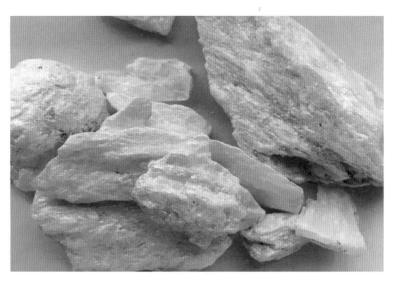

图10-68 滑 石

【正名】滑石（见图10-68）。

【别名】脔石（《南越志》），液石、共石、脱石、番石（《名医别录》），夕冷（《药性论》），脱石（《本草经集注》），脆石、留石（《石药尔雅》），画石（《本草衍义》），白滑石、桂府滑石（《证治准绳》），尽石（《矿物药与丹药》），硬滑石、活石（《中药志》），白玉粉，原滑石，快滑石（《名鉴》）。

【藏药方名】哈西（《四部医典》），哈西李、推李国（《药名荟萃》），卡珍卡、库嘎、嘎高智嘎、恰多（《晶珠本草》），哈秀（《青海省藏药炮制规范》），哈合（《中国藏药》）。

【使用历史】本品为常用中药，始载于《今农本草经》，列为上品。苏恭曰：此石所在皆有。岭南始安出者，白如凝脂，极软滑。出掖县（现山东莱川市）者，理粗质青有黑点，惟可为器，不可入药。雷敩曰：凡使有多般，其白滑石如方解石，色似冰白，画石上有白腻文者，真也。李时珍曰：滑石，广之桂林各邑及瑶峒中皆出之，即古之始安也。山东蓬莱桂府村所出者亦佳。《中国药典》确定硅酸盐类矿物滑石为滑石的正品。

【原矿物】滑石。

【来源】本品为硅酸盐类矿物滑石族滑石，主含含水硅酸镁。

【采收加工】开采后，去净泥土、杂石即可。

【成因及产地】本品是富含镁的基性或超基性岩石，经过热液蚀变的产物，也有的是由白云岩经热液作用形成。主产于山东莱阳、栖霞及莱州，江西鹰潭等地。此外，四川、江苏、浙江、山西、陕西、辽宁、广西等地也有产。四川主产于冕宁县。

【性状】本品多为块状聚合体，呈不规则块状。白色、黄白色或淡蓝灰色，有蜡样光泽，质软，细腻，手摸有清润感，无吸湿性，置水中不崩散。气微、味淡。

【鉴别要点】

1. 取本品粉末 0.2 g，置铂坩埚中，加等量氟化钙或氟化钠粉末，搅拌，加硫酸 5 mL，微热，立即将悬有 1 滴水的铂坩埚盖盖上，稍等片刻，取下坩埚盖，水滴出现白色浑浊。

2. 取本品粉末 0.5 g，置烧杯中，加入盐酸 10 mL，盖上表面皿，加热至微沸，不时摇动烧杯，并保持微沸 40 min，取下，用快速滤纸滤过，用水洗涤残渣 4～5 次。取残渣约 0.1 g，置铂坩埚中，加入硫酸 10 滴和氢氟酸 5 mL，加热至冒三氧化硫白烟时，取下冷却，加水 10 mL 使溶解，取溶液 2 滴，加镁试剂（取对硝基偶氮间苯二酚 0.1 g，溶于 4% 氢氧化钠溶液 1 000 mL 中）1 滴，滴加氢氧化钠溶液使成碱性，生成天蓝色沉淀。

3. 红外光谱鉴别。取 6 g 左右样品粉末装入石英样品杯中，平铺均匀平整，采用积分球漫反射方法按以下条件进行图谱采集：分辨率 8 cm^{-1}，扫描波数范围 10 000～4 000 cm^{-1}，信号累积扫描 64 次。滑石红外光谱在 4 528 cm^{-1}、5 228 cm^{-1}、7 066 cm^{-1}、7 171 cm^{-1} 处具有特征吸收峰。7 066 cm^{-1}、7 171 cm^{-1} 处强而尖的吸收峰可能由其所含的水一部分以氢氧根离子（OH$^-$）或水合氢离子（H$_3$O$^+$）形式参加矿物晶格构成，并与—OH 形成合成峰产生；4 528 cm^{-1} 处强而尖锐的峰可能与 Mg—OH 相关；5 228 cm^{-1} 处特征吸收峰可能与 Si—OH 相关（见图 10-69）。

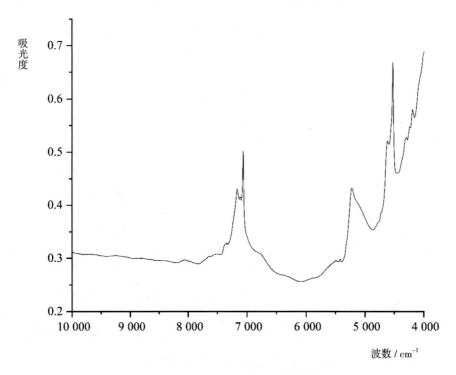

图10-69　滑石红外光谱图

4. 偏光显微鉴别。滑石粉末用偏光显微镜观察，在单偏光视野下，呈扁平形、斜方形不规则块状，无色透明或略显黄绿色，晶体较完整，边界清晰，可观察到纵条状纹理结构；此外，还观察到玻璃碎片样、细薄板层状晶体形状，无色透明，边缘不整齐，具有玻璃光泽片状晶体，具鳞片变晶结构。正交偏光下，呈现亮白色或微黄色，断面呈现出不太显著的彩色或亮白色光泽，光泽感较强，部分晶体颗粒灰白色，暗淡，光泽性不强，正低凸起，最高干涉色达三级橙，近平行消光，正延长符号，二轴晶，负光性（见图 10-70）。

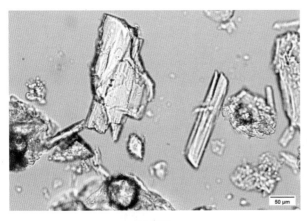
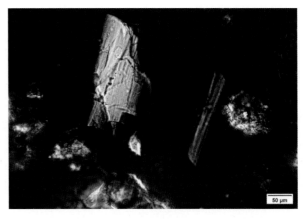

单偏光 正交偏光

图10-70 滑石粉末偏光显微特征图（标尺为50 μm，放大倍数为40倍）

【品质评价】以粉细、色白、无杂质者为佳。

【含量测定】取本品 0.2 g，精密称定，置于已盛有无水碳酸钠 4 g 的铂坩埚中，混匀，上面再覆盖无水碳酸钠 1 g，盖好坩埚盖。1 000 ℃熔融处理 40 min，取出，放冷。在坩埚中加入少量热水使残渣脱落，用 2 % 盐酸溶液 5 mL 分次冲洗坩埚，一并移入 250 mL 烧杯中，于杯口缓慢加入盐酸 15 mL，立即盖上表面皿，待反应完全后，将烧杯置电炉上加热，浓缩至近干，放冷。加入盐酸 10 mL，置水浴锅加热溶解，再加入 1% 明胶溶液 5 mL，充分搅拌，水浴保温 10 min。取下，加热水 30 mL，搅拌，趁热滤过，滤液置 100 mL 量瓶中，用热水洗涤容器及残渣，洗液一并移入量瓶中，放冷，加水至刻度，摇匀，作为钙、镁总量测定溶液。

另取本品 0.2 g，精密称定，置 250 mL 烧杯中，加入 40% 盐酸溶液约 40 mL，盖上表面皿，置电炉上加热至微沸，用玻璃棒时时搅拌，保持微沸 40 min，用 40% 盐酸溶液冲洗表面皿，浓缩至近干，放冷。加入 40 % 盐酸溶液 2 mL，加水稀释至 20 mL，并加热煮沸，滤过，滤液置 100 mL 量瓶中，用热水洗涤容器及残渣，洗液一并移入量瓶中，放冷，加水至刻度，摇匀，作为可溶性钙、镁测定溶液。

分别精密量取上述两种溶液各 50 mL，分别加入酒石酸钾钠—三乙醇胺混合溶液 5 mL 和甲基红指示剂 2 滴，用氨—氯化铵缓冲溶液中和至黄色并过量 6 mL，加入酸性铬蓝 K—萘酚绿 B 混合指示剂 6 滴，用乙二胺四醋酸二钠滴定液（0.05 mol/L）滴定至溶液由酒红色变成纯蓝色。分别计算钙、镁总量及可溶性钙、镁含量。本品硅酸镁 $[Mg_3(Si_4O_{10})(OH)_2]$ 的质量分数不得少于 88.0%。

【药理】

1. 滑石撒布于皮肤，可使皮肤滑润干燥。外用于破损或发炎的皮肤，可吸附化学刺激物或毒物，产生保护作用。

2. 内服除能保护发炎的胃、肠道黏膜而发挥镇吐止泻作用外，还能阻止毒物在肠道中吸收。

3. 抗菌作用。用平板法使培养基含 10% 的滑石粉，对伤寒杆菌与甲型副伤寒杆菌有抑制作用。用纸片法则仅对脑膜炎球菌有轻度抑制作用。

4. 消肿作用。有研究表明，滑石有明显减轻关节肿胀的作用。

【毒理】

1. 滑石，急性毒性灌胃给药，$LD_{50} > 36.00$ g/kg；滑石静脉注射，LD_{50} 为 5.62 g/kg。

2. 滑石在直肠、阴道或创面等处可引起肉芽肿。

【炮制】除去杂石，洗净，砸成碎块，粉碎成细粉，或照水飞法水飞，晾干。

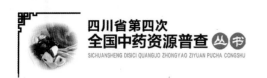

四
川
矿
物
药
图
鉴

【性味归经】味甘、淡，性寒。归膀胱、肺、胃经。

【功能主治】利尿通淋，清热解暑。主治热淋，石淋，尿热涩痛，暑湿烦渴，湿热水泻；外治湿疹，湿疮，痱子。

【用法用量】10～20g，先煎，包煎，或研末1～3g，外用适量。

【用药警戒或禁忌】脾胃虚弱，或热病津伤，或肾虚滑精者均禁服。孕妇慎服。渴而小便自利者，是内津液少也；小便不利而口不渴者，是热在下停血分也，均不宜用。

【收载标准】《中国药典》（1963年版、1977年版、1985年版、1990年版、1995年版、2000年版、2005年版、2010年版、2015年版、2020年版）、《台湾中药典》第二版、《台湾中药典》第三版（2018年版）。

【贮藏】贮干燥容器内，置干燥处，防尘。

民族医药使用（藏药）

【名称】哈西。

【功能主治】通脉，清热。主治血管阻塞，外伤发炎。

民族医药使用（蒙药）

【名称】特尼格日、特尼格尔。

【功能主治】利尿，清热，破痞，泻脉病，燥协日乌素。主治膀胱灼痛，掌脚发热，妇女血症，子宫痞，月经不调，闭经，脉伤，陶赖，协日乌素病。

民族医药使用（维药）

【名称】塔力克。

【功能主治】生干生寒，燥湿止泻，凉血止血，消炎止带，清热止咳，清肺平喘，除脓消疮，止痒解毒，祛斑生辉。主治湿热性或血液质性疾病，如湿热性腹泻，各种出血，痔疮出血，白带过多，淋病，热性咳嗽，哮喘，脓疮，皮肤瘙痒，麻风，皮肤斑点等。

民族医药使用（土家药）

【名称】滑石。

【功能主治】治尿道炎，小便涩痛，膀胱结石，肠炎下痢，黄疸水肿，暑热烦渴，湿疹，痱子。

民族医药使用（仡佬药）

【名称】也午。

【功能主治】治尿结石。

民族医药使用（彝药）

【名称】脱石，画石。

【功能主治】治便秘，疯狗咬伤。

【参考文献】

［1］贾敏如，张艺.中国民族药辞典[M].北京：中国医药科技出版社，2016：808.

［2］国家中医药管理局《中华本草》编委会.中华本草[M].第一册第二卷.上海：上海科学技术出版社，1999：283-287.

［3］谢宗万.常用中药名与别名手册[M].北京：人民卫生出版社，2001：369.

［4］高天爱，马金安，刘如良.矿物药真伪图鉴及应用[M].太原：山西科学技术出版社，2014：269-273.

［5］国家药典委员会.中华人民共和国药典[M].第一部.北京：中国医药科技出版社，2020：364.

［6］陈龙，袁明洋，陈科力.常见矿物药近红外漫反射光谱特征归纳与分析[J].中国中药杂志，2016，41(19)：3528-3536.

［7］徐富一，郑国永.滑石对关节炎效能的研究[J].河南中医学院学报，2003，18(3)：21.

［8］岳旺，刘文虎，王兰芬等.中国矿物药的急性毒性（LD_{50}）测定[J].中国中药杂志.1989，14(2)：44.

［9］国家中医药管理局《中华本草》编委会.中华本草[M].藏药卷.上海：上海科学技术出版社，2002：32.

［10］李兴广.常用中药宜忌速查[M].北京：人民军医出版社，2011：111.

［11］宇妥·云丹贡布.四部医典[M].南京：江苏科学技术出版社，2016.

［12］国家中医药管理局《中华本草》编委会.中华本草[M].蒙药卷.上海：上海科学技术出版社，2004：45.

［13］国家中医药管理局《中华本草》编委会.中华本草[M].维吾尔药卷.上海：上海科学技术出版社，2005：42.

白石英 Quartz

《神农本草经》

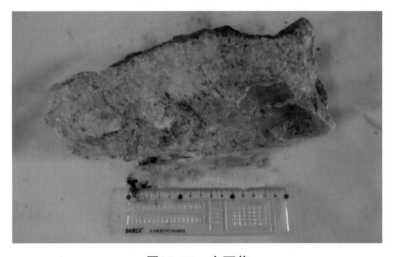

图10-71 白石英

【正名】白石英（见图10-71）。

【别名】水精（《太平圣惠方》），广石、银华（《和汉药考》），菩萨石、放光石、阴精石（《本草纲目的矿物史料》）。

【藏药方名】无。

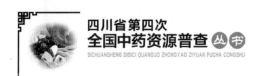
【使用历史】白石英始载于《神农本草经》，列为上品。《名医别录》谓：白石英生华阴（今陕西东部、渭河下游）山谷及太山，大如指，长二三寸，六面如削，白澈有光。苏恭曰：白石英所在皆有，今泽州（今山西晋城）、虢州（今河南）、洛州（今河北邯郸、永年一带）山中俱出。虢州者大，径三四寸，长五六寸。今通以泽州者为胜也。《本草衍义》云：白石英状如紫石英，但差大而六棱，白色如水精。《本草纲目》附图白石英即为六棱形。根据历代文献描述六面如削白、澈有光、六棱，白色如水精，均符合氧化物类矿物石英特点，故可以认为古今用药相符。

【原矿物】石英。

【来源】为氧化物类矿物石英的矿石，主含二氧化硅（SiO_2）。

【采收加工】采得后，拣选纯白的石英。

【成因及产地】为伟晶作用和热液作用中形成的较完好巨晶和簇晶状石英。主产于河北、河南、山东、江苏、广东、广西、湖南、山西等地。四川主产于广元等地。

【性状】本品为六方柱状或粗粒状集合体，呈不规则块状，多具棱角而锋利。白色或淡灰白色，条痕白色。表面不平坦，半透明至不透明，具脂肪样光泽。体重，质坚硬，可刻划玻璃成划痕；砸碎后，断面不平坦。气微，味淡。

【鉴别要点】

1. 本品细碎屑白色，为无色透明碎块，可见到断面以受力点为圆心的同心圆波纹，似贝壳状，或不具同心圆纹呈次贝壳状。

2. 本品溶于氢氟酸，不溶于其他酸，但可溶于强碱。

3. 取本品细粉 0.1 g，置烧杯中，加盐酸 2 mL 与 4% 硼酸溶液 5 mL，加热使溶解，滤过，取滤液加氯化钡试液，产生白色沉淀，沉淀不溶于盐酸。

4. 取本品细粉，加少量的无水碳酸钠，充分混合均匀。用铂金耳取本品适量，置火焰上灼烧，形成玻璃状透明体（内部常含气泡）。

5. 红外光谱特征。取 6 g 左右样品粉末装入石英样品杯中，平铺均匀平整，采用积分球漫反射方法按以下条件进行图谱采集：分辨率 8 cm^{-1}，扫描波数范围 10 000～4 000 cm^{-1}，信号累积扫描 64 次。白石英红外光谱在 4 491 cm^{-1}、5 144 cm^{-1} 处存在大而尖的特征吸收，归属于 Si—OH 的吸收。

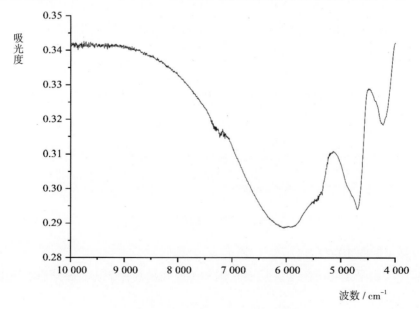

图10-72　白石英红外光谱图

6. 偏光显微鉴别。白石英粉末在偏光显微镜下形态为等向粒性。在单偏光下，呈现不规则颗粒状或团块状，无色透明，具玻璃样光泽，有的微带黄色，边缘不规则，表面不平坦，可见网状纹理，晶体表面有水平的条纹，断面呈层状分布。在正交偏光下，白石英粉末呈不规则颗粒状，结晶度好，晶体较大，较为完整，可见裂隙，颗粒间杂质较少，具有偏光性，多呈黄色或蓝紫色，透光呈现白色区；波状消光或鱼鳞状消光；转动物台，颜色发生四次变化，干涉色由亮白色—褐黑色；正低凸起，一轴晶正光性（见图10-73）。

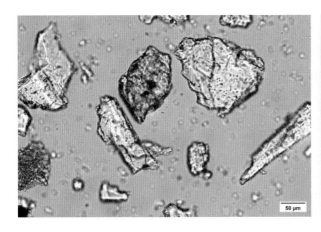 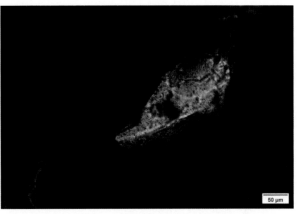

单偏光　　　　　　　　　　　　　　　　正交偏光

图10-73　白石英粉末偏光显微特征图（标尺为50 μm，放大倍数为40倍）

【品质评价】以色白、明洁，无杂色、杂质者为佳。

【含量测定】暂缺。

【药理】白石英有兴奋中枢神经和促进卵巢分泌机能的作用。

【毒理】保定产白石英灌胃，$LD_{50} > 36.0$ g/kg；煅石英静脉注射，LD_{50} 为 10.0 g/kg。

【炮制】

白石英：洗净，晒干，砸碎。

煅白石英：取净白石英，砸碎，照煅淬法（《中国药典》2020年版四部通则0213）煅透，置醋中淬至酥脆。每100 kg白石英，用醋20 kg。

【性味归经】味甘、辛，性温；无毒。归肺、肾、心经。

【功能主治】白石英：镇惊安神，润肺止咳，利尿。用于惊悸失眠，健忘，咳嗽气喘，水肿，小便不利。煅白石英：温肺止咳，益肾壮阳。用于虚寒咳喘，阳痿，消渴，心神不安，惊悸善忘，小便不利，水肿。

【用法用量】9～15 g，生用先煎或入丸散。

【用药警戒与禁忌】

1. 凡久病者忌用。

2. 其性燥烈，不可多服、久服。

3. 虚寒咳嗽、肾虚阳痿宜煅用。

【收载标准】《山西省中药材标准》（1987年版）、《江苏省中药材标准》（1989年版）、《上海市中药材标准》（1994年版）、《山东省中药材标准》（2002年版、2012年版）、《甘肃省中药材标准》（2008年版、2009年版、2019—2020年公示或公告）、《湖北省中药材标准》

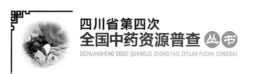

（2009年版、2018年版）、《江苏省中药材标准》（2016年版）。

【储藏】贮干燥容器内，置干燥处，防尘。

【参考文献】

［1］王怀隐等.太平圣惠方[M].北京：人民卫生出版社，1958.

［2］小泉荣次郎.增订和汉药考[M].东京：生生舍出版部，1972.

［3］王嘉荫.本草纲目的矿物史料[M].北京：科学出版社，1957.

［4］陶弘景.名医别录[M].北京：人民卫生出版社，1986.

［5］李时珍.本草纲目[M].校点本上册.北京：人民卫生出版社，1985：510.

［6］寇宗奭.本草衍义[M].北京：中国医药科技出版社，2018.

［7］高天爱，马金安，刘如良.矿物药真伪图鉴及应用[M].太原：山西科学技术出版社，2014：276-279.

［8］李鸿超等.中国矿物药[M].北京：地质出版社，1988：80.

［9］国家中医药管理局《中华本草》编委会.中华本草[M].第一册第二卷.上海：上海科学技术出版社，1999：341.

［10］甘肃省食品药品监督管理局.甘肃省中药材质量标准[M].兰州：甘肃文化出版社，2009：373.

［11］上海市卫生局.上海市中药材标准[M].上海：上海市卫生局（内部印刷），1994：84.

［12］岳旺，刘文虎，王兰芬等.中国矿物药的急性毒性（LD_{50}）测定[J].中国中药杂志，1989，14（2）：4.

［13］湖北省药品监督管理局.湖北省中药材标准[M].北京：中国医药科技出版社，2018：63.

［14］南京中医药大学.中药大辞典[M].上海：上海科学技术出版社，2006：974.

［15］江苏省卫生厅.江苏省中药材标准[M].南京：江苏科学技术出版社，1989：63.

［16］河北省食品药品监督管理局.河北省中药饮片炮制规范[M].北京：学苑出版社，2004：47.

［17］国家中医药管理局《中华本草》编委会.中华本草[M].第一册第二卷.上海：上海科学技术出版社，1999：341.

［18］湖南省食品药品监督管理局.湖南省中药饮片炮制规范[M].长沙：湖南科学技术出版社，2010：476.

金精石 Halloysitum Rubrum

《嘉祐本草》

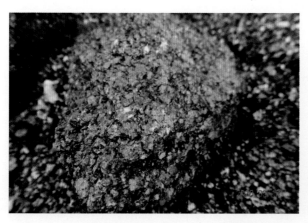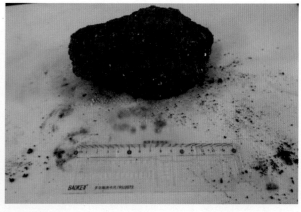

图10-74　金精石（原矿）

【正名】金精石（见图10-74）。

【别名】金星石（《嘉祐本草》），金晶石（《中药志》），蛭石、金箔。

【藏药方名】塞尔吉且玛（《四部医典》）。

【使用历史】原名金星石，首载于《嘉祐本草》，列于玉石部下品。《本草图经》有并州（今山西太原）金星石图，图形似云母片岩中云母片，文云：金星石出并州、濠州（今安徽凤阳）。《本草衍义》更指出了金星石的产状与形态特征，谓：金星石生于苍石内，外有金色麸片。即外表呈金黄色的片状矿石。《本草纲目》在金星石条指出：苏颂所说二石（指金星石、银星石），武当山亦有之。或云金星出胶东，银星出雁门（泛指今代县及山西、内蒙古交界一带），盖亦礞石之类也。同时对《宣明方》金精石、银精石疑为金星石、银星石，谓：刘河间《宣明方》点眼药方中用金精石、银精石，不知即此金星、银星否也。《本草纲目拾遗》据《福建续志》云：金精石出永春州（今永春县）双髻山等处，其石似铁磺而松，色如黄金，并将金精石单列为条。所述金精石当即《本草纲目》中盖亦礞石之类的金星石，属同一品种。

综上所述，金星石、金精石都是状似云母的金黄色药材，与今市售品金精石一致。这种产于青色或灰白色岩石——苍石中的、外表麸片状或状似铁磺而松（如风化的黄铁矿）的金星石（金精石）是水化了的铁镁云母或为蛭石，或为云母向蛭石变化的中间产物——水黑云母、水金云母。它们可与水白云母（银星石或称银精石）共存。至于《中国医学大辞典》误将安徽等地作砚石用的含黄铁矿板岩金星石为药用金星石，应予纠正，不能混淆。

【原矿物】

1. 水金云母—水黑云母（Hydrophlogopite-Hydrobiotite）。晶体结构属单斜晶系。单体呈板柱状、板片状、片状（为云母之假象），集合体呈粒块状或鳞片状；嵌生于岩石中，或经破碎而散布于岩石风化壳和山麓堆积物中。褐黄、黄褐、金黄、青铜等色，有时带绿、黑、红色调。条痕无色、灰白或淡黄灰色。油脂状或珍珠状光泽。解理完全，可依之折成碎片；薄片微具弹性或无弹性而具挠性。硬度 1～1.5，相对密度 2.4～2.7。未变化的金云母—黑云母则呈玻璃—珍珠状光泽。解理片具弹性，硬度 2～3，相对密度 2.8～3.4，它可局部残留在水金云母—水黑云母中，甚至残留在蚀变形成的大块蛭石的内部。

2. 蛭石（Vermiculite）。受热具有独特的体积膨胀性能；层间水分子受热至气化，使层片迅速撑开，片裂并弯曲呈水蛭状；灼烧后呈现银白色调的金属光泽，体积增大 15～25 倍不等，相对密度降到 0.6～0.9，水化程度越高，阳离子交换能力越强，可溶物的溶出性也随之增大，更易被酸溶解。

【来源】为硅酸盐类水云母——蛭石族矿物水金云母—水黑云母，或蛭石。

【采收加工】全年可采，挖出后除净泥土和杂质。

【成因及产地】金星石是黑云母、金云母等矿物风化或热液蚀变的产物。主产河南、湖南、山东、山西、河北、陕西、四川、内蒙古等地。四川主产于攀枝花。

【性状】本品为片状集合体，多呈不规则扁块状，有的呈六角形板状。厚 0.2～1.2 cm，褐黄色或褐色。表面光滑，有网状纹理。似金属光泽。质软，用指甲可刻划成痕，切开后，断面呈明显层片状，可层层剥离，薄片光滑，不透明。无弹性，具挠性。气微，味淡。硬度 1～1.5，相对密度 2.4～2.7。

【鉴别要点】

1. 为不规则的片状，一般长 2～6 cm，厚约 5 mm，色金黄，或暗棕色至墨绿棕色。表面

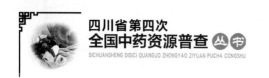

光滑，有网状纹理，具金属光泽。质柔软，可用指甲刻划并留浅色痕迹。断面呈层状，无光泽，易剥离成薄层。薄层具可塑性，可随意挠屈，甚易用手撕断。灼热后迅速膨胀。气微，味淡。煅过的金精石表面有黄色无光的斑点，质较脆。以块大、色金黄、质柔软、无杂质者为佳。

2. 理化鉴别。取本品粗粉 0.2 g，加稀盐酸 5 mL，振摇，滤过。取滤液 1 mL，加硫氰酸铵试液 2 滴，即显血红色（检查铁盐）。取滤液 2 mL，加亚铁氰化钾试液 1～3 滴，即生成蓝色沉淀，分离；取上清液，加氯化铵试液 6 滴，再滴加氨试液，边加边搅拌，直至溶液混浊时为止，再加热近沸立即通入硫化氢至生成沉淀，分离。取上清液加硝酸 5 滴，煮沸，加氢氧化钠试剂，生成白色沉淀，分离；沉淀分成两份：一份加过量氢氧化钠试液，沉淀不溶；另一份加碘试液，沉淀转成红棕色（检查镁盐）。取上述蓝色沉淀，加硝酸 8～10 滴，加热使溶解，加水 6 滴，加氢氧化钠试液，即生成白色胶状沉淀，分离，沉淀在过量的氢氧化钠试液中溶解（检查铝盐）。

3. 红外光谱鉴别。取 6 g 左右样品粉末装入石英样品杯中，平铺均匀平整，采用积分球漫反射方法按以下条件进行图谱采集：分辨率 8 cm^{-1}，扫描波数范围 10 000～4 000 cm^{-1}，信号累积扫描 64 次。金精石在 4 335 cm^{-1}、4 527 cm^{-1}、5 213 cm^{-1} 存在小而尖的吸收峰，可能与 Mg—OH、Fe—OH、Al—OH、Si—OH 的吸收相关。

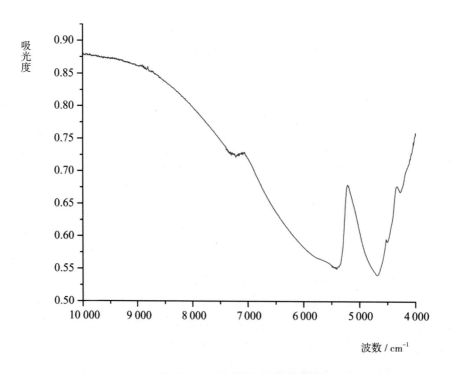

图10-75　金精石红外光谱图

4. 偏光显微鉴别。金精石粉末用偏光镜观察，在单偏光下呈不规则细薄板层样碎片状，有的呈六角形板状，颜色为褐色、黄褐色、金黄色，微透明至透明，表面光滑，有网状纹理；正交偏光镜下，呈不规则块状，微带黄色，至黄绿色，正低凸起；具多色性和吸收性；解理完全；近于平行消光；正延长符号；二轴晶；正光性（见图 10-76）。

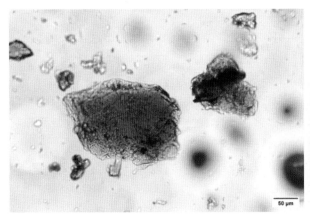 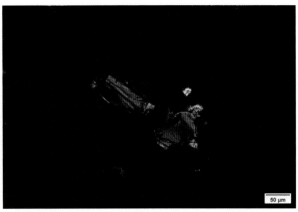

单偏光   正交偏光

图10-76　金精石粉末偏光显微特征图（标尺为50 μm，放大倍数为20倍）

【品质评价】以块大、色金黄、质软、无杂质者为佳。

【含量测定】主含含水硅铝酸铁镁 [（Mg，Fe，Al）$_3$（OH）$_2$·$4H_2O$]。其中 MgO 的质量分数为 14%～23%，Fe_2O_3 的质量分数为 5%～17%，FeO 的质量分数为 1%～3%，SiO_2 的质量分数为 37%～42%，Al_2O_3 的质量分数为 10%～13%，H_2O 的质量分数为 8%～18%。另外还含钛、钡、锰、锌等杂质。杂质不得过 2%。

【药理】暂缺。

【毒理】保定产金精石，小鼠静注，LD_{50} 为 21.50 g/kg。

【炮制】

金精石：取原药材，去净泥土和杂质，洗净干燥，砸成碎片或碾成粉末。

煅金精石：取净金精石，置适宜容器内，用无烟武火加热煅至红透，取出，放凉，碾成粉末。

醋淬金精石：取净金精石，装入罐中，置武火上煅至红透，趁热倾入醋中淬透，冷后研碎。净金精石每 100 kg，用醋 25 kg。

【性味归经】味咸，性寒。归心、肝、肾经。

【功能主治】镇心安神，止血，明目去翳。主治心悸怔忡，失眠多梦，吐血，嗽血，目疾翳障。

【用法用量】内服：入丸、散，每日 3～6 g。外用：适量，水飞点眼。

【用药警戒或禁忌】《四川中药志》1960 年版："心气虚，无惊邪者忌用。"

【收载标准】《卫生部药品标准》中药材第一册（1992 年版）、《重庆市中药饮片炮制规范及标准》（2006 年版）、《山东省中药饮片炮制规范》（2012 年版）、《江西省中药饮片炮制规范》（2008 年版）、《黑龙江省中药饮片炮制规范》（2012 年版）、《湖南省中药饮片炮制规范》（2010 年版）、《上海市中药饮片炮制规范》（2018 年版）、《宁夏中药饮片炮制规范》（2017 年版）。

【贮藏】贮干燥容器内，置干燥处，防尘。

民族医药使用（藏药）

【名称】塞尔吉且玛。

【功能主治】原矿物治肾病，脉病，尿闭，心悸怔忡，夜不安眠，目疾翳障诸症，骨病，肾虚，水肿，头骨裂伤。

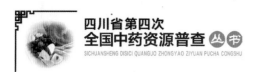

【参考文献】

［1］国家中医药管理局《中华本草》编委会.中华本草 [M].第一册第二卷.上海：上海科学技术出版社，1999：290.

［2］中国医药科学院药物研究所等.中药志 [M].第六册.北京：人民卫生出版社，1998：346.

［3］郭晓庄.有毒中草药大辞典 [M].天津：天津科技翻译出版公司，1992：329.

［4］中国科学院四川分院中医中药研究所.四川中药志 [M].成都：四川人民出版社，1962：2400.

［5］国家中医药管理局《中华本草》编委会.中华本草 [M].藏药卷.上海：上海科学技术出版社，2002：31.

［6］寇宗奭.本草衍义 [M].北京：人民卫生出版社，1990.

［7］李时珍.本草纲目 [M].校点本上册.北京：人民卫生出版社，1985.

［8］地质部地质辞典办公室.地质辞典（二）[M].矿物·岩石·地球化学分册.北京：地质出版社，1981：78.

［9］高天爱，马金安，刘如良.矿物药真伪图鉴及应用 [M].太原：山西科学技术出版社，2014：317-321.

［10］南京中医药大学.中药大词典 [M].上海：上海科学技术出版社，2006：1974.

［11］赵中杰.矿物药分析 [M].北京：人民卫生出版社，1991：244.

［12］上海市食品药品监督管理局.上海市中药饮片炮制规范 [M].上海：上海科学技术出版社，2008：339.

［13］岳旺，刘文虎，王兰芬等.中国矿物药的急性毒性（LD_{50}）测定 [J].中国中药杂志，1989，14(2)：4.

［14］黄璐琦，李军德，张志杰.新编中国药材学 [M].第八卷.北京：中国医药科技出版社，2020.

东壁土 Dongbi Soil

《名医别录》

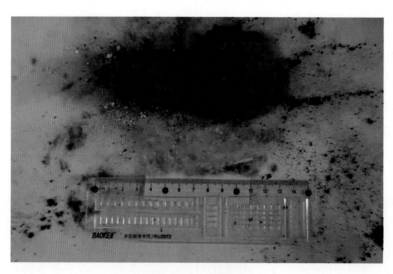

图10-77　东壁土

【正名】东壁土（见图 10-77）。

【别名】老墙土，陈壁土。

【藏药方名】无。

【使用历史】本品为少常用中药。始载于《名医别录》，列为下品。陶弘景曰：此屋之东壁上土也，常先见日故而。

【原矿物】暂缺。

【来源】本品为古老房屋泥墙的土块。挖取已毁的古老房屋东壁上之泥土块，除去杂质。

【采收加工】全年均可采集。挖取已毁的古老房屋之泥墙土块即成。

【产地】各地均产。

【性状】本品呈不规则的块状，大小不等。表面黄棕色或棕褐色。气微，味淡。

【鉴别要点】

1. 红外光谱鉴别。取 6 g 左右样品粉末装入石英样品杯中，平铺均匀平整，采用积分球漫反射方法按以下条件进行图谱采集：分辨率 8 cm^{-1}，扫描波数范围 10 000 ～ 4 000 cm^{-1}，信号累积扫描 64 次。东壁土的红外光谱在 4 436 cm^{-1}、4 532 cm^{-1}、5 188 cm^{-1}、7 076 cm^{-1} 处存在小而尖的特征吸收峰，可能与其含有成分的吸收相关（见图 10-78）。

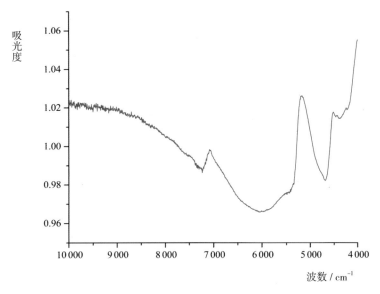

图10-78　东壁土红外光谱图

2. 偏光显微鉴别。东壁土粉末用偏光显微镜观察，在单偏光视野下，呈不规则团块状，不透明或微透明，颗粒较大较厚者为棕褐色至黑色块状，颗粒较小者透明，浅棕色不规则细小碎片状，多色性明显，表面不平坦；在正交偏光下，光泽性稍差，大部分晶体颗粒表现为棕褐色，较暗沉，并可见部分颗粒发出明显的白色光亮或棕色光亮（见图 10-79）。

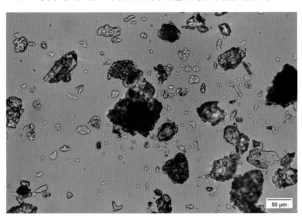
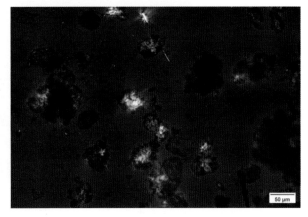

单偏光　　　　　　　　　　　　　　　　　　正交偏光

图10-79　东壁土粉末偏光显微特征图（标尺为50 μm，放大倍数为40倍）

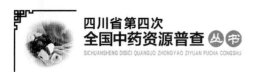

【品质评价】本品呈不规则的块状，大小不等，与一般的土块形状相似。色泽黄棕或棕褐。以块头结实，年代久远者为佳。

【含量测定】暂缺。

【药理】暂缺。

【毒理】暂缺。

【炮制】除去杂质，研细，泡水澄清取汁用。

【性味归经】味甘，性温。归脾、胃经。

【功能主治】解毒止泻，去翳明目。主治下部湿疮，脱肛，霍乱烦闷，泻痢，痘疮经久不愈，痈疖发背，点目去翳。

【用法用量】9～24 g，多作煎剂或外用。

【用药警戒与禁忌】无。

【收载标准】无。

【储藏】以竹筐包装，放置于干燥处。

【参考文献】

［1］陶弘景.名医别录 [M].北京：中国中医药出版社，2013.

［2］李时珍.本草纲目 [M].校点本上册.北京：人民卫生出版社，1985：428.

［3］高天爱，马金安，刘如良.矿物药真伪图鉴及应用 [M].太原：山西科学技术出版社，2014：335-336.

软滑石 Kaolinum

《神农本草经》

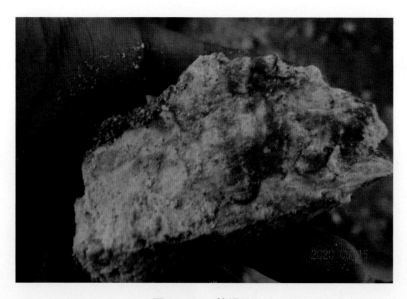

图10-80 软滑石

【正名】软滑石（见图10-80）。

【别名】滑石，西滑石，南滑石。

【藏药方名】无。

【使用历史】本品为较常用中药。滑石始载于《神农本草经》。全国大部分省市用《中国药典》收载之硅酸盐类矿物滑石族滑石，仅华东地区及四川等地使用软滑石。

【原矿物】高岭石。

【来源】硅酸盐类高岭石族矿物。

【采收加工】全年皆可采挖，挖出后除去泥土、杂石。

【成因及产地】软滑石主要是火成岩及变质岩中的铝硅酸盐类矿物（长石、云母等）的风化产物。此外，也有热液交代及低温热液矿床的围岩蚀变形成的高岭石。贵州、四川、江西、广西、广东、湖北均有分布。四川主产于威远县、越西县、叙永县等地。

【性状】本品呈不规则块状，大小不一，外表白色或类白色，表面无光泽或稍有光泽。断面粉性，白色，有的具少数浅褐色或浅红色纹理。手摸具滑腻感并染手。体较轻，质松软，用手捻即可成白色粉末，以舌舔之吸舌。微有泥土样气，味淡。硬度约1，相对密度2.53～2.60。

【鉴别要点】

1. 不溶于水、盐酸或硝酸中，在硫酸中加热后变成灰色固体。

2. 取本品适量加稀盐酸，煮沸，用水反复洗至上层清液几乎无色，干燥，做供试品。

（1）取供试品 1 g，置烧杯中，加水 10 mL 与硫酸 5 mL，加热到发生白烟，冷后加水 20 mL，煮沸 2～3 min，过滤，残渣为灰色。

（2）取供试品 1 g，加无水碳酸钠 2 g，于镍或瓷坩埚中，置 700～800℃炽灼 2 h，熔融后，稍冷，加水 40 mL，浸渍，滤过，滤液加盐酸使成酸性，蒸干。残渣加稀盐酸，搅拌过滤，滤液显铝盐的鉴别反应。

3. 红外光谱鉴别。取 6 g 左右样品粉末装入石英样品杯中，平铺均匀平整，采用积分球漫反射方法按以下条件进行图谱采集：分辨率 8 cm^{-1}，扫描波数范围 10 000～4 000 cm^{-1}，信号累积扫描 64 次。软滑石红外光谱在 4 527 cm^{-1}、5 213 cm^{-1}、7 066 cm^{-1} 处存在尖锐的特征吸收峰，可能与软滑石主要成分 $Al_2O_3 \cdot 2SiO_2 \cdot 2H_2O$ 中水以及其他成分的吸收相关（见图10-81）。

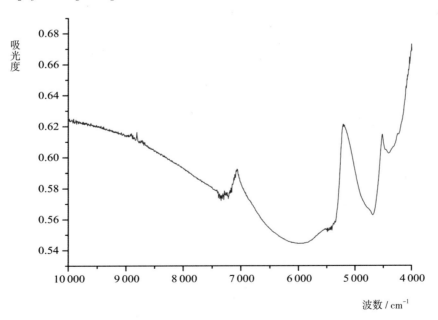

图10-81　软滑石红外光谱图

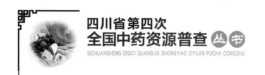

4.偏光显微鉴别。软滑石粉末用偏光显微镜观察，在单偏光视野下，呈不规则团块状，透明或半透明，微带黄色至黄褐色，表面不平坦，边缘较杂乱，各晶体边界清晰；正交偏光下，颜色亮白色、微带黄色至黄褐色，暗边明显，正低凸起；平行消光或近于平行消光，正延长性，二轴晶，负光性（见图10-82）。

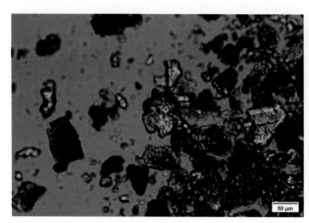
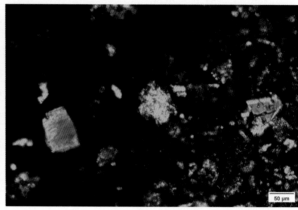

单偏光　　　　　　　　　　　　　　　　　正交偏光

图10-82　软滑石粉末偏光显微特征图（标尺为50 μm，放大倍数为20倍）

【品质评价】以细腻、整洁、色白、润滑、无杂石者为佳。

【含量测定】取本品，研细，取 0.5 g，精密称定，置烧杯中。加 6 mol/L 盐酸 40 mL，置水浴中加热 30 min，时时搅拌，滤过。收集滤液，滤渣用水洗涤 3 次，每次约 20 mL，合并洗液与滤液，置 250 mL 量瓶中，放冷。加水至刻度，摇匀。精密量取 20 mL。精密加入乙二胺四乙酸二钠滴定液（0.05 mol/L）20 mL，加醋酸—醋酸铵缓冲液（pH6.0）15 mL，煮 10 min，放冷。加二甲酚橙指示液 1 mL，用锌滴定液（0.05 mol/L）滴定至溶液黄色消失而呈紫红色，并将滴定的结果用空白试验校正。每 1 mL 乙二胺四乙酸二钠滴定液（0.05 mol/L）相当于 6.453 mg 的 $Al_2O_3 \cdot 2SiO_2 \cdot 2H_2O$。本品 $Al_2O_3 \cdot 2SiO_2 \cdot 2H_2O$ 的质量分数不得少于 40.0%。

【药理】撒布于黏膜疮面时能形成被膜，可减少局部摩擦，防止外来的刺激，同时又能吸收分泌液促进干燥结痂。

【毒理】暂缺。

【炮制】

净软滑石：除去杂质，碾成细粉。

软滑石：取软滑石块粉碎成细粉或水飞（《中国药典》2010 年版一部附录 21 页）成细粉，干燥。

制软滑石：将原药用水浸数天，待化，除去未化的块状杂质，带水捣细如泥浆状，取出，倒入铺有洁净布或纸的筛子上，厚度不超过 2 cm，沥去水，晾至半干，切成边长约 2 cm 的小方块，晾干。

【性味归经】味甘，性寒。归膀胱、心、大肠经。

【功能主治】利尿通淋，消暑解毒，祛湿敛疮。主治热淋，石淋，尿热涩痛，暑湿烦渴，湿热水泻，湿疹，痱子。

【用法用量】9～24 g。软滑石粉、制软滑石应包煎。外用适量，研末撒敷。

【用药警戒或禁忌】阴虚而无湿热及脾虚泄泻者忌用，孕妇慎用。

【收载标准】《四川省中药材标准》（1987 年版）、《贵州省中药材质量标准》（1988 年版）、《江西省中药材标准》（1996 年版）、《贵州省中药材民族药材质量标准》（2003 年版）、《重庆市中药饮片炮制规范及标准》（2006 年版）、《上海市中药饮片炮制规范》（2008 年版、2018 年版）、《四川省中药材标准》（2010 年版）。

【贮藏】置干燥处，防潮。

【参考文献】

［1］江西省卫生厅.江西省中药材标准[M].南昌：江西科学技术出版社，1997：134.

［2］中华全国中医学会武汉分会中药学会.湖北中药鉴别手册[M].1984：303.

［3］顾观光辑注，杨鹏举校注.神农本草经[M].北京：学苑出版社，2007.

［4］国家药典委员会.中华人民共和国药典[M].北京：中国医药科技出版社，2010.

［5］杨淞年.中国矿物药图鉴[M].上海：上海科学技术文献出版社，1990.

［6］高天爱，马金安，刘如良.矿物药真伪图鉴及应用[M].太原：山西科学技术出版社，2014.

［7］四川省食品药品监督管理局.四川省中药材标准[M].2010 年版.成都：四川科学技术出版社，2011.

［8］重庆市食品药品监督管理局.重庆市中药饮片炮制规范及标准[M].2006：283.

［9］浙江省食品药品监督管理局.浙江省中药饮片炮制规范[M].2005 年版.杭州：浙江科学技术出版社，2006：441.

［10］上海市食品药品监督管理局.上海市中药饮片炮制规范[M].上海：上海科学技术出版社，2008：339.

［11］贵州省药品监督管理局.贵州省中药材民族药材质量标准[M].贵阳：贵州科技出版社，2003：241.

第八节　含钾的矿物药

含钾的矿物药是指主要由钾元素构成的药物，在四川有银精石的含钾矿物。

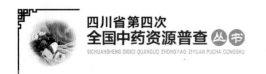

银精石 Muscovite

《无误蒙药鉴》

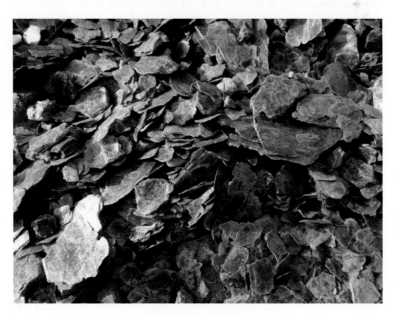

图10-83 银精石

【正名】银精石（见图 10-83）。

【别名】云母片、千层纸。

【藏药方名】无。

【蒙药方名】查干—给勒塔嘎淖尔（《认药白晶鉴》），勒杭萨尔—嘎日布（《无误蒙药鉴》）。

【使用历史】本品为极少用中药，是蒙医习用药材，载于《无误蒙药鉴》，曰：色如玻璃，透明且状如桦树的软皮，多层剥离。

【原矿物】白云母。

【来源】本品为单斜晶系硅酸盐类矿物白云母的矿石。主含铝钾的硅酸盐。

【采收加工】采挖后，洗净泥土，除去杂石，晒干。

【成因及产地】云母是在高温高压下形成的矿物，为变质岩中主要矿物之一。如云母片岩、片麻岩和花岗岩类岩中的主要成分，一般为小鳞片，但在体晶岩中晶体较大。伴生矿物有石英、长石、绿柱石等。主产于吉林、辽宁、内蒙古、山西、山东、江苏、浙江、四川等地。四川主产于甘孜等地。

【性状】本品呈不规则的片状，大小不一。无色或白色，略带浅黄棕色，淡绿色或淡灰色。具珍珠或玻璃光泽。质韧，可层层剥离，薄片光滑透明，具弹性，能曲折。断面不平坦。有泥土气，味淡。

【鉴别要点】

1.本品灼烧无甚变化，有的散发出特殊气味。

2. 加水后再加入 10% 亚铁氰化钾，溶液显碧绿色。

3. 红外光谱鉴别。取 6 g 左右样品粉末装入石英样品杯中，平铺均匀平整，采用积分球漫反射方法按以下条件进行图谱采集：分辨率 8 cm^{-1}，扫描波数范围 10 000 ~ 4 000 cm^{-1}，信号累积扫描 64 次。银精石的红外光谱在 4 088 cm^{-1}、4 253 cm^{-1}、4 539 cm^{-1}、5 188 cm^{-1}、7 083 cm^{-1} 处存在特征峰，除 5 188 cm^{-1} 处特征峰较宽外，其他特征峰均为尖峰，可能与其主要成分 $KAl_2(AlSi_3O_{10})(OH)_2$ 中含有的 Al—OH、Si—OH、O—H 的吸收相关（见图 10-84）。

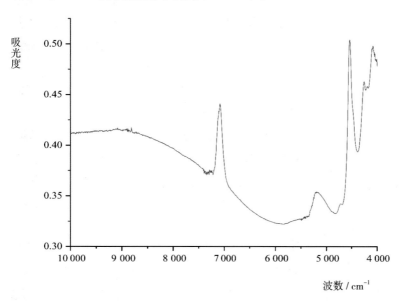

图10-84　银精石红外光谱图

4. 偏光显微鉴别。银精石粉末用偏光显微镜观察，在单偏光视野下，呈不规则多边形块状，鳞片状，或颗粒状，颜色透明或显银白色，解理极完全，表面光滑；在正交偏光下，小颗粒在正交偏光下呈现出紫色光泽，颗粒较厚部位呈现明显的亮白色或淡紫色，其余大部分颗粒区域呈现蓝色，光泽性较强，可观察到明显的横纵纹理，或可见到细而直的连续的解理缝，凸起明显，表面干净平坦，断裂边缘稍模糊；低—中正凸起，一轴晶，负光性（见图 10-85）。

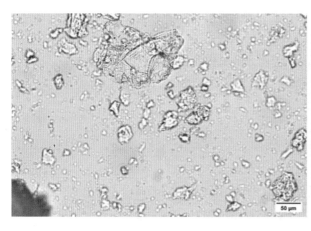
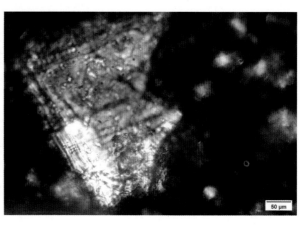

单偏光　　　　　　　　　　　　　　　　　正交偏光

图10-85　银精石粉末偏光显微特征图（标尺为50 μm，放大倍数为40倍）

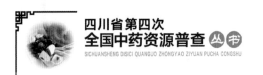
四川矿物药图鉴

【品质评价】以易剥离、片大透明、洁净者为佳。

【含量测定】主含铝钾的硅酸盐，其中三氧化二铝（Al_2O_3）的质量分数为38.5%，二氧化硅（SiO_2）的质量分数为45.2%，氧化钾（K_2O）的质量分数为11.8%，水（H_2O）的质量分数为4.5%。此外，还含有钠、镁、铁、锂等，并含有微量的氟、钛、钡、锰、铬等成分。

【药理】暂缺。

【毒理】暂缺。

【炮制】

银精石：洗净泥土，拣净杂质，捣碎。

煅银精石：取净的本品，置耐火容器中，于无烟的炉火上煅至红透时，取出，放凉，碾碎（《中国药典》2020年版四部通则31页0213炮制通则）。

焖煅银精石：取净的本品，分开叠片，剪成小块，置耐火容器中，用黄泥或盐泥密封，待干后，用武火煅4 h即可。

【性味归经】味甘，性温。归肝经。

【功能主治】明目退翳，敛疮止血。主治眼目昏暗，视物不清，外障云翳；外用治痈疽，金疮出血。

【用法用量】内服：3～6 g。外用：研末，与胡黄连等制成散剂，用醋调后涂患处。

【用药警戒或禁忌】孕妇禁用，久服伤胃。

【收载标准】《甘肃省中药饮片炮制规范》（1980年版）、《云南省中药饮片炮制规范》（1974年版、1986年版）、《浙江省中药饮片炮制规范》（1986年版）、《北京市中药饮片炮制规范》（1974年版、1986年版）、《上海市中药饮片炮制规范》（1994年版、2008年版、2018年版）。

【贮藏】置干燥处，防潮。

【参考文献】

［1］中国科学院四川分院中医中药研究所．四川中药志 [M]．成都：四川人民出版社，1962：2425．

［2］国家中医药管理局《中华本草》编委会．中华本草 [M]．蒙药卷．上海：上海科学技术出版社，2004：50．

［3］赵中振．《本草图经》承先启后之作 [J]．中华医史杂志，2021，51(1)：2．

［4］高天爱，马金安，刘如良．矿物药真伪图鉴及应用 [M]．太原：山西科学技术出版社，2014．

［5］田恒康．金精石、金礞石、云母、银精石的鉴别 [J]．中药材，1988（2）：28-29．

［6］杨淞年．中国矿物药图鉴 [M]．上海：上海科学技术文献出版社，1990．

［7］国家药典委员会．中华人民共和国药典 [M]．2020年版．四部．北京：中国医药科技出版社，2020：31．

［8］上海市食品药品监督管理局．上海市中药饮片炮制规范 [M]．2008年版．上海：上海科学技术出版社，2004：50．

第九节　含钠的矿物药

含钠的矿物药是指主要由钠元素组成的药物，临床疗效独特，应用历史悠久，具有润燥软坚等功效。在四川有芒硝、玄明粉两种矿物。

芒硝 Natrll Sulfas

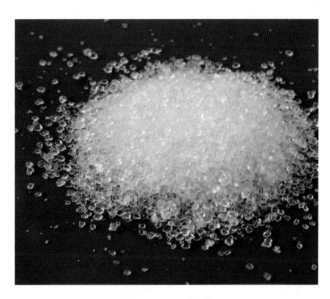

图10-86 芒硝

【正名】芒硝（见图 10-86）。

【别名】马牙消（《药性论》），英消（《开宝本草》），盆消（《本草图经》），芒消（《名医别录》），朴硝，皮硝，毛硝，硫酸钠。

【藏药方名】亚巴恰惹（《四部医典》），杂瓦卡惹（《晶珠本草》），塞查，亚吾恰热，亚吾恰拉（《中国藏药》）。

【使用历史】本品为常用中药，始载于《名医别录》，谓：芒硝生于朴硝。李时珍谓：生于盐卤之地，状似末……煎炼入盆，凝结在下，粗朴者为朴硝，在上有芒者为芒硝，有牙者为马牙消。

【原矿物】芒硝。

【来源】本品为硫酸盐类矿物芒硝族芒硝，经加工精制而成的结晶体。主含含水硫酸钠（$Na_2SO_4 \cdot 10H_2O$）。

【采收加工】将白萝卜 2.5 kg 捣烂倒在缸内，加入大量清水煮透滤去渣，把朴硝 5 kg 倒入，待溶化取出过滤，汁盛缸内露置 2~3 d，其结晶体凝在缸的上面，其形如锋芒者为芒硝。

【成因及产地】在海边碱土地区、矿泉、盐场附近较潮湿的山洞中，饱和卤水在冬季或温度较低条件下析出结晶，沉积而成。有固相矿和晶间卤水矿。常与石盐、泥土等混合而生，也见于热泉中。产于沿海各产盐区及四川、山西、内蒙古、新疆等地的内陆盐湖。四川主产于彭山区、丹棱县、洪雅县等地。

【性状】本品为棱柱状、长方形或不规则块状及粒状。无色透明或类白色半透明。质脆，易碎，断面呈玻璃样光泽。气微，味咸。硬度 1.5 ～ 2，相对密度 1.5。以条块状结晶、无色、透明纯净者为佳。

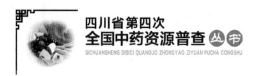
【鉴别要点】

1.取铂丝，用盐酸湿润后，蘸取供试品，在无色火焰中燃烧，火焰即显鲜黄色。

2.取供试品约 100 mg，置 10 mL 试管中，加水 2 mL 溶解，加 15% 碳酸钾溶液 2 mL，加热至沸，不得有沉淀生成；加焦锑酸钾试液 4 mL，加热至沸；置冰水中冷却，必要时用玻璃棒摩擦试管内壁，应有致密的沉淀生成。

3.红外光谱鉴别。取 6 g 左右样品粉末装入石英样品杯中，平铺均匀平整，采用积分球漫反射方法按以下条件进行图谱采集：分辨率 8 cm^{-1}，扫描波数范围 10 000～4 000 cm^{-1}，信号累积扫描 64 次。芒硝红外光谱在 4 212 cm^{-1} 处可见尖锐的吸收峰，在 5 212 cm^{-1} 处见较宽的吸收峰，可能与芒硝含有 H_2O 的吸收相关（见图 10-87）。

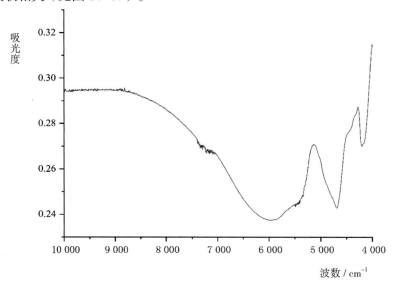

图10-87　芒硝红外光谱图

4.偏光显微鉴别。芒硝粉末用偏光显微镜观察，在单偏光视野下，呈不规则板状或板条状，棱角明显，表面有明显纵条纹，亦可见少量横向杂乱的刮痕、沟壑，边缘清晰，边界明显，白色透明，光泽性较好，整体呈现浅蓝色；正交偏光镜下，呈蓝紫色，晶体颗粒较大者，中部较厚部位呈现橙黄色或紫红色光泽，纵纹更加明显，负低凸起，斜消光，二轴晶（见图 10-88）。

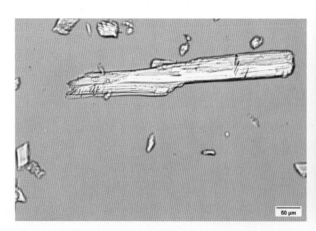

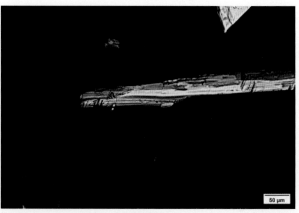

单偏光　　　　　　　　　　　　　　　　　正交偏光

图10-88　芒硝粉末偏光显微特征图（标尺为50 µm，放大倍数为20倍）

【品质评价】以条块状结晶、无色、透明纯净者为佳。

【含量测定】取本品 0.4 g，精密称定，加水 200 mL 溶解后，加盐酸 1 mL，煮沸，不断搅拌，并缓慢加入热氯化钡试液（约 20 mL），至不再生成沉淀，置水浴上加热 30 min，静置 1 h，用无灰滤纸或称定质量的古氏坩埚滤过，沉淀用水分次洗涤，至洗液不再显氯化物的反应，干燥，并炽灼至恒重，精密称定，与 0.608 6 相乘，即得供试品中硫酸钠（Na_2SO_4）的质量。本品按干燥品计算，硫酸钠（Na_2SO_4）的质量分数不得少于 99.0%。

【药理】

1. 泻下作用。芒硝中的主要成分硫酸钠，口服后在肠中不易被吸收，形成高渗盐溶液状态，使肠道保持大量水分，引起机械性刺激，促进肠蠕动而致泻，服药后需大量饮水。芒硝对肠黏膜也有化学刺激作用。一般服药后，4 ～ 6 h 排便，无肠绞痛等副作用。

2. 利尿作用。4.3% 无菌硫酸钠溶液静脉滴注，有利尿作用。可作为利尿剂以治疗无尿症和尿毒症。

3. 抗炎作用。10% ～ 25% 硫酸钠溶液，外敷创面，可以加快淋巴循环，还能增强单核吞噬细胞吞噬功能，随着皮肤发红，产生软坚散结、消肿止痛的作用。动物实验证明：腹部外敷，阑尾炎症状明显减轻。以芒硝为主药的大承气汤，有显著的抗炎作用，能抑制多种致炎剂，如组胺、松节油等所致毛细管通透性亢进，并能抑制透明质酸酶的活性。对小鼠急性腹膜炎模型显示对炎症的双向调节效应。

4. 利胆作用。少量多次口服芒硝可刺激小肠壶腹部，反射性地引起胆囊收缩，胆囊括约肌松弛，利于胆汁排出。

5. 抗菌及溶石作用。以芒硝为主的方剂还具有抗菌及溶石（胆结石）作用。

【毒理】芒硝煎剂，小鼠急性毒性灌胃给药，LD_{50} 为 6.738 g/kg，给药后 1 h 死亡，动物表现肾缺血现象。长期应用可至虚脱或体重减轻。患有肾功能不良者服用本品可引起严重的中毒反应。

【炮制】取鲜白萝卜，洗净，切碎，加水煮沸 2 ～ 3 h，去渣，取汁，加芒硝使溶，待全部溶解后，趁热用纱布过滤，取滤液置适宜容器内，插入清洁稻草一束，低温下静置过夜，待大部分结晶析出时，取出结晶，除去稻草，晾干。结晶母液经浓缩，可继续析出结晶，直至无结晶析出为止。每 100 kg 芒硝，用萝卜 10 ～ 50 kg。

【性味归经】味咸、苦，性寒。归胃、大肠经。

【功能主治】泻下通便，润燥软坚，清火消肿。主治实热积滞，腹满胀痛，大便燥结，肠痛肿痛；外治乳痈，痔疮肿痛。

【用法用量】6~12 g，一般不入煎剂，待汤剂煎得后，溶入汤剂中服用。或研末，1.5~3 g，入丸、散。外用适量。

【用药警戒或禁忌】

1. 孕妇慎用或禁用。

2. 脾胃虚寒者禁服，肾功能不全者禁用。

3. 不宜与硫黄、三棱同用。

【收载标准】《辽宁省中药饮片炮制规范》（1975 年版）、《甘肃省中药饮片炮制规范》（1980 年版）、《云南省中药饮片炮制规范》（1986 年版）、《吉林省中药饮片炮制规范》（1986 年版）、《全国中药炮制规范》（1988 年版）、《山东省中药饮片炮制规范》（1990 年版）、《浙江省中药饮片炮制规范》（2005 年版）、《贵州省中药饮片炮制规范》（2005 年版）、《天津市中

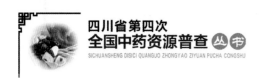

药饮片炮制规范》（2005 年版）、《安徽省中药饮片炮制规范》（第二版）（2005 年版）、《重庆市中药饮片炮制规范及标准》（2006 年版）、《广西壮族自治区中药饮片炮制规范》（2007 年版）、《北京市中药饮片炮制规范》（2008 年版）、《上海市中药饮片炮制规范》（2008 年版）、《江西省中药饮片炮制规范》（2008 年版）、《湖南省中药饮片炮制规范》（2010 年版）、《天津市中药饮片炮制规范》（2012 年版）、《中国药典》（2020 年版）一部。

【贮藏】密闭，在 30℃ 以下保存，防风化，防潮。

民族医药使用（藏药）

【名称】亚巴恰惹。

【功能主治】提升胃温，助消化，泻痞瘤，消浮肿。主治胃寒，消化不良，腹胀，便秘，痞瘤，闭经等症。

民族医药使用（蒙药）

【名称】阿日森—硝。

【功能主治】破痞，利水，杀虫。主治胃脘痞，子宫痞，血痞，膀胱结石，闭尿，尿频等。

【参考文献】

［1］河南省食品药品监督管理局．河南省中药饮片炮制规范 [M].郑州：河南人民出版社，2005：498.

［2］郝近大．中华人民共和国药典辅助说明 [M].2010 年版一部　药材及饮片．北京：中国中医药出版社，2011：204.

［3］甄权．药性论 [M].合肥：安徽科学技术出版社，2006.

［4］刘翰，马志．开宝本草 [M].合肥：安徽科学技术出版社，1998.

［5］贵州省食品药品监督管理局．贵州省中药饮片炮制规范 [M].贵阳：贵州科学技术出版社，2005：90.

［6］苏颂．本草图经 [M].合肥：安徽科学技术出版社，1994.

［7］陶弘景．名医别录 [M].北京：人民卫生出版社，1986.

［8］天津市食品药品监督管理局．天津市中药饮片炮制规范 [M].天津：天津科学技术出版社，2005：351.

［9］宇妥·云丹贡布．四部医典 [M].西宁：青海民族出版社，2009.

［10］帝玛尔·丹增彭措．晶珠本草 [M].上海：上海科学技术出版社，1986.

［11］青海省生物研究所等．青藏高原药用图鉴 [M].第一册．西宁：青海人民出版社，1972：433.

［12］青海省食品药品监督管理局．青海省藏药炮制规范 [M].西宁：青海人民出版社，2010：6.

［13］顾健．中国藏药 [M].北京：民族出版社，2016.

［14］李时珍．本草纲目 [M].校点本上册．北京：人民卫生出版社，1985：644.

［15］高天爱，马金安，刘如良．矿物药真伪图鉴及应用 [M].太原：山西科学技术出版社，2014.

［16］杨淞年．中国矿物药图鉴 [M].上海：上海科学技术文献出版社，1990.

［17］中华人民共和国卫生部药政管理局等．中药材手册 [M].北京：人民卫生出版社，1992：722.

［18］国家中医药管理局《中华本草》编委会．中华本草 [M].蒙药卷．上海：上海科学技术出版社，2004：38.

［19］南京药学院《中草药学》编写组．中草药学 [M].下册．南京：江苏人民出版社．1980：1502.

［20］吴葆杰．中草药药理学 [M].北京：人民卫生出版社，1983.

［21］郭广义等．我国矿物药药理及临床应用概况 [J].中成药研究，1982（12）：3-5.

［22］岳旺，刘文虎，王兰芬等．中国矿物药的急性毒性（LD_{50}）测定 [J].中国中药杂志，1989（2）：42-45+63.

［23］肖培根．新编中药志 [M].第四卷．北京：化学工业出版社，2002：381.

［24］国家药典委员会.中华人民共和国药典 [M].北京：中国医药科技出版社，2010：118.

［25］国家中医药管理局《中华本草》编委会.中华本草 [M].藏药卷.上海：上海科学技术出版社，2002：17.

［26］国家中医药管理局《中华本草》编委会.中华本草 [M].傣药卷.上海：上海科学技术出版社，2005：13.

［27］国家中医药管理局《中华本草》编委会.中华本草 [M].第一册第二卷.上海：上海科学技术出版社，1999：270.

［28］黄璐琦，李军德，张志杰.新编中国药材学 [M].第八卷.北京：中国医药科技出版社，2020.

风化硝 Natrii Sulfas Praeparatum

《神农本草经》

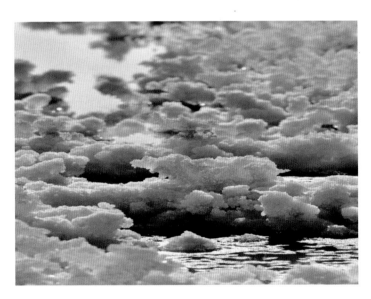

图10-89　风化硝

【正名】风化硝（见图 10-89）。

【别名】白龙粉（《御药院方》）、元明粉（《现代实用中药》）。

【藏药方名】无。

【使用历史】《本草纲目》中记载风化硝为"芒硝于风日中消尽水气自成轻飘白粉也"。

【原矿物】芒硝。

【来源】为硫酸盐类芒硝族矿物无水芒硝或芒硝经自然风化的干燥品。

【采收加工】经自然风化失去结晶水而成。

【成因及产地】在海边碱土地区、矿泉、盐场附近较潮湿的山洞中，饱和卤水在冬季或温度较低条件下析出结晶，沉积而成。有固相矿和晶间卤水矿。常与石盐、泥土等混合而生。也见于热泉中。产于沿海各产盐区及四川、山西运城、内蒙古、新疆等内陆盐湖。四川主产于东坡区、彭山区、洪雅县、新津区等地。

【性状】本品为细的粉末。白色，无光泽。不透明。质疏松。无臭，味咸。有引湿性。以粉细、色白、干燥者为佳。

【鉴别要点】

1.取本品水溶液，加醋酸氧铀锌试液，即发生黄色沉淀（检查钠盐）。

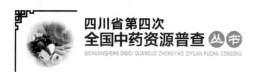
2. 取铂丝，用盐酸湿润后，蘸取本品粉末，在无色火焰中燃烧，火焰即显鲜黄色（检查钠盐）。

3. 取本品水溶液，加氯化钡试液，即发生白色沉淀；沉淀在盐酸或硝酸中均不溶解（检查硫酸盐）。

4. 红外光谱鉴别。取 6 g 左右样品粉末装入石英样品杯中，平铺均匀平整，采用积分球漫反射方法按以下条件进行图谱采集：分辨率 8 cm^{-1}，扫描波数范围 10 000 ～ 4 000 cm^{-1}，信号累积扫描 64 次。由图可知，风化硝的红外光谱在 4 483 cm^{-1}、5 135 cm^{-1} 存在较尖的特征吸收峰（见图 10-90）。

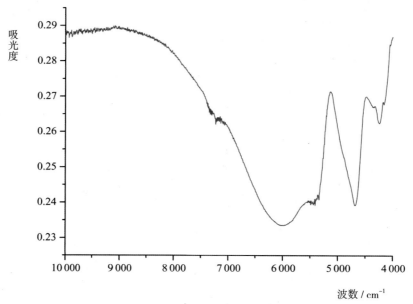

图10-90　风化硝红外光谱图

5. 偏光显微鉴别。风化硝粉末用偏光显微镜观察，在单偏光视野下，呈不规则块状或椭圆形，边缘明显，无棱角，表面有不规则褶皱，颗粒晶体无色透明，中部有彩色样珍珠样光晕，表面不平坦，有众多凹陷的凹窝；正交偏光下，可见不规则的解离纹理，光泽感更强，颜色更加显著，断面较整齐者可见明显的彩色光圈，从外到内为黄色、紫色、蓝色等（见图 10-91）。

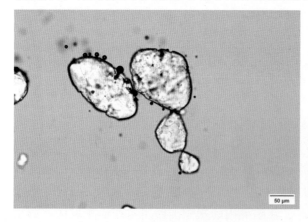
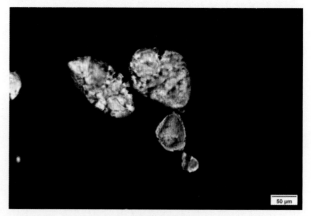

单偏光　　　　　　　　　　　　　　　　　　　　正交偏光

图10-91　风化硝粉末偏光显微特征图（标尺为50 μm，放大倍数为20倍）

【品质评价】以粉细、色白、干燥者为佳。

【含量测定】《中国药典》1995 年版（一部）规定：本品按干燥品计算，硫酸钠（Na$_2$SO$_4$）的质量分数不得少于 99.0%。

【药理】暂无。

【毒理】暂无。

【炮制】以原药材入药。

【性味归经】味辛、咸，性寒。归胃、大肠经。

【功能主治】泻热通便，润燥软坚，消肿散结。主治上焦心肺痰热、目赤、咽喉肿痛。

【用法用量】内服：溶入汤剂，10 ～ 15 g；或入丸、散。外用：适量，化水涂洗；或研细吹喉。

【用药警戒或禁忌】脾胃虚寒及孕妇禁用。

【收载标准】《上海市中药饮片炮制规范》（1962 年版）。

【参考文献】

［1］国家中医药管理局《中华本草》编委会. 中华本草 [M]. 第二卷. 上海：上海科学技术出版社，1999：273-274.

［2］闵云山. 玄明粉非风化硝 [J]. 甘肃中医，1993（1）：6.

［3］熊少希. 朴消、芒硝、玄明粉、风化硝、消石辨异 [J]. 广西中医药，1984（5）：46-47.

［4］薛兆德. 硝类药的区分 [J]. 山东中医杂志，1986（6）：45.

玄明粉 Natrii Sulfas Exsiccatus

《药性论》

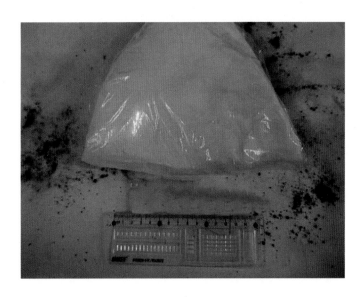

图10-92　玄明粉

【正名】玄明粉（见图 10-92）。

【别名】白龙粉（《御药院方》），风化消（《本草纲目》），元明粉（《现代实用中药》），无水芒硝（《中华海洋本草》）。

【藏药方名】无。

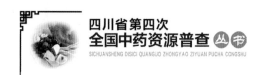

【使用历史】玄明粉出《药性论》，并见于《日华子本草》，《嘉祐本草》据之而新补玄明粉条。《证类本草》引《仙经》谓：以朴消制伏为玄明粉。在《太阴经》中，并记载其制法：朴消二斤，须是白净者。以瓷炉一个垒实，却以瓦一片盖炉。用十斤炭火一煅。炉口不盖，着炭一条，候沸定了，方盖之。复以十五斤炭煅之。放冷一伏时，提炉出药，以纸摊在地上，盆盖之一伏时，日晒取干。入甘草二两，生熟用，细捣罗为末。《本草蒙筌》亦云：由朴消制成，冬天苎布袋满盛，挂檐端，质渐变白。此风化消……腊月萝卜水同煮，露天底味竟去咸，号玄明粉。《本草纲目》曰：以朴消、芒消、英消同甘草煎过，入鼎罐升煅得玄明粉；又云芒消或英消，置之风日中吹去水气，则轻白如粉，即为风化消。制备方法基本一致，都是用纯度不同的芒硝（朴消、芒消或英消），加不同辅料经炼制风化，使失去水分而成的白粉状无水芒硝。在古代一般以萝卜、甘草汁制过所得重结晶，经风化而成者为玄明粉；以萝卜汁制过所得重结晶，经风化而成者为风化硝。

【原矿物】芒硝。

【来源】为硫酸盐类芒硝族矿物无水芒硝的加工品。

【采收加工】选干冷天气，取净芒硝与适量萝卜共煮，继取析出之结晶进行煅制而成。

【成因及产地】在海边碱土地区、矿泉、盐场附近较潮湿的山洞中，饱和卤水在冬季或温度较低条件下析出结晶，沉积而成。有固相矿和晶间卤水矿。常与石盐、泥土等混合而生，也见于热泉中。主产于沿海各产盐区及四川、山西、内蒙古、新疆等地的内陆盐湖。四川主产于眉山等地。

【性状】本品为白色粉末，质地疏松，轻泡，易分散，很少有凝固者。气微，味咸。

【鉴别要点】

1. 本品的水溶液显钠盐与硫酸盐（《中国药典》2020年版四部通则109页钠盐、硫酸盐检查法）的鉴别反应。

2. 红外光谱鉴别。取6 g左右样品粉末装入石英样品杯中，平铺均匀平整，采用积分球漫反射方法按以下条件进行图谱采集：分辨率8 cm⁻¹，扫描波数范围10 000～4 000 cm⁻¹，信号累积扫描64次。玄明粉红外光谱在4 442 cm⁻¹、5 125 cm⁻¹有较平缓的特征吸收峰（见图10-93）。

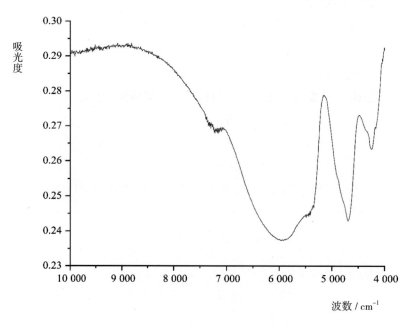

图10-93　玄明粉红外光谱图

3. 偏光显微鉴别。玄明粉粉末用偏光显微镜观察，在单偏光视野下，呈贝壳状或不规则块状，小颗粒多呈现半透明无色，大颗粒者表现出彩色环状光芒，边界明显，内含碎屑或亮晶灰石，表面干净平坦，具有明显的层状结构；正交偏光镜下，光泽性强，小颗粒呈现为白色光亮，较大颗粒者，从外到内依次展现出白色、黄色、紫色、蓝色、绿色等珍珠样彩色光晕，边界清晰，可见断面的解离纹理（见图10-94）。

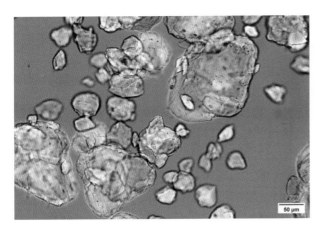 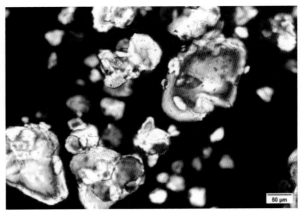

单偏光 正交偏光

图10-94 玄明粉粉末偏光显微特征图（标尺为50 μm，放大倍数为20倍）

【品质评价】有引湿性。以粉细、色白、干燥者为佳。

【含量测定】取本品，置105℃干燥至恒重后，取约0.3 g，精密称定，加水200 mL溶解后，加盐酸1 mL，煮沸，不断搅拌，并缓缓加入热氯化钡试液（约20 mL），至不再生成沉淀，置水浴上加热30 h，静置1 h，用无灰滤纸或称定质量的古氏坩埚滤过，沉淀用水分次洗涤，至洗液不再显氯化物的反应，干燥，并炽灼至恒重，精密称定，与0.608 6相乘，即得供试品中硫酸钠（Na_2SO_4）的质量。本品按干燥品计算，硫酸钠（Na_2SO_4）的质量分数不得少于99.0%。

【药理】用0.75%玄明粉掺入大鼠饲料，观察对0.3%胆盐食谱同时接受二甲肼（DMH）皮下注射之大鼠诱发肠癌的影响，实验结果证明，玄明粉具有明显抑制胆盐促癌作用。

【毒理】西安产玄明粉，急性毒性灌胃给药，LD_{50}为4.648 g/kg。

【炮制】拣净杂质，直接入药。

【性味归经】味辛、咸，性寒。归胃、大肠经。

【功能主治】泻下通便，润燥软坚，清火消肿。主治实热积滞，大便燥结，腹满胀痛；外治咽喉肿痛，口舌生疮，牙龈肿痛，目赤，痈肿，丹毒。

【用法用量】内服：3～9 g，溶入煎好的汤液中服用。或入丸、散。外用：适量，化水涂洗；或研末吹敷患处。

【用药警戒或禁忌】

1. 孕妇慎用。

2. 不宜与硫黄、三棱同用。

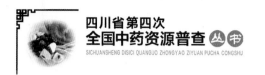

3.脾胃虚寒者禁服。

【收载标准】《中国药典》（1963年版、1977年版、1985年版、1990年版、1995年版、2000年版、2005年版、2010年版、2015年版、2020年版）一部。

【贮藏】密封，防潮。

【参考文献】

［1］许国祯.御药院方[M].北京：中医古籍出版社，1983.

［2］李时珍.本草纲目[M].校点本上册.北京：人民卫生出版社，1985.

［3］叶橘泉.现代实用中药[M].上海：上海科学技术出版社，1956.

［4］管华诗，王曙光.中华海洋本草[M].上海：上海科学技术出版社，2009.

［5］甄权.药性论[M].合肥：安徽科学技术出版社，2006.

［6］掌禹锡撰，尚志均辑复.嘉祐本草辑复本[M].北京：中医古籍出版社，2009.

［7］唐慎微.证类本草[M].北京：中医古籍出版社，2011.

［8］陈嘉谟.本草蒙筌[M].北京：中医古籍出版社，2009.

［9］国家中医药管理局《中华本草》编委会.中华本草[M].第一册第二卷.上海：上海科学技术出版社，1999：273.

［10］中华人民共和国卫生部药政管理局等.中药材手册[M].北京：人民卫生出版社，1992：722.

［11］高天爱，马金安，刘如良.矿物药真伪图鉴及应用[M].太原：山西科学技术出版社，2014：387–389.

［12］国家药典委员会.中华人民共和国药典[M].北京：中国医药科技出版社.2020.

［13］刘欣，曾杉，王琳等.玄明粉炮制历史沿革研究[J].亚太传统医药，2017，13（23）：59–60.

［14］天津市食品药品监督管理局.天津市中药饮片炮制规范[M].2005年版，天津：天津科学技术出版社，2005：350.

［15］江西省食品药品监督管理局.江西省中药饮片炮制规范[M].2008年版.上海：上海科学技术出版社，2009：532.

［16］郝近大.中华人民共和国药典辅助说明[M].2010年版一部　药材及饮片.北京：中国中医药出版社，2011：186.

［17］黄璐琦，李军德，张志杰.新编中国药材学[M].第八卷.北京：中国医药科技出版社，2020.

第十节　含硫的矿物药

含硫的矿物药是指主要由硫元素构成的药物。在四川有硫黄。

硫 黄 Sulfur

《神农本草经》

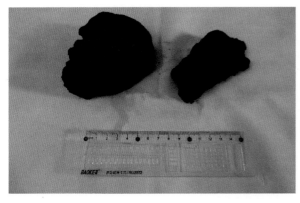
原矿

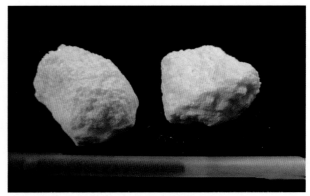
药材

图10-95 硫 黄

【正名】硫黄（见图 10-95）。

【别名】石硫黄（《神农本草经》），石流黄（《范子计然》），流黄、石留黄（《吴普本草》），昆仑黄（《本草经集注》），黄牙（《丹房镜源》），黄英、烦硫、石亭脂、九灵黄童、山石住（《石药尔雅》），黄硇砂（《海药本草》），将军（《汤液本草》），白硫黄（《百草镜》），天生黄（《本草纲目拾遗》），硫黄花（《中国医学大辞典》），硫黄粉（《药物图考》）。

【藏药方名】索拉克、杂司达、质见、质俺、玛夏租普、巴扎拉咳、巴扎世拉、多丹厦（《四部医典》），萨居、多丹夏、玛恰尔租谱、赤巴、赛尔母、遵母（《词意太阳》），赤阿、多色巴、能哇（《鲜明注释》），萨益超曲、热札麦巴尔（《甘露本草明镜》），木斯（《藏药标准》），木斯赛保。

【使用历史】硫黄首载于《神农本草经》，原名石硫黄，列为中品。《本草经集注》云：今第一出扶南（今柬埔寨）、林邑（今越南）。色如鹅子初出壳，名昆仑黄。次出外国，从蜀中来，色深而煌煌。《海药本草》曰：《广州记》云：生昆仑日脚下，颗块莹净，无夹石者良……蜀中雅州（今雅安）亦出，光腻甚好，功力不及舶上来者。《本草图经》曰：今惟出南海诸番，岭外（即岭南）州郡，或有而不甚佳。以色如鹅子初出壳者为真，谓之昆仑黄，其赤色者名石亭脂，青色者号冬结石，半白华黑名神鹭石，并不堪入药。又有一种土流黄，出广南（今两广）及资州（今四川中部），溪涧水中流出……又可煎炼成汁，以模钨作器，亦如鹅子黄色。《本草纲目》云：硫黄有二种：石硫黄，生南海琉球（即琉球群岛）山中；上硫黄，生于广南，以嚼之无声者为佳。舶上倭硫黄亦佳。《本草纲目拾遗》记有：天生黄，浪穹（今云南洱源）温泉升华。色黄白，灰苍，堆岩下，而泉底产硫黄于（与）升华者异。综上所载，可见硫黄有三种：第一种是石硫黄，产山石间，昆仑黄、天生黄均属此；其黄色莹净无夹石的可入药，杂色的不入药或不直接入药用。第二种是土硫黄，属含硫矿物风化带由有机质还原出的硫黄堆积物，杂有黏土质及铁矾等，只宜外用。第三种即制硫黄，无论何种色泽的石硫黄，乃至土硫黄均可用来炼制升华的硫，多由硫化铁或其他硫化物

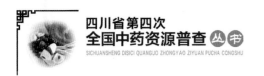

炼取，今日药用的均属制硫黄。

【原矿物】自然硫，又名斜方硫。

【来源】为自然元素类硫黄族矿物自然硫，主要用含硫物质或含硫矿物经炼制升华的结晶体。

【采收加工】采挖得自然硫后，加热熔化，除去杂质，或用含硫矿经加工制得。

【成因及产地】自然硫常由火山作用所产生，故常产于温泉、喷泉、火山区域。可由金属硫化物、硫酸盐（如石膏）分解生成硫黄。沉积岩含硫黄，与石灰岩、黏土、石膏、沥青相伴产出。分布在河南、陕西、内蒙古、甘肃、山东、湖北、湖南、江苏、四川、广东和山西等地。人工制硫黄，系含硫矿物（如黄铁矿）经加工炼制而得。四川主产于甘孜。

【性状】本品呈不规则块状。黄色或略呈绿黄色。表面不平坦，呈脂肪光泽，常有多数小孔。用手握紧置于耳旁，可闻轻微的爆裂声。体轻，质松，易碎，断面常呈针状结晶形。有特异的臭气，味淡。硬度 1 ～ 2，相对密度 2.05 ～ 2.08。

【鉴别要点】

1. 本品燃烧时易熔融，火焰为蓝色，并有二氧化硫的刺激性臭气。

2. 不溶于水及盐酸或硫酸，遇硝酸或王水被氧化成硫酸，溶于二硫化碳、醇、煤油及松节油。

3. 于闭口管中加热呈黑色液体，冷后变为黄色固体。

4. 本品置于湿银面上摩擦，银面变黑色（检查硫）。

5. 取本品 0.1 g，置烧杯中，加无水亚硫酸钠 0.1 g 与水 10 mL，煮沸 5 min，滤过，取滤液 2 滴，置试管中，加硝酸银试液 3 滴，产生白色沉淀，并迅速显黄色、棕色，最后变成黑色。

6. 红外光谱鉴别。取 6 g 左右样品粉末装入石英样品杯中，平铺均匀平整，采用积分球漫反射方法按以下条件进行图谱采集：分辨率 8 cm^{-1}，扫描波数范围 10 000 ～ 4 000 cm^{-1}，信号累积扫描 64 次。硫黄红外光谱在 4 497 cm^{-1}、5 120 cm^{-1} 处存在较窄且强的特征吸收峰（见图 10-96）。

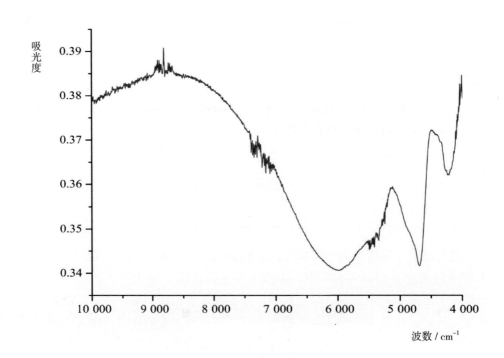

图10-96　硫黄红外光谱图

7. 偏光显微鉴别。硫黄粉末用偏光显微镜观察，在单偏光视野下，呈不规则块状或团块状，边界清晰，具有明显的光滑棱边，半透明，微带黄色，整体呈现黑色，具有金属样光泽，表面不平坦，凹凸不平；在正交偏光下，晶体颗粒呈现金属棕褐色，边缘具有彩色光泽，可观察出较为明显的纵棱；高凸起，暗边明显，干涉色极高，斜消光（见图10-97）。

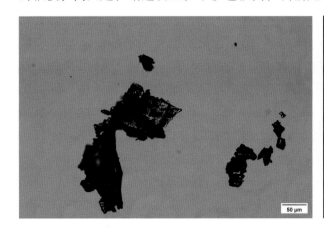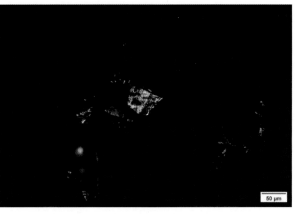

单偏光　　　　　　　　　　　　　　　　正交偏光

图10-97　硫黄粉末偏光显微特征图（标尺为50 μm，放大倍数为10倍）

【品质评价】以块整齐、色黄、有光泽、质松脆、无杂质者为佳。

【含量测定】取本品细粉 0.2 g，精密称定，置锥形瓶中，精密加入乙醇制氢氧化钾滴定液（0.5 mol/L）50 mL，加水 10 mL，置水浴中加热使溶解，并挥去乙醇（直至无气泡、无醇臭）。加水 40 mL，于瓶颈插入一小漏斗，微沸 10 min，冷却，小心滴加过氧化氢试液 50 mL，摇匀，置沸水浴中加热 10 min，冷却至室温，用水冲洗漏斗及瓶内壁，加入甲基橙指示液 2 滴，用盐酸滴定液（0.5 mol/L）滴定，并将滴定结果用空白试验校正。每 1 mL 乙醇制氢氧化钾滴定液（0.5 mol/L）相当于 8.015 mg 的硫（S）。本品硫（S）的质量分数不得少于 98.5 %。

【药理】

1. 溶解角质、杀疥虫、杀菌、杀真菌。局部外用，在体温状态下，硫与皮肤接触，产生硫化氢；或与微生物或上皮细胞作用，氧化成五硫黄酸（pentathionic acid），从而有溶解角质、软化皮肤、杀灭疥虫等皮肤寄生虫及灭菌、杀真菌等作用。

2. 缓泻作用。内服后一部分在肠内可形成硫化氢，刺激肠壁增加蠕动，而起缓泻作用。硫化氢在体内产生极慢，故致泻作用不强，且与用量大小无关。若肠内容物中脂肪性物质较多时，易产生大量的硫化氢。

3. 消炎、镇咳、祛痰作用。适当剂量对动物实验性炎症有治疗作用，能使各级支气管慢性炎症细胞浸润减轻，并使支气管黏膜杯状细胞数有不同程度减少，还能促进支气管分泌增加。

4. 其他作用。对氯丙嗪及硫喷妥钠的中枢抑制作用，有明显增强作用。

【毒理】经炮制的天然硫黄含砷量较多，不宜内服，内服需用炮制过的硫黄，且不宜过量或久服，以免引起砷中毒。硫黄给小鼠灌胃的 LD_{50} 约为 20 g/kg。服用过量硫黄，在肠内生成大量硫化氢及硫化物，被吸收入血液后，能使血红蛋白转变为硫化血红蛋白，引起组织缺氧，中枢神经对缺氧最敏感，可致中枢麻痹而死亡。

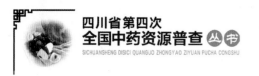

【炮制】

硫黄：取原药材，除去杂质，捣成小块。生品有毒，多外用，以解毒杀虫，治癣为主。

制硫黄：

1.取净硫黄块，与豆腐同煮，至豆腐显黑绿色时，取出，漂净，阴干。每 100 kg 硫黄，用豆腐 200 kg。

2.取净鲜青松叶平铺锅底，再将小块硫黄置松叶上，加入新鲜豆腐浆和适量清水至高出药面 7～10 cm，加热煮沸后，用文火煮约 4 h，至松叶煮烂、豆腐浆变黑绿色、硫黄烊化为度，放冷，取出，于清水内漂净，除去松叶，将硫黄晾干，碾末。每 100 kg 硫黄，用松叶 10 kg、豆腐浆 100 kg。

3.萝卜制取净硫黄。与萝卜共煮至萝卜烂时，取出晒干。每 100 kg 硫黄，用萝卜 40 kg。

【性味归经】味酸，性温；有毒。归肾、大肠经。

【功能主治】外用解毒杀虫疗疮；内服补火助阳通便。外治用于疥癣、秃疮、阴疽恶疮；内服用于阳痿足冷、虚喘冷哮、虚寒便秘。

【用法用量】外用适量，研末油调涂敷患处。内服 1.5～3 g，炮制后入丸散服。

【用药警戒或禁忌】孕妇慎用。不宜与芒硝、玄明粉同用。

【收载标准】《中国药典》（2020 年版）一部勘误、《藏药标准》（西藏、青海、四川、甘肃、云南、新疆六局合编）、《辽宁省中药炮制规范》（1986 年版）、《维吾尔药材标准》（1993 年版）上册、《贵州省中药饮片炮制规范》（2005 年版）、《重庆市中药饮片炮制规范及标准》（2006 年版）、《广西壮族自治区中药饮片炮制规范》（2007 年版）、《北京市中药饮片炮制规范》（2008 年版）、《江西省中药饮片炮制规范》（2008 年版）、《湖南省中药饮片炮制规范》（2010 年版）、《黑龙江省中药饮片炮制规范》（2012 年版）、《山东省中药饮片炮制规范》（2012 年版）、《上海市中药饮片炮制规范》（2018 年版）、《安徽省中药饮片炮制规范》（第三版）（2019 年版）。

【贮藏】贮干燥容器内，置干燥处，防火。

民族医药使用（藏药）

【名称】木斯。

【炮制】去毒。用藏菖蒲或白茅根 50 g 熬汤 500 mL，加入硫黄 250 g，煮沸几分钟后放置三天三夜，第四天再煮沸几分钟，倒入菖蒲水液，再用清水漂洗至硫黄无臭味并变白色，即可。

【药性】味涩、辛，消化后味苦。

【功能主治】排脓血，燥黄水，解毒，杀虫。主治疔痈疡疮，皮肤疱疹，麻风病，疥癣，恶疮，瘙痒。

【参考文献】

［1］青海省食品药品监督管理局 . 青海省藏药炮制规范 [M]. 西宁：青海人民出版社，2010：20.

［2］狄伟，范玉，孙晓晨等 . 含砷中药在皮肤科的应用 [J]. 中医外治杂志，2009，18（5）：56-57.

［3］郝近大 . 中华人民共和国药典辅助说明 [M]. 2010 年版一部　药材及饮片 . 北京：中国中医药出版社，2011：539.

［4］中国医学科学院药用植物研究所等．中药志 [M]．第六册．北京：人民卫生出版社，1998：374.

［5］国家中医药管理局《中华本草》编委会．中华本草 [M]．第一册第二卷．上海：上海科学技术出版社，1999：421.

［6］帝玛尔·丹增彭措．晶珠本草 [M]．上海：上海科学技术出版社，1986：44.

［7］国家中医药管理局《中华本草》编委会．中华本草 [M]．藏药卷．上海：上海科学技术出版社，2002：29.

［8］国家中医药管理局《中华本草》编委会．中华本草 [M]．第一册第二卷．上海：上海科学技术出版社，1999：421.

［9］任欢欢．宋代硫黄的管理及应用 [J]．中华历史与传统文化研究论丛，2016：413-427.

［10］王家葵．本草文献十八讲 [M]．北京：中华书局，2020.

［11］苏颂．本草图经 [M]．合肥：安徽科学技术出版社，1944.

［12］李时珍．本草纲目 [M]．校点本上册．北京：人民卫生出版社，1985.

［13］张金恒，张华妮，宋根伟等．硫黄熏蒸药材的简易鉴别方法 [J]．山西医药杂志，上半月，2012，41(8)：1.

［14］高天爱，马金安，刘如良．矿物药真伪图鉴及应用 [M]．太原：山西科学技术出版，2014.417-423.

［15］杨淞年．中国矿物药图鉴 [M]．上海：上海科学技术文献出版社，1990：115-117.

［16］国家药典委员会．中华人民共和国药典 [M]．北京：中国医药科技出版社，2020：350.

［17］贵州省食品药品监督管理局．贵州省中药饮片炮制规范 [M]．贵阳：贵州科技出版社，2005：247.

［18］国家中医药管理局《中华本草》编委会．中华本草 [M]．蒙药卷．上海：上海科学技术出版社，2004：52.

［19］张勇，谢丽玲，张振霞等．硫黄在中医药中的应用概述 [J]．世界科学技术—中医药现代化，2013，15（6）：1463-1468.

［20］郭晓庄．有毒中草药大辞典 [M]．天津：天津科技翻译出版公司，1992：556.

［21］中国医学科学院药用植物研究所等．中药志 [M]．第六册．北京：人民卫生出版社，1998：374.

［22］江西省食品药品监督管理局．江西省中药饮片炮制规范 [M]．2008 年版．上海：上海科学技术出版社，2009：547.

［23］西藏卫生局等．藏药标准 [M]．西宁：青海人民出版社，1979：68.

［24］黄璐琦，李军德，张志杰．新编中国药材学 [M]．第八卷．北京：中国医药科技出版社，2020.

第十一节　含锰的矿物药

含锰的矿物药是指主要含有锰元素的药物，在全国范围内分布广泛。四川分布有无名异的含锰矿物。

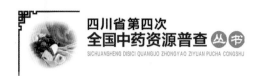

无名异 Pyrolusitum

《开宝本草》

图10-98　无名异

【正名】无名异（见图10-98）。

【别名】土子、黑石子、铁砂（《药材学》），秃子（青海），干子（《本草求真》），无名土（浙江），铁矿、雷公子、羊屎石。

【藏药方名】无。

【使用历史】本品为较少用中药，始载于《雷公炮炙论》。《本草图经》载：无名异出大食国，生于石上，状如黑石炭。番人以油炼如聚石，嚼之如锡。苏颂谓：黑褐色，大者如弹丸，小者如黑石子，采无时。李时珍曰：生川、广深山中，而桂林极多，包数百枚，小黑石子也，似蛇黄而色黑，近处山中亦时有之。其记载与现今使用的无名异相吻合。

【原矿物】软锰矿。

【来源】本品为氧化物类矿物金红石族软锰矿石，主含二氧化锰（MnO_2）。采挖后，除去泥土及杂质，晒干。

【采收加工】采得后洗净研末生用，或用水飞过。

【成因及产地】主要由沉积作用形成，为沉积锰矿床的主要成分之一。此外，在锰矿床的氧化带部分，它是所有原生低价锰矿物的氧化产物。主产广西桂林、宜山及广东、四川、贵州、陕西、浙江、青海等地。四川主产于平武县。

【性状】本品为结核状、块状集合体，呈类圆形或不规则块状，多为凹凸不平或呈瘤状凸起，少数光滑，大小不等，直径 7 ～ 30 mm。外表面黄棕色或黑棕色。条痕黑色，无光泽或局部微有光泽，常被有黄棕色细粉。有的表面由褐色薄层风化膜所包围。体较轻，质脆，敲之呈层片状破碎，断面棕黑色或黄棕色，有半金属样光泽，手触之有滑腻感，略染手。微有土腥气，味淡。相对密度4.7～5。以粒大、形圆、色黑、有光泽、无杂质者为佳。

【鉴别要点】

1. 本品粉末棕褐色至烟灰黑色，为不定型或有规则的各种块状物，有透明的淡黄色、红色或黄棕色的块状物；不透明者为褐色或黑褐色。透明者上面布满小颗粒。

2. 取本品粉末 0.1 g，加 30% 过氧化氢溶液 1 mL，即发生强烈的气泡，并冒出白烟。

3. 取本品粉末 0.3 g，加稀硫酸 2～3 mL，再加铋酸钠 0.1 g 使溶解，放置，上清液显紫红色。

4. 取本品粉末少许，加盐酸 1～2 mL 溶液呈棕黑色，并放出氯气，使湿润的碘化钾淀粉试纸变蓝色，再加入氢氧化钠试液，则生成棕色沉淀。

5. 本品手摸有滑腻感，可染指，呈棕黄色。

6. 用硼砂球蘸本品的盐酸溶液，置火焰中烧之，熔球呈紫色。

7. 在矿物表面上滴加醋酸联苯胺试剂，1 min 后用滤纸吸取薄膜颜色显蓝色。

8. 取本品粉末少许于试管中，加磷酸显蓝紫色色晕。

9. 红外光谱鉴别。取 6 g 左右样品粉末装入石英样品杯中，平铺均匀平整，采用积分球漫反射方法按以下条件进行图谱采集：分辨率 8 cm^{-1}，扫描波数范围 10 000～4 000 cm^{-1}，信号累积扫描64 次。无名异红外光谱在 4 527 cm^{-1} 处存在小而尖的特征吸收峰，可能与结晶水的吸收相关，此外，在 5 171 cm^{-1} 处存在较宽的特征吸收峰（见图 10-99）。

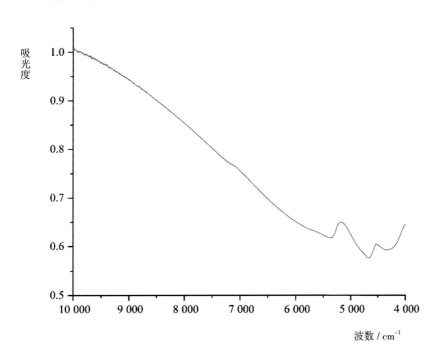

图10-99　无名异红外光谱图

10. 偏光显微鉴别。无名异粉末用偏光显微镜观察，在单偏光视野下，晶体颗粒透明者为淡黄色或黄棕色块状、条状或肾形集合体，块状较厚，边界清晰，表面布满小颗粒，不透明者为黑褐

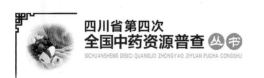

色，零星分布，块状较厚，边界清晰，有少数呈白色或黄色亮光，光泽性较好；正交偏光显微镜下观察到发亮晶体，大多数颗粒为黑褐色；反射色呈灰白色微带乳黄色调，多色性明显（见图10-100）。

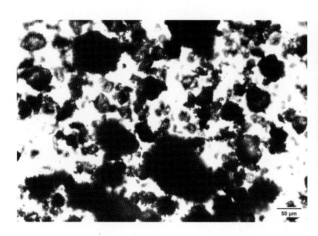

单偏光　　　　　　　　　　　　　　　　　　正交偏光

图10-100　无名异粉末偏光显微特征图（标尺为50 μm，放大倍数为40倍）

【品质评价】以粒大、形圆、色黑、有光泽、无杂质者为佳。

【含量测定】暂缺。

【药理】

1. 无名异所含成分锰、铁内服有补血强壮作用。外用氧化性强，能杀菌防腐并促进血液凝固。

2. 具有预防和延缓骨质疏松的发生和发展作用。

3. 以无名异为主的复方冲剂能促进骨折修复细胞的增殖，增加成骨细胞的活性，诱导骨形态发生蛋白（BMP）的合成，加速骨折愈合速度，提高骨折愈合质量。

【毒理】无名异主要成分为二氧化锰，能导致锰中毒。

【炮制】

无名异：除去泥沙及杂质，洗净，晾干，碾碎即可。

煅无名异：取净无名异，照煅淬法（《中国药典》2020年版四部炮制通则31页）煅至红透，醋淬至棕黑色或黑色，取出，晾干，研粉。每100 kg无名异，用醋15 kg。

【性味归经】味咸、甘，性平；有小毒。归肝、肾经。

【功能主治】祛瘀止痛，消肿生肌。主治跌打损伤，金疮出血，痈疽肿毒，创伤出血，水火烫伤。

【用法用量】3～5 g，外用适量，研末调敷患处。煎汤3~9 g。

【用药警戒或禁忌】不可久服，无瘀滞者慎用。

【收载标准】《甘肃省中药饮片炮制规范》（1980年版）、《云南省中药饮片炮制规范》（1986年版）、《全国中药炮制规范》（1988年版）、《江苏省中药饮片炮制规范》（1992年版）、《江苏省中药饮片炮制规范》（2002年版）、《贵州省中药饮片炮制规范》（2005年版）、《浙江省中药炮制规范》（2005年版）、《安徽省中药饮片炮制规范》（第二版）（2005年版）、《天津市中药饮片炮制规范》（2005年版）、《重庆市中药饮片炮制规范及标准》（2006年版）、

《广西壮族自治区中药饮片炮制规范》（2007 年版）、《上海市中药饮片炮制规范》（2008 年版）、《江西省中药饮片炮制规范》（2008 年版）、《湖南省中药饮片炮制规范》（2010 年版）、《山东省中药饮片炮制规范》（2012 年版）、《黑龙江省中药饮片炮制规范》（2012 年版）、《天津市中药饮片炮制规范》（2012 年版）。

【贮藏】置干燥处，密闭，防尘。

【参考文献】

［1］四川省卫生厅. 四川省中药材标准 [M]. 1987 年版. 成都：四川人民出版社，1987：34.

［2］中国科学院四川分院中医中药研究所. 四川中药志 [M]. 成都：四川人民出版社，1962：2369.

［3］湖南省食品药品监督管理局. 湖南省中药饮片炮制规范 [M]. 长沙：湖南科学技术出版社，2010：491.

［4］南京药学院药材教研组. 药材学 [M]. 北京：人民卫生出版社，1960.

［5］中国医学科学院药用植物研究所等. 中药志 [M]. 第六册. 北京：人民卫生出版社，1998：303，368.

［6］张保国. 矿物药 [M]. 北京：中国医药科技出版社，2005：6.

［7］黄宫绣. 本草求真 [M]. 太原：山西科学技术出版社，2012.

［8］李时珍. 本草纲目 [M]. 校点本上册. 北京：人民卫生出版社，1985：561.

［9］高天爱，马金安，刘如良. 矿物药真伪图鉴及应用 [M]. 太原：山西科学技术出版社，2014.

［10］杨淞年. 中国矿物药图鉴 [M]. 上海：上海科学技术文献出版社，1990.

［11］地质部地质辞典办公室. 地质辞典（二）[M]. 矿物·岩石·地球化学分册. 北京：地质出版社，1981：52.

［12］国家中医药管理局《中华本草》编委会. 中华本草 [M]. 第一册第二卷. 上海：上海科学技术出版社，1999：349.

［13］中华人民共和国卫生部药典委员会. 中华人民共和国卫生部药品标准 [M]. 中药材第一册，北京：人民卫生出版社，1992：11.

［14］成都市卫生局. 成都市习用中药材质量规定 [M]. 成都：成都市卫生局（内部印刷），1984：14.

［15］贵州省药品监督管理局. 贵州省中药材、民族药材质量标准 [M]. 2003 年版. 贵阳：贵州科技出版社，2003：70.

［16］江苏新医学院. 中药大辞典 [M]. 上海：上海科学技术出版社，1991：340.

［17］陈龙，袁明洋，陈科力. 常见矿物药近红外漫反射光谱特征归纳与分析 [J]. 中国中药杂志，2016，41(19)：3528-3536.

［18］国家药典委员会. 中华人民共和国药典 [M]. 2020 年版. 四部. 北京：中国医药科技出版社，2020：31.

［19］上海市食品药品监督管理局. 上海市中药饮片炮制规范 [M]. 2008 年版. 上海：上海科学技术出版社，2008：330.

第十二节　含镁的矿物药

镁类矿物药是以镁化合物为主要有效成分的一类临床应用十分广泛的矿物药，其种类较多，在临床运用上一直受到历代医药学家的重视。在四川含镁矿物药有青礞石。

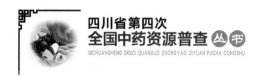

青礞石 Chloriti Lapis

《嘉祐本草》

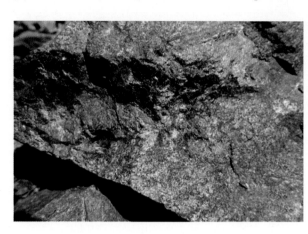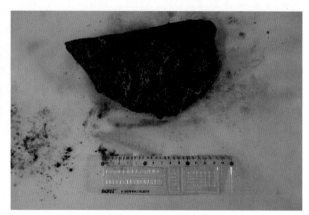

图10-101　青礞石（原矿）

【正名】青礞石（见图10-101）。

【别名】礞石（《嘉祐本草》）、烂石、苏礞石、金礞石。

【藏药方名】无。

【使用历史】礞石始载于《嘉祐本草》。别称青礞石。《本草纲目》载：其色蒙蒙然，故名礞石；但在其"发明"项下及附图均称为青礞石。清代《医林纂要》记载的正名为青礞石。由此表明，古代诸家本草所载的礞石，均是指青礞石而言。

明朝以前的本草对青礞石无产地和形态描述记载。青礞石有产地和形态描述及附图始见于《本草纲目》，李时珍谓：江北诸山往往有之，以盱山出者为佳。有青、白两种，以青者为佳。坚细而青黑，打开中有白星点，煅后则呈黄如麸金。其无星点者，不入药用。以此表明古代青礞石有两种，按其形态、物性和附图互相参照来看，所指青者与现今黑云母片岩相符，所指白者与绿泥石化云母碳酸盐片岩相吻合。

【原矿物】

1. 黑云母片岩（biotite schist）系由黑云母（biotite）及少量石英（quartz）、中长石（andesine）和绿帘石（epidote）等矿物组成的集合体。呈不规则扁块状，无明显棱角，其中有鳞片状矿物定向排列，彼此相连。断面可见明显的片状构造，鳞片状变晶结构。岩石呈黑色，有的带暗绿色调，珍珠光泽，质软而脆，易剥碎。产于接触变质区域变质基中酸碱性浸入岩及火成岩、伟晶岩中，是中酸性火成岩的主要造石矿物之一。

2. 绿泥石化云母碳酸盐片岩（mica Sarbonate Schist by Chloritization）主要由方解石（calcite）、白云石（dolomite）、金云母（phlogopite）、绢云母（sericite）等矿物组成，并夹有少量石英（quartz）、磷灰石（apstite）。为片状和粒状集合体。岩石呈灰色或绿灰色，夹于其中的鳞片状矿物显珍珠光泽。质地较疏松，易剥碎。遇稀盐酸即有气泡发生。

同前者一样，是产于区域变质作用中，由原来的泥质、粉砂质及中酸性凝灰质岩石经变质而形成的产物。

【来源】为变质岩类黑云母片岩、绿泥石化云母碳酸盐片岩。

【采收加工】采挖后，除去杂石和泥沙。

【成因及产地】黑云母片岩，是主要造岩矿物之一，广泛分布于岩浆岩特别是酸性或偏碱性的岩石中。在花岗伟晶岩中，常可见到较大的晶体。常由泥质岩石遭受热变质或区域变质作用时形成。绿泥石化云母碳酸盐片岩，是低级变质带中绿片岩相的主要矿物。在火成岩中，绿泥石多为铁镁矿物如闪石、辉石、黑云母等的次生矿物。热液蚀变形成的绿泥石在中低温热液矿床中分布广泛，这种围岩蚀变叫作绿泥石化。颗粒极细的绿泥石常见于黏土中，也属于黏土矿物。主产于湖北、湖南、江苏、浙江、河南、四川、辽宁、河北、山西等地。四川主产于凉山等地。

【性状】黑云母片岩主为鳞片状或片状集合体。呈不规则扁块状或长斜块状，无明显棱角。褐黑色或绿黑色，具玻璃样光泽。质软，易碎，断面呈较明显的层片状。碎粉主为绿黑色鳞片（黑云母），有似星点样的闪光。气微，味淡。

绿泥石化云母碳酸盐片岩为鳞片状或粒状集合体，呈灰色或绿灰色，夹有银色或淡黄色鳞片，具光泽，质松，易碎。粉末呈灰绿色鳞片或颗粒，片状者具星点样闪光，气微，味淡。

【鉴别要点】

1. 黑云母片岩呈褐黑色或绿黑色，具玻璃样或珍珠样光泽。性较脆，易剥碎，断面可见明显的片状构造。碎粉主为黑色或绿黑色鳞片（黑云母），并呈星点样的闪光。取本品灼烧，则纵裂成白色片状。

2. 取本品碎末少许，加稀盐酸产生气泡，加热后泡沸激烈。

3. 红外光谱鉴别。取 6 g 左右样品粉末装入石英样品杯中，平铺均匀平整，采用积分球漫反射方法按以下条件进行图谱采集：分辨率 8 cm^{-1}，扫描波数范围 10 000 ～ 4 000 cm^{-1}，信号累积扫描 64 次。青礞石红外光谱在 5 212 cm^{-1} 处存在强而尖的特征吸收峰，可能与其主要成分为 K（Mg，Fe）$_3$AlSi$_3$O$_{10}$（OH）$_2$ 相关。此外，在 4 527 cm^{-1}、4 442 cm^{-1}、4 293 cm^{-1} 处存在吸收峰，可能与 Mg—OH 特征吸收相关（见图 10-102）。

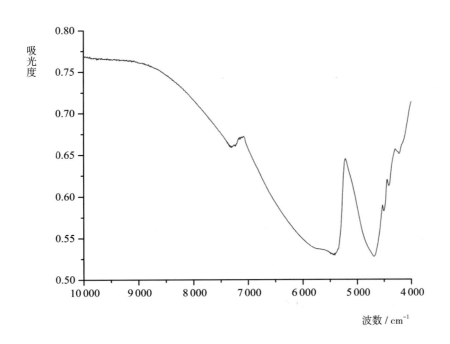

图10-102　青礞石红外光谱图

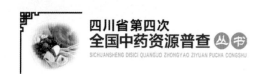
4. 偏光显微鉴别。青礞石粉末用偏光显微镜观察，在单偏光视野下，颗粒形状呈现为不规则偏块状、长条状、长板状或鳞片状集合体，呈定向排列，无明显棱角，呈黄褐色或黑褐色，部分薄片呈无色透明，有微弱星点样闪光；正交偏光观察下具有绿色至黄色多色性，黄褐色至褐色，以及亮白色，片状，多色性和吸收性很强，干涉色为红黄蓝紫，负光性，鳞片变晶结构，片状构造；近于平行消光；正延长符号，二轴晶，负光性（见图10-103）。

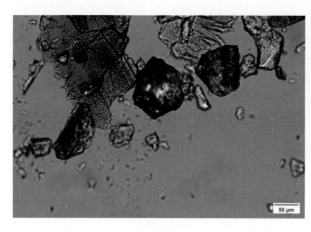 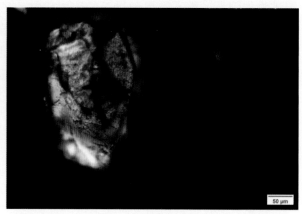

单偏光　　　　　　　　　　　　　　　　　正交偏光

图10-103　青礞石粉末偏光显微特征图（标尺为50 μm，放大倍数为20倍）

【品质评价】以绿黑色、质软易碎、有光泽者为佳。

【含量测定】暂缺。

【药理】具有利水、泻下作用。

【毒理】暂缺。

【炮制】

青礞石：除去杂石，砸成小块。

煅青礞石：取净青礞石，照明煅法（《中国药典》2020年版通则0213）煅至红透。

硝煅青礞石：取净青礞石小块，加等量火硝混匀，置耐火容器内，加盖，武火加热，煅至烟尽，取出，放凉，水飞成细粉。

醋淬青礞石：取青礞石块放在罐内，置炉火上煅红，投入醋内浸1～2 min，取出，晾干。每100 kg青礞石，用醋20～30 kg。

【性味归经】味甘、咸，性平。归肺、心、肝经。

【功能主治】坠痰下气，平肝镇惊。主治顽痰胶结，咳逆喘急，癫痫发狂，烦躁胸闷，惊风抽搐。

【用法用量】入丸散服，3～6 g；煎汤10～15 g，布包先煎。

【用药警戒或禁忌】非痰热内结不化之实证，或脾胃虚弱、阴虚燥痰及孕妇均禁服。

【收载标准】《中国药典》（2020年版）一部、《贵州省中药饮片炮制规范》（2005年版）、《重庆市中药饮片炮制规范》（2006年版）、《广西壮族自治区中药饮片炮制规范》（2007年版）、《江西省中药饮片炮制规范》（2008年版）、《北京市中药饮片炮制规范》（2008年版）、《甘肃省中药炮制规范》（2009年版）、《湖南省中药饮片炮制规范》（2010年版）、《山东省中药饮片炮制规范》（2012年版）、《黑龙江省中药饮片炮制规范》（2012年版）、

《浙江省中药炮制规范》（2015 年版）、《上海市中药饮片炮制规范》（2018 年版）。

【贮藏】贮干燥容器内，置干燥处，防尘。

【参考文献】

［1］袁鹏，马瑜璐，刘圣金等 . 矿物药青礞石对戊四唑点燃癫痫大鼠肠道菌群的影响 [J]. 中草药，2021，52（7）：2011-2023.

［2］李时珍 . 本草纲目 [M]. 北京：商务印书馆，1957：24.

［3］刘圣金，吴德康，刘训红等 . 青礞石的本草考证及现代研究 [J]. 中国实验方剂学杂志，2011，17（12）：260-263.

［4］国家药典委员会 . 中华人民共和国药典 [M]. 北京：中国医药科技出版社，2020：207.

［5］毕焕春 . 矿物中药与临床 [M]. 北京：中国医药科技出版社，1992：101.

［6］李大经，张亚敏，刘向东等 . 中国矿物药 [M]. 北京：北京地质出版社，1988：143.

［7］康廷国 . 中药鉴定学 [M]. 北京：中国中医出版社，2005：557.

［8］高天爱，马金安，刘如良 . 矿物药真伪图鉴及应用 [M]. 太原：山西科学技术出版社，2014：289-293.

［9］陈龙，袁明洋，陈科力 . 常见矿物药近红外漫反射光谱特征归纳与分析 [J]. 中国中药杂志，2016，41(19)：3528-3536.

［10］叶定江，张世臣 . 中药炮制学 [M]. 北京：人民卫生出版社，1999：179.

［11］黄璐琦，李军德，张志杰 . 新编中国药材学 [M] 第八卷 . 北京：中国医药科技出版社，2020.

第十三节　含铝的矿物药

含铝的矿物药是指主要含有铝元素的药物。在四川有蒙脱石、灶心土、赤石脂的含铝矿物。

蒙脱石 Montmorillonite

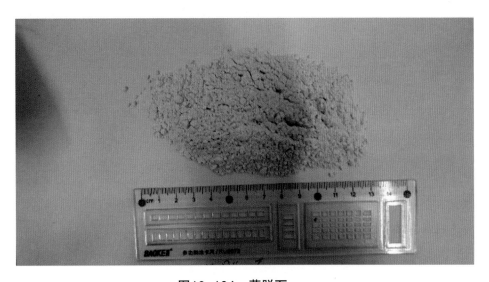

图10-104　蒙脱石

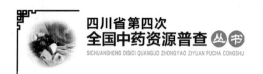
四
川
矿
物
药
图
鉴

【正名】蒙脱石（见图 10-104）。

【别名】微晶高岭石。

【藏药方名】无。

【使用历史】本品为广西民间矿物药，本草未见收载。

【原矿物】微晶高岭石族的矿物微晶高岭石。

【来源】取天然膨润土原矿加工制成，为微晶高岭石族的矿物微晶高岭石。

【采收加工】无。

【产地】分布于四川及广西。四川主产于会理。

【性状】本品为不规则扁斜块状或棱状的小块体，大小不一。青灰、灰绿或浅红色，微带光泽。体重。质地易碎，用指甲即可刻划下粉末。遇水膨胀成糊状物。无臭，味淡。

【鉴别要点】

1. 红外光谱鉴别。取 6 g 左右样品粉末装入石英样品杯中，平铺均匀平整，采用积分球漫反射方法按以下条件进行图谱采集：分辨率 8 cm^{-1}，扫描波数范围 10 000 ～ 4 000 cm^{-1}，信号累积扫描 64 次。蒙脱石的红外光谱在 4 528 cm^{-1}、5 188 cm^{-1}、7 067 cm^{-1} 存在特征吸收峰，其中 7 067 cm^{-1} 的特征吸收可能与—OH 相关，4 528 cm^{-1}、5 188 cm^{-1} 可能与 Al—OH、Si—OH 的吸收相关（见图 10-105）。

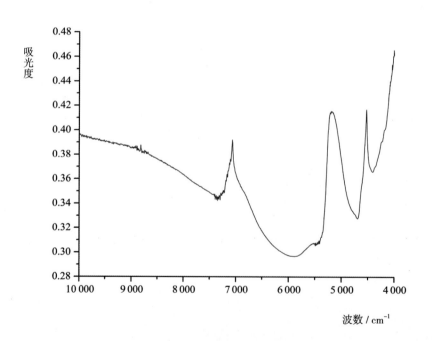

图10-105　蒙脱石红外光谱图

2. 偏光显微鉴别。蒙脱石粉末用偏光显微镜观察，在单偏光视野下，呈现不规则颗粒或颗粒集结状，半透明状，呈淡黄至黄褐色；正交偏光观察下，整体画面成像较黑，有微弱的黄色或白色亮光，表面有波状或鱼鳞状纹路（见图 10-106）。

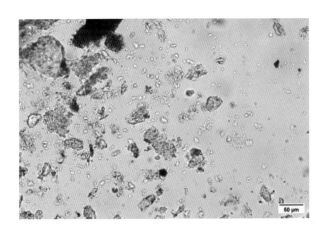
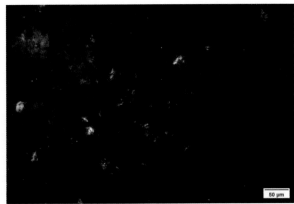

单偏光 正交偏光

图10-106 蒙脱石粉末偏光显微特征图（标尺为50 μm，放大倍数为40倍）

【品质评价】无。

【含量测定】主含氧化硅、氧化铝、氧化镁。

【药理】暂缺。

【毒理】暂缺。

【炮制】拣净杂质，用时捣碎。

【性味】味淡，性平。

【功能与主治】抑菌、止泻。

【用法与用量】外用适量。

【用药警戒或禁忌】暂缺。

【收载标准】《广西中药材标准》第二册。

【储藏】阴凉干燥处。

【参考文献】

［1］广西壮族自治区卫生厅. 广西中药材标准 [M]. 第二册. 南宁：广西科学技术出版社，1990.

［2］陈龙，袁明洋，陈科力. 常见矿物药近红外漫反射光谱特征归纳与分析 [J]. 中国中药杂志，2016，41（19）：3528-3536.

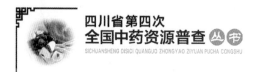
灶心土 Furnace Soil

《名医别录》

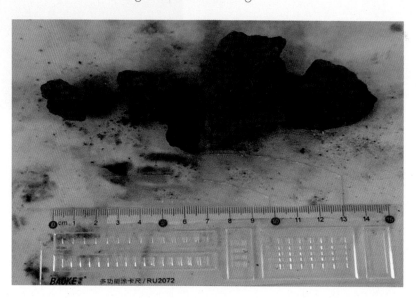

图10-107　灶心土

【正名】灶心土（见图10-107）。

【别名】灶中黄土（《金匮要略》），灶下黄土、釜下土（《肘后备急方》），釜月下土（《补缺肘后方》），灶月下黄土（《千金要方》），伏龙（《太平圣惠方》），灶中土（《百一选方》），灶内黄土（《济急仙方》），赤伏龙肝（《儒门事亲》），灶心土（《本草纲目》）。

【藏药方名】无。

【使用历史】灶心土始载于《名医别录》，列为下品。《本草经集注》曰：此灶中对釜月下黄土也。《本草纲目》云：独孤滔《丹书》言，伏龙肝取经十年灶下，掘探一尺，有色如紫瓷者是真，可缩贺，伏丹砂。盖亦不知猪肝之义，而用灶下土以为之也。从以上各家对伏龙肝之基原、形色之记载考证，可知目前所用伏龙肝与古时相符。

【原矿物】为久经柴草熏烧的灶底中心的土块。

【来源】主要由氧化铝、硅酸及三氧化二铁组成，久经柴草熏烧的灶底中心的土块。

【采收加工】在拆修柴火灶（或烧柴的窑）时，将烧结的土块取下用刀削去焦黑部分及杂质即得。

【产地】全国各地均产。四川主产于西昌等地。

【性状】本品为不规则块状。橙黄色或红褐色。表面有刀削痕。体轻，质较硬，用指甲可刻划成痕，断面细软，色稍深，显颗粒状，并有蜂窝状小孔。具烟熏气，味淡。有吸湿性。以块大整齐、色红褐、断面具蜂窝状小孔、质细软者为佳。

【鉴别要点】

1.本品供试品溶液应显碳酸盐、铁盐、铝盐（《中国药典》2020版四部通则35页0301一般鉴别反应）的鉴别反应。

2. 红外光谱鉴别。取 6 g 左右样品粉末装入石英样品杯中，平铺均匀平整，采用积分球漫反射方法按以下条件进行图谱采集：分辨率 8 cm^{-1}，扫描波数范围 10 000 ～ 4 000 cm^{-1}，信号累积扫描 64 次。灶心土红外光谱图含有三处尖锐的特征吸收峰，分别在 4 528 cm^{-1}、5 235 cm^{-1}、7 075 cm^{-1} 处。伏龙肝的近红外光谱特征吸收可能与其成分中含有的 Si–OH 特征吸收及其他物质的吸收相关（见图 10-108）。

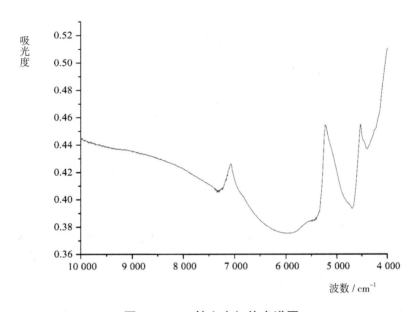

图10-108　灶心土红外光谱图

3. 偏光显微鉴别。灶心土粉末用偏光显微镜观察，在单偏光视野下，呈现细小颗粒状晶体碎屑，呈黄色至黄褐色，细小颗粒者无色或浅黄色透明，大颗粒颜色较深，黄褐色，中部较厚者有白色光泽；正交偏光镜下，多为棕褐色，颜色暗淡，无光泽，偶见亮白色光点（见图 10-109）。

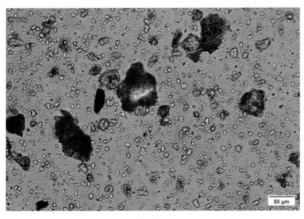

| 单偏光 | 正交偏光 |

图10-109　灶心土粉末偏光显微特征图（标尺为50 μm，放大倍数为40倍）

【品质评价】以块大整齐、红褐色、断面细腻、具蜂窝状细孔、质松者为佳。

【含量测定】主要由硅酸（H$_2$SiO$_3$）、氧化铝（Al$_2$O$_3$）及三氧化二铁（Fe$_2$O$_3$）所组成。还含有氧化钠（Na$_2$O）、氧化钾（K$_2$O）、氧化镁（MgO）、氧化钙（CaO）、磷酸钙等。发射光谱分析，北京、天

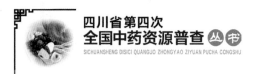
津、上海市售品除主含 Si、Fe、Al、K 外，尚有 Mg、Na、Ca、Mn、Ti、Cu、Ba、Pb、Ni 等。

【药理】

1. 止呕作用。本品内服后对胃肠的末梢神经有镇静、麻醉作用，能减少对胃肠黏膜的刺激，而达止呕作用。鸽灌服伏龙肝煎剂 3 g/kg，每天两次，4 次后对于静脉注射洋地黄酊引起的呕吐有止吐作用，表现为呕吐次数减少，呕吐的潜伏期并无明显改变。对阿扑吗啡引起的狗呕吐无效。

2. 本品外用撒布疮面能使血管收缩，分泌物减少，具收敛止血作用。

【毒理】暂缺。

【炮制】

1. 除去杂质，砸成小块或碾成细粉。

2. 取净伏龙肝，碾成细粉，照水飞法水飞，晾干。

【性味归经】味辛、性温；无毒。归脾、胃、肝经。

【功能主治】温中止血，止呕，止泻。主治呕吐反胃，腹痛泄泻，吐血，衄血，便血，尿血，妇女妊娠恶阻，崩漏，带下，痈肿溃疡。

【用法用量】内服：煎汤，15 ～ 30 g；布包煎汤，澄清代水用，60 ～ 120 g；或入散剂。外用：适量研末调敷。

【用药警戒或禁忌】

1. 阴虚失血及热症呕吐、反胃者忌服。

2. 出血、呕吐、泄泻属热证者禁服。

【收载标准】《中国药典》（1963 年版、2010 年版）、《中华人民共和国卫生部药品标准》中药成方制剂第六册、《北京市中药材标准》（1998 年版）、《湖南省中药材标准》（2009 年版）、《山东省中药材标准》（2002 年版）、《山西省中药材标准》（1987 年版）、《河南省中药材标准》（1993 年版）。

【贮藏】放干燥容器内，置于干燥通风阴凉处，防潮防尘。

【参考文献】

［1］上海市卫生局.上海市中药材标准 [M].上海：上海市卫生局（内部印刷），1994：152.

［2］国家中医药管理局《中华本草》编委会.中华本草 [M].第一册第二卷.上海：上海科学技术出版社，1999：340.

［3］李时珍.本草纲目 [M].校点本上册.北京：人民卫生出版社，1985.640.

［4］高天爱，马金安，刘如良.矿物药真伪图鉴及应用 [M].太原：山西科学技术出版社，2014：214–217.

［5］国家药典委员会.中华人民共和国药典 [M].北京：中国医药科技出版社，2010.

［6］陈龙，袁明洋，陈科力.常见矿物药近红外漫反射光谱特征归纳与分析 [J].中国中药杂志，2016，41(19)：3528–3536.

［7］山东省药品监督管理局.山东省中药材标准 [M].济南：山东友谊出版社，2002：87.

［8］中国医学科学院药用植物研究所等.中药志 [M].第六册.北京：人民卫生出版社，1998：329.

［9］《全国中草药汇编》编写组.全国中草药汇编 [M].北京：人民卫生出版社，1978：265.

［10］杨淞年.中国矿物药图鉴 [M].上海：上海科学技术文献出版社，1990.39–40.

［11］湖南省食品药品监督管理局.湖南省中药饮片炮制规范 [M].2010 年版.长沙：湖南科学技术出版社，2010：480.

［12］河北省食品药品监督管理局.河北省中药饮片炮制规范 [M].2003 年版.北京：学苑出版社，2004：61.

赤石脂 Halloysitum Rubrum

《神农本草经》

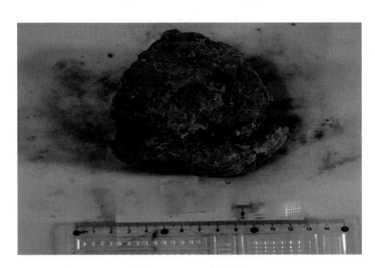

图10-110 赤石脂

【正名】赤石脂（见图 10-110）。

【别名】赤符（《吴普本草》），红高岭（《增订伪药条辨》），赤石土（《中药形性经验鉴别法》），红土（《药材学》），红石土（《矿物中药与临床》）。

【藏药方名】木保贝加母贝，草布巴佳。

【使用历史】本品为常用中药，始载于《神农本草经》，列为上品。寇宗奭曰：赤白石脂四方皆有，以理腻粘舌缀唇者为上。《中国药典》收载赤石脂与古代本草记载一致。

【原矿物】硅酸盐黏土矿物，主要为多水高岭石。

【来源】为硅酸盐类多水高岭石族矿石多水高岭石与氧化物类赤铁矿或含氢氧化物类褐铁矿共同组成的矿物集合体。

【采收加工】挖出后拣去杂石、泥土，选取红色滑腻如脂的块状体入药用。

【成因及产地】多水高岭石的成因可分为 3 个类型：中酸性火成岩风化分解而成，高岭石转化，沉积石成因为高岭石转化和沉积成因共同形成。王祖福等推测多水高岭石可能是在石炭系早期沉积的页岩或高岭土基础上，经过漫长的地质作用，使原始沉积的高岭土更加富集纯化，最后在有利的物理、化学、生物等诸因素的影响下，使高岭石向埃洛石转化。为外生成因的矿物，最常见于岩石风化壳部位。为铝硅酸盐矿物在湿热气候、氧化条件下风化形成，少数为石英岩或泥灰岩风化壳残积或堆积物。主产于山西、河南、福建、江苏、陕西、湖北等地。四川主产于自贡等地。

【性状】本品为块状集合体，呈不规则的块状。粉红色、红色至紫红色，或有红白相间的花纹。质软，易碎，断面有的具蜡样光泽。吸水性强。具黏土气，味淡，嚼之无沙粒感。硬度 1～2，相对密度 2.0～2.2。

【鉴别要点】

1.取本品一小块，置具有小孔软木塞的试管内，灼烧，管壁有较多水生成，小块颜色变深。

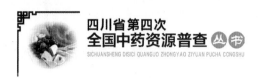
2.取本品粉末约 1 g，置瓷蒸发皿中，加水 10 mL 与硫酸 5 mL，加热至产生白烟，冷却，缓缓加水 20 mL，煮沸 2～3 min，滤过，滤渣为淡紫棕色，滤液显铝盐（《中国药典》2020 年版四部通则 35 页 0301 一般鉴别反应）的鉴别反应。

3.取上述滤液 1 mL，加亚铁氰化钾试液，即发生深蓝色沉淀。

4.红外光谱鉴别。取 6 g 左右样品粉末装入石英样品杯中，平铺均匀平整，采用积分球漫反射方法按以下条件进行图谱采集：分辨率 8 cm^{-1}，扫描波数范围 10 000～4 000 cm^{-1}，信号累积扫描 64 次。赤石脂红外光谱图在 4 456 cm^{-1}、5 071 cm^{-1}、6 976 cm^{-1} 处存在尖锐的特征吸收峰，可能与其主要成分 $Al_4(Si_{14}O_{10})(OH)_8 4H_2O$ 中—OH、Si—OH 的吸收相关（见图 10-111）。

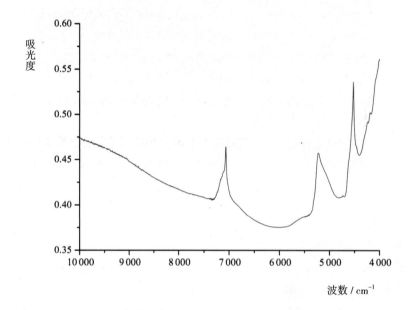

图10-111　赤石脂红外光谱图

5.偏光显微鉴别。赤石脂粉末用偏光显微镜观察，在单偏光视野下，呈现不规则小颗粒状或集结成团块，无色、黄色、褐色、棕红色或棕褐色，不透明或边缘透明，表面密布棕红色颗粒，边缘较少；正交偏光镜下光泽暗淡，多呈现为棕褐色，有白色或者黄色光亮（见图 10-112）。

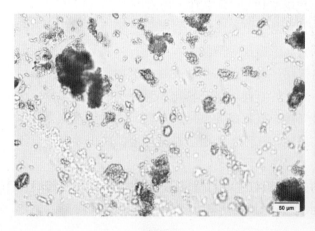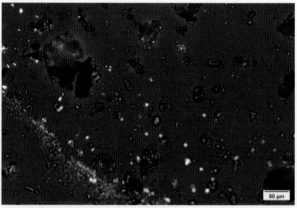

单偏光　　　　　　　　　　　　　　　　　　　正交偏光

图10-112　赤石脂粉末偏光显微特征图（标尺为50 μm，放大倍数为40倍）

【品质评价】以色红、光滑、细腻、质软、吸水性强者为佳。

【含量测定】主成分为四水硅酸铝，Al_2O_3 的质量分数 34.7%，SiO_2 的质量分数为 40.8%，H_2O 的质量分数为 24.5%，并夹杂有微量的 Fe_2O_3、Cr_2O_3、MgO、FeO 等。

【药理】家兔用 80% 黄磷 1 mL 烧伤，烧伤面积 7 cm×12 cm，兔急性死亡率 50%，伴血磷升高和肝、肾损害。创面应用赤石脂吸附磷，全身应用绿豆汤治疗，可降低血磷，促进尿磷排泄并降低死亡率。每 1 g 赤石脂可吸附 0.5 g 磷。

【毒理】赤石脂煎液静脉注射小鼠 LD_{50} 为 31.60 g/kg，动物有肝大、肺充血现象。

【炮制】

赤石脂：除去杂质，打碎或研细粉。

煅赤石脂：取赤石脂细粉，用醋调匀，搓条，切段，干燥，照明煅法（《中国药典》通则0213）煅至红透。用时捣碎。

醋赤石脂：取净赤石脂，碾成细粉，用米醋及适量清水调匀搓条，切段，干燥。置无烟炉火上，用武火加热，煅至红透，取出，放凉，研粉。赤石脂每 100 kg，用醋 30 kg。

【性味归经】味甘、酸、涩，性温。归大肠、胃经。

【功能主治】涩肠，止血，生肌敛疮。主治久泻久痢，大便出血，崩漏带下；外治疮疡久溃不敛，湿疮脓水浸淫。

【用法用量】9～12 g，先煎。外用适量，研末敷患处。

【用药警戒或禁忌】

1. 不宜与黄芩、大黄、肉桂同用。

2. 有湿热积滞者禁服，孕妇慎服。

3. 外感表邪未解者忌服；习惯性便秘者忌服；涩肠，温热泻痢者忌服。

【收载标准】《中国药典》（1963 年版、1977 年版、1985 年版、1990 年版、1995 年版、2000 年版、2005 年版、2010 年版、2015 年版、2020 年版）。

【贮藏】置干燥处，防潮防尘；醋赤石脂，密闭，置阴凉干燥处，防潮。

【参考文献】

［1］国家药典委员会. 中华人民共和国药典 [M]. 北京：中国医药科技出版社，2010：147.

［2］李时珍. 本草纲目 [M]. 校点本上册. 北京：人民卫生出版社，1985：640.

［3］国家中医药管理局《中华本草》编委会. 中华本草 [M]：第一册第二卷. 上海：上海科学技术出版社，1999：332.

［4］青海省食品药品监督管理局. 青海省藏药炮制规范 [M]. 西宁：青海人民出版社，2010：10.

［5］张保国. 矿物药 [M]. 北京：中国医药科技出版社，2005：211.

［6］高天爱，马金安，刘如良. 矿物药真伪图鉴及应用 [M]. 太原：山西科学技术出版社，2014：214–217.

［7］李鸿超等. 中国矿物药 [M]. 北京：地质出版社，1988：132.

［8］国家中医药管理局《中华本草》编委员. 中华本草 [M]. 维吾尔药卷. 上海：上海科学技术出版社，2005：25.

［9］陈龙，袁明洋，陈科力. 常见矿物药近红外漫反射光谱特征归纳与分析 [J]. 中国中药杂志，2016，41(19)：3528–3536.

［10］南京药学院《中草药学》编写组. 中草药学 [M]. 下册. 南京：江苏人民出版社，1980：1500.

［11］杨淞年. 中国矿物药图鉴 [M]. 上海：上海科学技术文献出版社，1990：39–40.

［12］江苏新医学院. 中药大辞典 [M]. 上海：上海科学技术出版社，1977：1091.

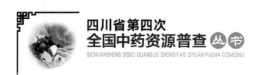
［13］上海市食品药品监督管理局.上海市中药饮片炮制规范 [M].上海：上海科学技术出版社，2008：338.

［14］天津市食品药品监督管理局.天津市中药饮片炮制规范 [M].天津：天津科学技术出版社，2005：355.

［15］李兴广.常用中药宜忌速查 [M].北京：人民军医出版社，2011：289.

［16］黄璐琦，李军德，张志杰.新编中国药材学 [M].第八卷.北京：中国医药科技出版社，2020.

第十四节　化石类矿物药

化石类矿物药属于矿物药中的一大类，一般为古代各种动物的骨骼或是牙齿化石，主要有龙骨、龙齿、石燕等，上述三种矿物药在四川都有分布。

龙骨 Fossilizid

《神农本草经》

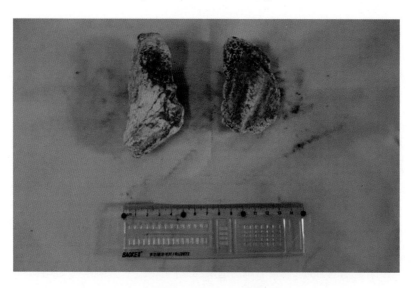

图10-113　龙　骨

【正名】龙骨（见图10-113）。

【别名】白龙骨（《名医别录》），五花龙骨、真龙骨（《良朋汇集》），正龙骨（《幼幼集成》），五色龙骨（《广利方》），陆虎遗生（《和汉药考》），粉龙骨、土龙骨（《中药志》），化龙骨（《药材学》），青化龙骨、花龙骨（《中药大辞典》）。

【藏药方名】周瑞（《四部医典》），周门（《青海省藏药标准》），周热。

【使用历史】龙骨始载于《神农本草经》，列为上品。《名医别录》记载：生晋地川谷及太山岩水岸土穴中死龙处。采无时。《本草经集注》曰：今多出梁、益间，巴中亦有。骨欲得脊脑，作白地锦文，舐之著舌者良。《新修本草》记载：今并出晋地，生硬者不好，五色具者良。现代研究表明，药用龙骨系第三纪后期和第四纪哺乳动物象、犀牛、三趾马、羚羊等的骨骼化石。从动物骨骼到骨骼化石这一石化过程，也就是无机物逐渐取代有机物的过程，最后有机物几乎完全被取代。经鉴定，这些无机物主要由磷灰石、方解石及黏土矿物组成。黏土具有较强的吸附性，此与"舐之著舌者良"相符合。

【原矿物】由磷灰石、方解石以及少量黏土矿物组成。

【来源】为古代哺乳动物如象类、犀牛类、三趾马等的骨骼化石。

【采收加工】挖出后，除去泥土及杂质。五花龙骨质酥脆，出土后，露置空气中极易破碎，常用毛边纸粘贴。

【成因及产地】龙骨系古代哺乳动物的骨骼、门齿化石。动物死亡被泥土掩埋，在第三纪沉积岩泥质岩、粉砂岩及第四纪沉积物中，经地壳活动，与沙土、泥质混合堆团，结成化石。龙骨是一种不可再生资源，埋藏于地下。其资源蕴含量和区域常不确定。主产于山西西北部、东南部、南部等地区。内蒙古、陕西、甘肃、河北、广西、河南、山东、四川、贵州、云南、青海、新疆、江苏、安徽等地均有产出。四川主产于自贡富顺县等地。

【性状】

1. 龙骨又称白龙骨（《名医别录》），呈骨骼状或不规则块状，表面白色、灰白色或黄白色至淡棕色，多较平滑，有的具纵纹裂隙或具棕色条纹与斑点。质硬，砸碎后，断面不平坦，色白或黄白，有的中空。关节处膨大，断面有蜂窝状小孔，吸湿力强。无臭，无味。以质硬、色白、吸湿力强者为佳。

2. 五花龙骨又称五色龙骨（《广利方》），呈圆筒状或不规则块状。直径 5~25 cm，淡灰白色、淡黄白色或淡黄棕色，夹有蓝灰色及红棕色深浅粗细不同的花纹，偶有不具花纹者。一般表面平滑，有时外层成片剥落，不平坦，有裂隙。质较酥脆，破碎后，断面粗糙，可见宽窄不一的同心环纹。吸湿力强，舐之吸舌。无臭，无味。以体较轻、质酥脆、分层、有花纹、吸湿力强者为佳。

【鉴别要点】

1. 取龙骨磨成薄片（横切）置偏光显微镜下观察，呈骨组织构造（骨管、骨板及骨细胞），粉末呈白色或微显黄色，具棱角的化石块极多，大小不等，呈不规则块状。白色或淡黄白色，边缘具棱角，表面有扭曲的剥离状纹理，有些小型的化石块呈小锥形或菱形，棱角尖锐，颗粒状团块较少。系由许多大小不等的不规则颗粒组成。

2. 本品在无色火焰中灼烧，应不发烟，无异臭，不变黑。

3. 取本粉末约 2 g，滴加稀硝酸 10 mL 即泡沸，产生大量气体，将此气体通入氢氧化钙试液中，即发生白色沉淀。待泡沸停止，滴加氢氧化钠试液中和后，滤过，滤液应显钙盐与磷酸盐（《中国药典》2020 年版四部通则 109 页钠盐、硫酸盐检查法）的鉴别反应。

4. 红外光谱鉴别。取 6 g 左右样品粉末装入石英样品杯中，平铺均匀平整，采用积分球漫反射方法按以下条件进行图谱采集：分辨率 8 cm^{-1}，扫描波数范围 10 000 ～ 4 000 cm^{-1}，信号累积扫描 64 次。龙骨红外光谱图在 4 456 cm^{-1}、5 071 cm^{-1} 处存在特征峰，可能与其主要成分为 $Ca_5(PO_4)_3(OH)$ 相关（见图 10-114）。

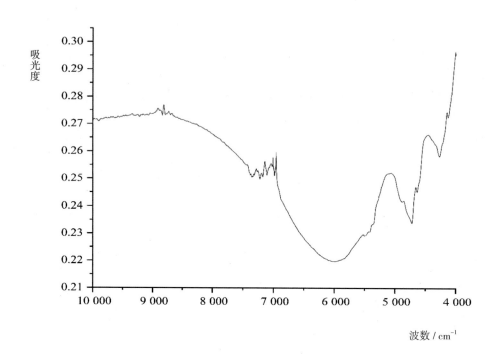

图10-114　龙骨红外光谱图

5.偏光显微鉴别。龙骨粉末用偏光显微镜观察，在单偏光视野下，颗粒形状类球状，长圆形或集结成团，边界不明显，呈微弱亮光不规则碎块状，多为灰黑色，细小颗粒者无色透明，边缘清晰；正交偏光镜下，龙骨无光泽，呈现暗灰色团状，有的具有凹凸纹理，且可观察到黄色的亮光（见图10-115）。

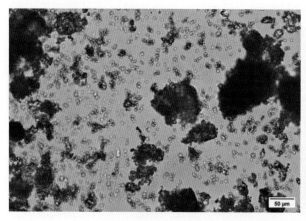

单偏光　　　　　　　　　　　　　　　　　　　　正交偏光

图10-115　龙骨粉末偏光显微特征图（标尺为50 μm，放大倍数为40倍）

【品质评价】以质硬、色白、吸湿性强、无杂质者为佳。

【含量测定】取本品细粉0.12 g，精密称定，置锥形瓶中，加稀盐酸5 mL，加热使溶解，加水100 mL与甲基红指示剂1滴，滴加氢氧化钾试液至显黄色，继续多加10 mL，再加钙黄绿素指示剂少量，用乙二胺四醋酸二钠滴定液（0.05 mol/L）滴定至溶液黄绿色荧光消失而显橙色，并将滴定的结果用空白试验校正。每 1mL 乙二胺四醋酸二钠滴定液（0.05 mol/L）相当于 5.004 mg 的碳酸钙（$CaCO_3$）。本品总钙以碳酸钙（$CaCO_3$）计，质量分数不得少于 85.0％。

【药理】

1. 遇胃酸即变为可溶性钙盐，吸收入血后能促进血液凝固，增强血管壁的致密性，以阻止红细胞及血清渗出血管外，同时又有减轻骨骼肌兴奋的作用。

2. 镇静、催眠作用。龙骨含有大量的钙离子，增加钙离子浓度可减弱神经细胞的兴奋性而起到一定的镇静作用。小鼠灌服 20% 龙骨混悬液能显著增加戊巴比妥钠的催眠率，还可缩短正常小鼠的凝血时间。

3. 抗惊厥作用。小鼠连续 4 d 灌服龙骨悬浊液，具有抵抗回苏灵所致惊厥作用。

4. 抗抑郁作用。以龙骨等组成复方汤剂，动物实验结果显示，该汤剂具有明显抗抑郁作用。

5. 抗癫痫作用。以龙骨等组成的龙骨牡蛎汤，实验结果表明该汤剂具有抗癫痫作用。可能与脑内诸类氨基酸含量的变化有关。

6. 对佝偻病的防治作用。以龙骨为主的龙牡壮骨颗粒，动物实验结果显示，能显著降低尿钙，减少钙的丢失，有利于佝偻病新骨的形成；能显著升高血钙、磷及骨钙素含量，可提高佝偻病大鼠的骨密度、皮质密度，增加股骨干重、灰重及骨钙含量。

【毒理】龙骨煎液，急性中毒灌胃给药，LD_{50} 为 21.50g/kg。

【炮制】

龙骨：刷净泥土，打碎。

煅龙骨：取刷净的龙骨，在无烟的炉火上或坩埚内煅红透，取出，放凉，碾碎。

【性味归经】

龙骨：味甘、涩，性平；无毒。归心、肝、肾、大肠经。

煅龙骨：味甘、涩，性平。归心、肝、肾、大肠经。

【功能主治】龙骨的功效为镇惊安神，平肝潜阳，固涩，收敛；主治惊痫癫狂，心悸怔忡，失眠健忘，头晕目眩，自汗盗汗，遗精遗尿，崩漏带下，久泻久痢，溃疡久不收口及湿疮。

煅龙骨功效镇惊安神，平肝潜阳，收敛固涩；主治心悸怔忡，失眠健忘，头晕目眩，自汗盗汗，遗精遗尿，崩漏带下，久泻久痢，湿疮痒疹，溃疡不敛。

【用法用量】内服：煎汤，10～15 g，打碎先煎；或入丸、散。外用：适量，研末撒；或调敷。安神、平肝宜生用，收涩、敛疮宜煅用。

【用药警戒或禁忌】

1. 邪气实、热毒盛、湿热积滞者慎服。

2. 外感表证或表证未除者不宜服用，大便秘结者忌用。

3. 老年人或婴幼儿不宜大量长期服用。

4. 肾功能不全者不宜大量长期服用。

5. 重症肌无力患者应慎用。

【收载标准】《中国药典》（1963 年版、1977 年版）一部、《藏药标准》（西藏、青海、四川、甘肃、云南、新疆六局合编）（1979 年版）、《山西省中药材标准》（1987 年版、2014年）、《宁夏中药材标准》（1993 年版）、《河南省中药材标准》（1993 年版）、《上海市中药材标准》（1994 年版）、《卫生部药品标准维药分册》（1998 年版）、《北京市中药材标准》（1998年版）、《山东省中药材标准》（2002 年版）、《广东省中药材标准》（2004 年版）、《甘肃省中

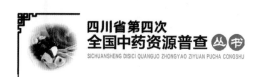

药材标准》（2008年版、2009年版）、《河南省中药材标准》（2009年版）。

【储藏】贮干燥容器内，置干燥处，防潮。

民族医药使用（藏药）

【名称】周瑞。

【炮制】取刷净的龙骨，在无烟的炉火上或坩埚内煅烧红透，取出放凉，碾碎。

【性味与归经】味甘、平、涩；性温。

【功能主治】排脓，愈创生肌，消肿，止痛。主治头痛，骨刺痛，愈合伤口。

【参考文献】

［1］陶弘景．名医别录[M]．北京：人民卫生出版社，1986.

［2］孙伟．良朋汇集经验神方[M]．北京：中医古籍出版社，1993.

［3］陈复正．幼幼集成[M]．上海：上海科学技术出版社，1962.

［4］中国医学科学院药物研究所等．中药志[M]．北京：人民卫生出版社，1959.

［5］南京药学院药材学教研组．药材学[M]．北京：人民卫生出版社，1960.

［6］南京中医药大学．中药大辞典[M]．上海：上海科学技术出版社，2006：868.

［7］宇妥·云丹贡布．四部医典[M]．石家庄：河北科学技术出版社，2007.

［8］青海省卫生厅．青海省藏药标准[M]．西宁：青海省卫生厅（内部印刷），1992.

［9］青海省药品检验所，青海省藏医药研究所．中国藏药[M]．第三卷．上海：上海科学技术出版社，1996：232.

［10］陶弘景．名医别录[M]．北京：人民卫生出版社．1986.

［11］陶弘景．本草集经注[M]．北京：人民卫生出版社．1994.

［12］高天爱，马金安，刘如良．矿物药真伪图鉴及应用[M]．太原：山西科学技术出社，2014：449.

［13］陈俊华．中药粉末显微鉴别手册[M]．成都：四川省中药研究所（内部印刷），1985：73.

［14］广东省食品药品监督管理局．广东省中药材标准[M]：第一册．广州：广东科学技术出版社，2004：68.

［15］黄必胜，袁明洋，余驰，等．红外及近红外光谱法对真伪龙齿的快速鉴别[J]．中国现代中药，2013，15（12）：1046–1049.

［16］山西省食品药品监督管理局．山西省中药材中药饮片标准[M]．北京：科学出版社，2017.

［17］毕焕春．矿物中药与临床[M]．北京：中国医药科技出版社，1992：68.

［18］国家中医药管理局《中华本草》编委会．中华本草[M]．蒙药卷．上海：上海科学技术出版社，2004：35.

［19］国家中医药管理局《中华本草》编委会．中华本草[M]．第一册第二卷．上海：上海科学技术出版社，1999：317.

［20］张保国．矿物药[M]．北京：中国医药科技出版社，2005：22.

［21］北京中医学院中药鉴定教研室．中药鉴定学补充教材[M]．下册．北京：北京中医学院（内部印刷），1984：209.

［22］李时珍．本草纲目[M]．校点本上册．北京：人民卫生出版社，1985：2375.

［23］陈元靓．事林广记[M]．南京：江苏人民出版社，2011.

［24］湖北省药品监督管理局．湖北省中药饮片炮制规范[M]．北京：中国医药科技出版社，2018：30.

［25］李兴广．常用中药宜忌速查[M]．北京：人民军医出版社，2011：214.

［26］黄璐琦，李军德，张志杰．新编中国药材学[M]．第八卷．北京：中国医药科技出版社，2020.

龙 齿 Densdracoins

《神农本草经》

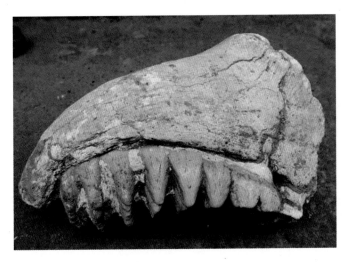

图10-116 龙 齿

【正名】龙齿（见图10-116）。

【别名】真龙齿、正龙齿（《名医别录》），青龙齿、白龙齿、五花龙齿、白条牙、青条牙（《中药材手册》），龙齿墩、盘龙齿、土龙齿（《中药志》）。

【藏药方名】周索（《藏药标准》）。

【使用历史】龙齿始载于《神农本草经》，列为上品，附于龙骨项下，云：生川谷及岩水岸土穴中死龙处（据马继兴辑注本）。《名医别录》载：生晋地及太山岩水岸土穴石中死龙处。《本草图经》云：今河东州郡多有之……齿小强，犹有齿形。根据以上记载，古本草所载之龙齿当是动物牙齿骨骼的化石，只是古人无法区分动物来源。现代研究中药龙齿应包括多种古代大型哺乳动物如三趾马、象类、犀牛类等的牙齿骨骼的化石。

【原矿物】矿物组分主要为磷灰石、纤磷石。

【来源】为古代哺乳动物如象类、犀牛类、三趾马等的牙齿化石。

【采收加工】挖出后，除去泥土及牙床。

【成因及产地】一般埋藏于第四纪的黄土层中，为古代哺乳动物化石。主产于山西西北部、东南部、南部等地区。内蒙古、甘肃、河北、广西、河南、山东、四川、贵州、云南、青海、新疆、江苏、安徽等地均有产出。四川主产于自贡富顺县等地。

【性状】呈完整的齿状或破碎成不规则的块状。完整者可分为犬齿与臼齿。犬齿呈圆锥形，先端较细或略弯曲，长约7 cm，径约3 cm，近尖端处常中空。臼齿呈圆柱形或方柱形，一端较细，略弯曲，长约5 cm，多有深浅不同的沟棱。其中呈青灰色者习称"青龙齿"，呈黄白色者习称"白龙齿"。有的表面尚具光泽的珐琅质。质坚硬，断面粗糙，凹凸不平，或有不规则的凸起棱线，吸湿性强。无臭，无味。以不带牙床、吸湿性强者为佳。

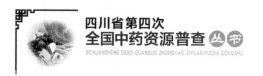

四川矿物药图鉴

【鉴别要点】

1. 本品粉末为类白色。白色或黄白色不定型块片，可见透明或半透明的片状层纹，有的片层上具排列规则的圆形纹孔，有的呈鱼鳞状网纹。

2. 取本品粉末约 2 g，滴加稀硝酸 10 mL，即泡沸，发生二氧化碳气，将此气通入氢氧化钙试液中，即发生白色沉淀。待泡沸停止，滴加氢氧化钠试液中和后，滤过，滤液显钙盐与磷酸盐（《中国药典》2020 年版四部 35 页钠盐、硫酸盐检查法）的鉴别反应。

3. 红外光谱鉴别。取 6 g 左右样品粉末装入石英样品杯中，平铺均匀平整，采用积分球漫反射方法按以下条件进行图谱采集：分辨率 8 cm^{-1}，扫描波数范围 10 000 ～ 4 000 cm^{-1}，信号累积扫描 64 次。龙齿红外光谱图在 5 164 cm^{-1} 处存在特征吸收峰，可能与 O—H 的吸收有关。此外，在 4 266 cm^{-1}、4 503 cm^{-1} 处存在两处小肩峰，可能与龙齿含有的其他杂质相关（见图 10–117）。

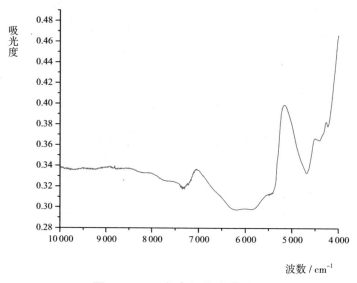

图10–117　龙齿红外光谱图

4. 偏光显微鉴别。龙齿粉末用偏光显微镜观察，在单偏光视野下，粒度极细，呈现出颗粒状、柱状，呈灰色雾尘状微细颗粒，无色透明，有微弱闪光，表面类似鱼鳞波纹；正交偏光镜下，画面呈现绿色，大颗粒晶体可见亮白色光泽，呈规则的晶体颗粒；正中凸起，一轴晶，负光性（见图 10–118）。

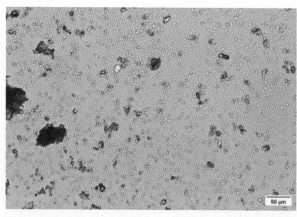

单偏光

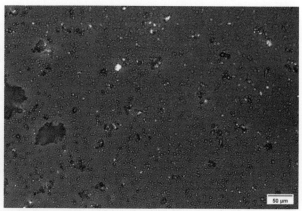

正交偏光

图10–118　龙齿粉末偏光显微特征图（标尺为50 μm，放大倍数为40倍）

【品质评价】本品在无烟火焰上燃烧应不发烟，无异臭，不变黑。以体完整、吸水性强、无杂石者为佳。

【含量测定】取本品细粉 1 g，精密称定，置 250 mL 锥形瓶中，加少量水润湿，加稀盐酸 5 mL 溶解，加水至刻度，摇匀，精密量取 25 mL，置锥形瓶中，加水 25 mL 与氢氧化钾试液（1 → 10）5 mL 使 pH 值大于 12，再加钙紫红素指示剂少量，用乙二胺四醋酸二钠滴定液（0.05 mol/L）滴定，至溶液由紫红色变为纯蓝色。每 1 mL 乙二胺四醋酸二钠（0.05 mol/L）相当于 5.005 mg 的碳酸钙（$CaCO_3$）。本品钙以碳酸钙（$CaCO_3$）计，质量分数不得少于 20.0%。

【药理】

1. 催眠作用。应用 20% 龙齿混悬液给小鼠灌胃，0.2 mL/10g，每天 1 次，连续 4 d，能显著增加戊巴比妥钠催眠率，表明其具有一定的镇静作用；还可缩短小鼠的凝血时间。

2. 抗惊厥作用。小鼠连续 4 d 灌服龙齿悬浊液，具有抵抗回苏灵所致惊厥作用。

【毒理】山西产龙齿，急性毒性灌胃给药，LD_{50} 为 26.10 g/kg。

【炮制】

龙齿：刷净泥土，打成直径约 4 mm 碎块即可。

煅龙齿：取敲去牙床的龙齿，刷净泥土，打碎，照明煅法煅至红透，放凉，取出，碾碎。

盐淬龙齿：取净龙齿，置适宜容器内，用武火加热煅红透，取出，立即喷洒食盐水，冷后研碎。净龙齿每 100 kg，用食盐 12.5 kg。

【性味归经】味涩、甘，性凉。归心、肝经。

【功能主治】镇惊安神，清热除烦。主治惊痫，癫狂，心悸怔忡，失眠多梦，身热心烦。

【用法用量】内服：煎汤，10 ～ 15 g，打碎先煎；或入丸、散。外用：适量，研末撒或调敷。

【用药警戒或禁忌】

1.《本草经集注》：得人参、牛黄良。畏石膏。

2.《雷公炮制药性解》：畏干漆、蜀椒、理石。

【收载标准】《中国药典》（1963 年版、1977 年版）一部、《山西中药材标准》（1987 年版、2014 年公示）、《宁夏中药材标准》（1993 年版）、《河南省中药材标准》（1993 年版）、《上海市中药材标准》（1994 年版）、《北京市中药材标准》（1998 年版）、《山东省中药材标准》（2002 年版）、《甘肃省中药材标准》（2008 年版、2009 年版）、《湖南省中药材标准》（2009 年版）、《广东省中药材标准》（2011 年版）、《藏药标准》（西藏、青海、四川、甘肃、云南、新疆六局合编）（1979 年版）。

【储藏】贮干燥容器内，置干燥处，盐淬龙齿，密闭，防潮。

【参考文献】

[1] 陶弘景. 名医别录 [M]. 北京：中国中医药出版社，2013.

[2] 中华人民共和国卫生部药政管理局等. 中药材手册 [M]. 北京：人民卫生出版社，1992：722.

[3] 中国医学科学院药物研究所等. 中药志 [M]. 北京：人民卫生出版社，1959.

[4] 西藏卫生局等. 藏药标准 [M]. 西宁：青海人民出版社，1979.

[5] 苏颂. 本草图经 [M]. 北京：学苑出版社，2017.

[6] 国家中医药管理局《中华本草》编委会. 中华本草 [M]. 第一册第二卷. 上海：上海科学技术出版社，1999：320.

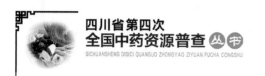

［7］高天爱，马金安，刘如良．矿物药真伪图鉴及应用 [M].太原：山西科学技术出版社，2014：461-469.

［8］甘肃省食品药品监督管理局．甘肃省中药材标准 [M].兰州：甘肃文化出版社，2009：367.

［9］广东省食品药品监督管理局．广东省中药材标准 [M].第二册．广州：广东科学技术出版社，2011：111.

［10］刘义梅，袁明洋，黄必胜等．近红外漫反射光谱法快速鉴别两组化石类中药材 [J].世界科学技术 – 中医药现代化，2013，15（7）：1538-1543.

［11］陕西省食品药品监督管理局．陕西省中药饮片标准 [M].第一册．西安：陕西科学技术出版社，2008：41.

［12］黄寅墨，刘淑花．龙骨、龙齿、花蕊石微量元素及药理作用比较 [J].中成药，1990（6）：31-32.

［13］李时珍．本草纲目 [M].福州：福建科学技术出版社，2020.

［14］陶弘景．本草集经注 [M].北京：人民卫生出版社，1994.

［15］李士材．雷公炮制药性解 [M].上海：上海科学技术出版社，1958.

石 燕 Cyrtiospirifer Sinensis Graban

《新修本草》

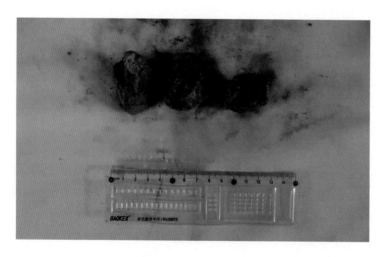

图10-119 石 燕

【正名】石燕（见图10-119）。

【别名】石燕子（《简要济众方》），燕子石（《全国中草药汇编》），大石燕（《历代中药炮制资料辑要》）。

【藏药方名】齐吾果（《四部医典》），差果（《鲜明注释》），西果、协古、协果（《中国藏药》）。

【使用历史】石燕始载于《新修本草》，苏恭云：出零陵（今湖南）。永州祁阳县（今湖南）西北百一十五里土岗上，掘深丈余取之，形似蚶而小，坚重如石也。《本草图经》曰：今永州祁阳县江傍沙滩上有之……或云，生山洞中，因雷雨则飞出，堕于沙上而化为石。《本草衍义》亦称：石燕今人用者如蚬蛤之状，色如土，坚重如石也。又按《本草纲目》记载，石燕有二，一种列入禽部，别名土燕，是钟乳穴中似蝙蝠之石燕；另一种列入石部，云：乃石类也，状类燕而有文，圆大者为雄，长小者为雌，即是本种。由此可见，古代本草所记载的石燕是一种类似蚶蛤动物的贝壳，深埋于土中年久结成的化石，与今药用石燕来源一致。

【原矿物】中华弓石燕。

【来源】为古生代腕足类石燕子科动物中华弓石燕及近缘动物的化石。

【采收加工】采得后洗净泥土。

【成因及产地】产于古生代石灰岩中。古生物的贝壳原由碳酸钙组成，与少量黏土质沉积物共同堆积于浅海经过岩石化，形成了贝壳内残留角质，原软组织部位亦充满碳酸钙质的石燕化石。主产于湖南、广西、四川、江西、辽宁、湖北、山西、河北等地。四川主产于绵阳江油市。

【性状】本品似完整的瓦楞子状，长 2 ～ 4 cm，宽 1.5 ～ 3.5 cm，厚 1.5 ～ 2 cm，青灰色至土棕色。两面均有从后端至前缘的放射状纹理，其中一面凸度低于另一面；中部有似三角形隆起，另面有与隆起相应形状的凹槽，槽的纹理较细密，槽的前端向下略弯曲，呈半圆弧形突出。质坚硬，可砸碎，断面较粗糙，土黄色或青白色，对光照之具闪星样光泽。气微，味淡。

【鉴别要点】

1. 本品粉末土白色。不规则碎块无色透明，有立体感，可为正方体、长方体或不规则立体。有的块体上有针束状纹理或点状物附着，偶见鲜黄色块。

2. 取本品 1 g，加 10 mL 稀盐酸，立即产生大量气体，将此气体通入氢氧化钙试液中，立即产生白色沉淀。

3. 取上述反应后的液体，滴加氢氧化钠试液中和后，过滤，滤液加草酸铵试液，即生成白色沉淀。

4. 红外光谱鉴别。取 6 g 左右样品粉末装入石英样品杯中，平铺均匀平整，采用积分球漫反射方法按以下条件进行图谱图采集：分辨率 8 cm^{-1}，扫描波数范围 10 000 ～ 4 000 cm^{-1}，信号累积扫描 64 次。石燕近红外光谱在 4 273 cm^{-1}、4 528 cm^{-1}、5 224 cm^{-1} 处有特征吸收峰。4 273 cm^{-1} 处的特征吸收峰可能与碳酸根相关；4 528 cm^{-1}、5 224 cm^{-1} 处的特征吸收峰可能与—OH 相关（见图 10-120）。

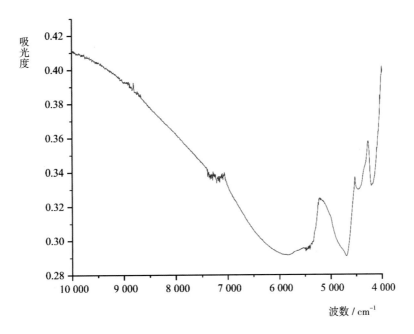

图10-120　石燕红外光谱图

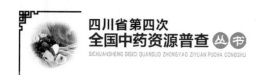

5. 偏光显微鉴别。石燕粉末用偏光显微镜观察，在单偏光视野下，呈不规则的团块状颗粒，具有明显的棱，有亮晶结构，具有壳瓣状生物碎屑，呈黄褐色至棕褐色，闪光凸起显著，表面有褐色颗粒，小颗粒晶体无色透明；正交偏光观察下，为棕褐色，视野较暗，或具有亮黄色的发光晶体（见图10-121）。

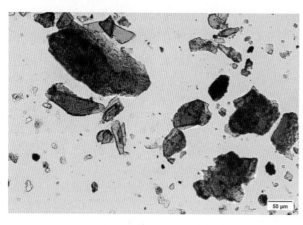
单偏光

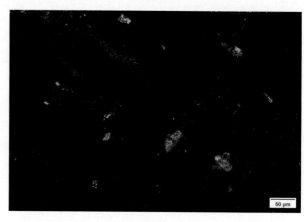
正交偏光

图10-121 石燕粉末偏光显微特征图（标尺为50 μm，放大倍数为20倍）

【品质评价】以状如蚶、色青黑、质坚硬无杂石者为佳。

【含量测定】暂缺。

【药理】暂缺。

【毒理】暂缺。

【炮制】

净石燕：取石燕，洗净，干燥，捣碎。或照水飞法水飞，干燥。

煅淬石燕：取净石燕，砸成小块，照煅淬法（《中国药典》2020年版四部通则0213）煅至红透，取出，立即投入醋中淬酥，取出，放冷，研粉。每100 kg净石燕，用醋20 kg。

煅石燕：取净石燕碎块，照明煅法（《中国药典》2020年版四部通则0213）煅至红透，取出，放凉，碾碎。

火硝制石燕：取原药材，碾碎成米粒大小，用清水洗净，加火硝30%，榜玛10%，水适量，煮沸3 h，清水漂洗，晒干即得。

【性味归经】味咸，性凉；无毒。归肾、膀胱经。

【功能主治】除湿热，利小便，退目翳。主治淋病，小便不通，带下，尿血，小儿疳积，肠风痔漏，眼目障翳。

【用法用量】内服：煎汤，3～9 g。外用：适量，水飞点眼。或磨汁，1.5～3 g。

【用药警戒或禁忌】体虚、无湿热及孕妇忌服。

【收载标准】《四川省中药材标准》（1987年版）、《卫生部药品标准》中药材第一册（1992年版）。

【储藏】贮干燥容器内，置干燥处，防尘。

民族医药使用（藏药）

【名称】齐吾果。

【炮制】取石燕粉碎成青稞大小，加 3 倍量水，另加美丽乌头和火硝（每 250 g 石燕加美丽乌头和火硝各 5 g）温火中煎煮约 2 h 后，取出石燕用自来水冲洗干净，晒干，入药。

【性味归经】味涩，消化后味苦，性温而钝。

【功效主治】补骨，健胃，生肌，托引黄水。主治骨伤，疮疡，黄水病。

【参考文献】

［1］《全国中草药汇编》编写组 . 全国中草药汇编 [M]. 北京：人民卫生出版社，1976：182.

［2］中医研究院中药研究所 . 历代中药炮制资料辑要 [M]. 北京：中医研究院中药研究所（内部印刷），1973.

［3］宇妥·云丹贡布 . 四部医典 [M]. 石家庄：河北科学技术出版社，2007.

［4］国家中医药管理局《中华本草》编委会 . 中华本草 [M]. 藏药卷 . 上海：上海科学技术出版社，2004：34.

［5］青海省卫生厅 . 青海省藏药标准 [M]. 西宁：青海省卫生厅（内部印刷），1992：19.

［6］青海省食品药品监督管理局 . 青海省藏药炮制规范 [M]. 西宁：青海人民出版社，2010：5.

［7］顾健 . 中国藏药 [M]. 北京：民族出版社，2016.

［8］苏敬 . 新修本草 [M]. 上海：上海科学技术出版社，1957.

［9］唐慎微 . 证类本草 [M]. 北京：中医古籍出版社，2011.

［10］苏颂 . 本草图经 [M]. 北京：学苑出版社，2017.

［11］寇宗奭 . 本草衍义 [M]. 北京：中国医药科技出版社，2018.

［12］李时珍 . 本草纲目（校点本上册）[M]. 北京：人民卫生出版社，1985：620.

［13］高天爱，马金安，刘如良 . 矿物药真伪图鉴及应用 [M]. 太原：山西科学技术出版社，2014：473–478.

［14］李鸿超等 . 中国矿物药 [M]. 北京：地质出版社，1988：70.

［15］国家中医药管理局《中华本草》编委会 . 中华本草 [M]. 第一册第二卷 . 上海：上海科学技术出版社，1999：321.

［16］国家中医药管理局《中华本草》编委会 . 中华本草 [M]. 蒙药卷 . 上海：上海科学技术出版社，2004：34.

［17］陈龙，袁明洋，陈科力 . 常见矿物药近红外漫反射光谱特征归纳与分析 [J]. 中国中药杂志，2016，41(19)：3528–3536.

［18］江西省食品药品监督管理局 . 江西省中药饮片炮制规范 [M]. 上海：上海科学技术出版社，2009：528.

［19］安徽省食品药品监督管理局 . 安徽省中药饮片炮制规范 [M]. 合肥：安徽科学技术出版社，2006：13.

［20］中华人民共和国卫生部药典委员会 . 中华人民共和国卫生部药品标准 [M]. 中药材第一册 . 北京：人民卫生出版社，1992：27.

［21］管华诗，王曙光 . 中华海洋本草精选本 [M]. 第二卷 . 上海：上海科学技术出版社，2009：30.

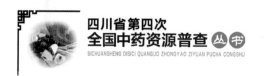

四川矿物药图鉴

第十五节　其他矿物药

渣 驯 Faeces Ochotonae Erythrotis

《月王药诊》

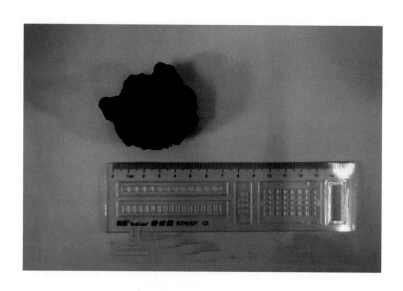

图10-122　渣驯

【正名】渣驯（见图 10-122）。

【藏药方名】渣驯。

【使用历史】渣驯一名最早记载于公元 8 世纪的藏医文献《月王药诊》，藏药经典《晶珠本草》则以较大的篇幅记录渣驯的来源与分类。作为一个世界性的生药，本品在印度阿育吠陀经典著作《遮罗迦本集》《妙闻集》中也有记载。

【原矿物】无。

【来源】古生物化石从岩石渗出后与鼯鼠、鼠兔的粪便组成的混合物。

【采收加工】打碎、溶化、煎煮。

【成因及产地】主要分布于四川、西藏、青海等地。四川主产于阿坝、甘孜、凉山。

【性状】呈不规则块状，大小不一。表面黑色或棕褐色，凹凸不平或平滑光亮，有的具油性光泽。质硬，断面黑褐色、棕褐色、黄棕色，镶嵌有或多或少的长椭圆形或小型类圆形粪粒，有的可见石块包裹其中。气微腥臭，味辛、苦。

【鉴别要点】

1. 红外光谱鉴定。取 6 g 左右样品粉末装入石英样品杯中，平铺均匀平整，采用积分球漫反射方法按以下条件进行图谱采集：分辨率 8 cm^{-1}，扫描波数范围 10 000 ～ 4 000 cm^{-1}，信号累积扫描 64 次。近红外指纹图谱可见渣驯在 4 346 cm^{-1}、4 659 cm^{-1}、5 156 cm^{-1}、5 987 cm^{-1} 处有特征吸收峰，可能与其含有的有机质类成分、黄腐酸、腐植酸有关（见图10-123）。

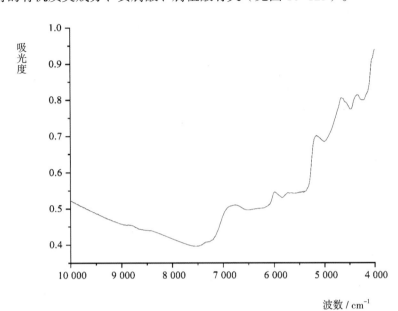

图10-123　渣驯红外光谱图

2. 偏光显微鉴别。渣驯粉末用偏光显微镜观察，在单偏光视野下，呈不规则块状，主为无定形物集成透明或半透明团块，晶体颗粒完整，边缘清晰，表面不平坦，微带黄色、黄褐色、蓝绿色或具有彩色光泽；在正交偏光下，呈不规则块状，发现暗褐色或黑色碎片，大颗粒呈现黄色至黄褐色，蓝绿至蓝紫色，颜色的光泽度以及饱和度较高，晶体颗粒边缘为亮白色，干涉色极高，负高凸起。

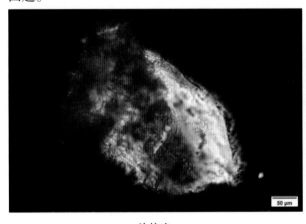

单偏光　　　　　　　　　　　　　　　正交偏光

图10-124　渣驯粉末偏光显微特征图（标尺为50 μm，放大倍数为40倍）

【含量测定】金、银、铜、铁、铅、锡、腐殖质类、挥发性成分、脂肪油成分。

【药理】抗胃溃疡、抗炎，肝损伤保护作用，镇痛，免疫调节和抗肿瘤活性。

【毒理】暂缺。

【炮制】取原药材，用水浸泡，煮沸溶解，滤过，取滤液，置文火或蒸汽反应锅中浓缩收膏，干燥即得。

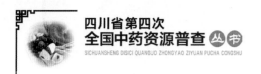
四
川
矿
物
药
图
鉴

【性味归经】味甘、苦，性平。

【功能主治】清热，通经祛瘀。主治消化道溃疡，日久肝病，月经不调，产后腹痛。

【用法用量】配方用。

【收载标准】无。

【储藏】置阴凉干燥处。

民族医药使用（藏药）

【名称】渣驯。

【性味】味甘、苦，性平。

【功效主治】清胃、肝、肾热，通经祛瘀。

【参考文献】

［1］青海省食品药品监督管理局 . 青海省藏药炮制规范 [M]. 西宁：青海人民出版社，2010：41.

［2］曹赟，古锐，马逾英，等 . 藏药"渣驯"物质组成研究 [J]. 腐植酸，2018（2）：46.